全 国 高 等 院 校 规 划 教 材
供临床医学、护理学、口腔医学、预防医学、
医学检验、医学影像等专业使用

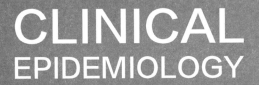

CLINICAL
EPIDEMIOLOGY

临床流行病学

（第二版）

陈　坤 /主编

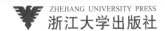

ZHEJIANG UNIVERSITY PRESS
浙江大学出版社

图书在版编目（CIP）数据

临床流行病学 / 陈坤主编. —2 版. —杭州：浙
江大学出版社，2018.3
ISBN 978-7-308-17850-1

Ⅰ.①临… Ⅱ.①陈… Ⅲ.①临床流行病学
Ⅳ.①R181.3

中国版本图书馆 CIP 数据核字（2018）第 006456 号

临床流行病学(第二版)

主编　陈　坤

责任编辑	秦　瑕	
责任校对	陈静毅　丁佳雯	
封面设计	春天书装	
出版发行	浙江大学出版社	
	（杭州市天目山路 148 号　邮政编码 310007）	
	（网址：http://www.zjupress.com）	
排　　版	杭州中大图文设计有限公司	
印　　刷	浙江省邮电印刷股份有限公司	
开　　本	787mm×1092mm　1/16	
印　　张	14.5	
字　　数	362 千	
版 印 次	2018 年 3 月第 2 版　2018 年 3 月第 1 次印刷	
书　　号	ISBN 978-7-308-17850-1	
定　　价	37.00 元	

编 委 名 单

主　编　陈　坤
副主编　朱益民
编　委　（按姓氏笔画为序）
　　　　王建炳　余运贤　金明娟　唐梦龄

编写说明

（第二版）

作为"临床医学专业的预防医学课程改革"系列教材之一，《临床流行病学》第一版教材自 2000 年 1 月出版以来已经使用了 17 个年头未再版。期间临床流行病学有了长足的发展，课程教材的实时更新与不断完善势在必行。值此再版之际，在尽量保持原版特色和结构体系的基础上，对内容进行了较大的更新和充实，以满足非预防医学类本科专业的教学需要。

本书第二版在章节上有较大改动，组织结构更为简洁、清楚。全书共分 16 章，除绪论外，第一章、第二章分别讨论了科研资料的来源及采集和医学科研的常用指标；第三章为疾病分布的讨论；第四章集中讨论了医学研究中的误差、偏倚及其控制方法；第五章探讨病因及病因推断问题；第六章至第十章详细介绍临床科研设计中的一般问题及各种医学科研设计方法等；第十一章（诊断试验方法的评价）、第十二章（临床疗效评价）、第十三章（药物不良反应研究）、第十四章（疾病预后的研究）及第十五章（医院感染）分别讨论了临床实践及科研中经常遇到的问题及研究方法。与此同时，为保证本书的质量，在第二版的修订编写过程中，对有关章节中涉及的案例进行了充实和更新，以引导学生学习时思考。相信本书第二版将会更符合当今医学类本科教育的实际。

本书主编陈坤，副主编朱益民，编委（按姓氏笔画为序）是王建炳、余运贤、金明娟、唐梦龄，参与编写的其他人员还有（按姓氏笔画为序）丁烨、马依拉、王兆品、叶丁、郑双双、郑睿智、莫敏佳、顾梦佳、黄秋驰、蒋曦依、景方圆、鲍成臻。

在本书第二版的修订编写过程中，参考了大量国内外同行的书籍和研究资料，并得到了校内外有关同行和专家的悉心指导，浙江大学公共卫生学院鲍成臻和唐梦龄同志承担了本书的秘书工作，在此谨向他们表示衷心的感谢！

尽管在编写过程中付出了很多努力，但鉴于我们的学识和水平，书中仍难免存在不足之处，敬请各位读者提出宝贵意见，以便将来进一步修改和完善。

陈　坤

2017 年 5 月于紫金港

编写说明

（第一版）

　　本教材是国家教育部"高等医学教育面向 21 世纪教学内容和课程体系改革计划"中的"临床医学专业的预防医学课程改革"系列教材之一。针对临床医学等非预防医学专业的临床流行病学教学需要，编写了本教材，可供医学、口腔、护理等临床类医学专业学生使用。

　　本书以沿用多年的《临床流行病学讲义》为基础，并参考了有关专著和文献编写而成。全书共分 21 章，除绪论外，第一章、第二章分别讨论了医学科研的常用指标和科研资料的来源及采集；第三章为疾病分布的讨论；第四章、第五章着重于医学科研中的误差、偏倚等概念及其控制方法；第六章为病因的概念及其病因探索的方法；第七章至第十二章是临床流行病学的基本内容，比较详细地讨论了临床科研设计中的一般问题及各种医学科研设计方法等；第十三章（诊断试验的评价）、第十四章（正常与异常的测量与判定）、第十五章（临床防治效果的评价）、第十六章（药物不良反应的研究）、第十七章（疾病预后的研究）和第十八章（医院感染的研究），均为临床实践和科研中经常遇到的问题，对这些问题的科研设计和方法均作了论述。临床流行病学作为一门临床医学科研方法学课程，其中科研计划书与论文的撰写以及文献的利用与评价也是不可或缺的内容，在此分别作为第十九章和第二十章。

　　我们认为，本书虽为教材，但也可作为广大临床医务工作者、教学人员及科研人员等的参考书。限于编者的水平，本书中难免有不妥或错误之处，敬请读者提出宝贵意见。

　　本教材在编写过程中，浙江大学临床医学专业预防医学系列教材编委会规划并指导了编者工作，同时也得到了校内外有关同行和专家们的悉心指教；浙江大学医学院张扬及朱敏洁同志承担了本书的秘书工作，焦登鳌教授审阅了全书，在此一并表示衷心的感谢！

陈　坤

2000 年 1 月于杭州

目　　录

绪　　论

临床流行病学起源于流行病学，以临床问题为内容，为解决临床医学问题及科学研究，而提供研究设计、测量和评价的基本方法和思维，是一门基础性的方法学科。

第一节　概　念

一、流行病学的概念

流行病学（epidemiology）始于人类对疾病的发生和流行规律的研究，是人类在与疾病斗争过程中逐渐发展起来的一门学科。基于不同时期人类面临的主要疾病和健康问题、学科发展的程度和人类认识的深度，流行病学的定义、研究目标和研究范围均在不断变化。《现代流行病学》第2版（谭红专，2008）给出的定义为"流行病学是研究人群中的健康相关事件或状态的分布及其影响因素，研究管理、决策与评价，以及研究如何防止事故，促进健康和提高效益的策略和措施的科学。"

现代流行病学作为一门研究人类群体医学问题的方法学，其基本含义和研究的基本内容可以概括为人群、暴露和疾病。

1. 人群

以人群（population）而不是以单一的、互不联系的个体作为研究对象，是流行病学区别于临床医学和其他医学学科的主要方面。以人群作为研究对象，是由流行病学的学科性质所决定的：首先，流行病学研究的最终目的是提高人群健康水平、预防疾病发生，因此必须掌握和研究病因（暴露）与疾病在人群中的分布特点；其次，观察和探索暴露与疾病的联系是流行病学最主要的研究内容，只有以人群为研究对象，才能对暴露与疾病的因果关系进行推论。

2. 暴露

在流行病学研究中，常把研究感兴趣的因素（研究因素）称为暴露（exposure）。例如，研究年龄与疾病的关系，年龄就是暴露因素，简称为暴露；评价一种新药的疗效时，所服用新药即为暴露。根据不同暴露水平，可将暴露分成不同等级，如研究吸烟与肺癌的关系，可以将吸烟量进行分级。

3. 疾病

流行病学中把由暴露引起的后果称为疾病（disease）（也称为反应、健康效应、结局等）。例如，研究使用电热毯与早产（流产）的关系时，使用电热毯是暴露，由此而产生的早产（流产）称为疾病。

作为现代医学领域中一门重要的应用学科，流行病学不再只是研究某些传染性疾病的流行规律，而是全面研究人类心理、生理及病理的群体现象的方法学。

二、临床流行病学的定义

临床流行病学（clinical epidemiology）是用流行病学原理和方法去设计、测量和评价临床医学中的问题，把现代流行病学与临床医学结合起来的一门医学交叉学科。该学科以临床疾病和患者为基础，探索其所属人群中疾病分布的特征、可能致病因素、转归以及评价防治措施的效果和效益，为指导临床医学研究和循证医学实践、改进医疗和保健措施等提供依据，是一门新兴的临床医学基础学科。

第二节　临床流行病学的发展

一、流行病学的历史

1. 学科形成前期

关于"流行"这一概念最初的表述见于希腊著名医师 Hippocrates 所著的 *Airs, Waters and Places* 一书中，而中国以"疫"、"疫疠"等表示疾病的流行则可追溯至 2300 余年前的《史记》。该时期对于疾病的研究尚缺乏系统的理论和分析方法，流行病学学科尚未形成，但一些相关的概念、预防措施等已构成该学科的"雏形"。

2. 学科形成期

18 世纪末至 20 世纪初，流行病学独立的学科体系逐渐形成。该阶段早期，英国医生 James Lind 运用对比治疗法，验证了其所提出的维生素 C 缺乏引起坏血病的病因假说，并开创了临床试验的先河。到了 19 世纪中叶，主要研究急性传染病的流行及其影响因素，其中以 John Snow 发现伦敦霍乱流行与饮用水的关系为典型例子。19 世纪后期和 20 世纪早期，比较不同特征人群之间的疾病率的流行病学方法已被广泛应用。20 世纪初期 Brownlee（1918）、Frost（1928）和 Winslow（1948）等对结核病的流行病学研究，为疾病多病因学说的形成和建立做出了贡献。多病因学说的建立拓宽了流行病学研究的病种范围，从研究急性（烈性）传染病扩展到既可研究急性传染病，也可研究非传染性疾病，甚至涉及营养、精神障碍、意外事故等。Merrell 和 Gorden 分别在 1949 年和 1953 年提出了健康流行病学（health epidemiology）的概念，流行病学的研究范围被进一步拓宽。

3. 学科发展期

自 20 世纪 40 年代起，流行病学经历了快速发展，主要包括三个阶段：①20 世纪 40—50 年代，以 Doll 与 Hill 关于吸烟与肺癌关系的研究和 Framingham 心血管病危险因素的研究为代表的慢性非传染性疾病研究方法的创立时期；②20 世纪 60—80 年代，流行病学在分析方法上取得了长足发展，包括混杂和偏倚的识别、交互作用的分析等；③20 世纪 90 年代至今，流行病学不断与其他学科交叉融合并形成许多新的分支学科，微观上以分子流行病学（molecular epidemiology）、基因组流行病学（genomic epidemiology）为主要代表，宏观上则出现了生态流行病学（ecological epidemiology）、空间流行病学（spatial epidemiology）等，随着大数据时代的到来，流行病学将会与许多非医学学科出现交集，不断拓宽其应用领域。

二、临床流行病学的发展

回顾整个流行病学的发展史,在已出现的优秀成果中不少是由临床医生自觉或不自觉地应用流行病学的原理和基本方法获得的。从 20 世纪 30 年代 John R. Paul 提出临床流行病学的概念到 30 年后 David L. Sackett 将流行病学与卫生统计学原理和方法与临床医学有机结合,再到 1982 年国际临床流行病学网(International Clinical Epidemiology Network,INCLEN)、国际临床流行病学资源与培训中心(Clinical Epidemiology Resource and Training Center,CERTC)等国际性的临床流行病学学习与交流平台的搭建,临床流行病学研究正在逐步实现以利用最佳临床依据和最有效的卫生资源配置改善人民健康的终极目标。

1980 年,在洛氏基金会的资助下,四名国内著名专家参加临床流行病学培训班进行学习,从此临床流行病学被引入我国。此后,原华西医科大学率先建立临床流行病学教研室,并开设了临床流行病学研究生课程。1983 年,在世界银行医学教育贷款项目"临床科研设计、测量与评价(Design,Measurement and Evaluation in Clinical Research,DME)"的支持下,我国相继建立了 13 个 DME 教学组织,3 个国家 DME 培训中心。1989 年,在首届全国临床流行病学/DME 学术会议上,中国临床流行病学网(China Clinical Epidemiology Network,ChinaCLEN)宣告建立,该网络的建立成为我国临床流行病学发展史上的里程碑。

20 世纪 90 年代,随着循证医学这一临床决策方法学的系统发展,将最佳研究成果转化为临床医疗实践的理念被不断强化,临床诊治水平不断进步,临床流行病学变革与发展也出现了新的契机。到 2015 年,中华医学会临床流行病学分会更名为临床流行病学和循证医学分会。

第三节　临床流行病学的研究方法

临床流行病学的研究方法较多,分类较为复杂,常见的研究方法多属于观察法或实验法,概括起来有以下四个类型(图 0-1)。

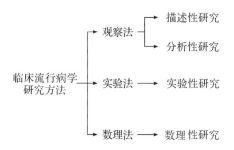

图 0-1　临床流行病学主要研究方法分类

一、描述性研究

描述性研究(descriptive study)主要有常规资料分析报告、病例报告(个案调查)与病例分析、普查与抽样调查、筛检等。描述性研究的一个共同特点是,在研究的开始阶段,一般均未设立对照组,只对确定的研究对象的某些特征(因素)进行描绘和叙述。描述性研究在时间上一般反映的是某一时刻上的状况(横断面研究),但也可以是时间序列上的纵向研究,如医院患者生存时间的随访研究。

二、分析性研究

分析性研究(analytical study)主要包括以下两种研究类型:一是队列研究,包括历史性队列研究、前瞻性队列研究和双向队列研究;二是病例对照研究。分析性研究,在设计上均设有对照组,且本质上都是一种纵向性研究。

三、实验性研究

根据其研究对象的不同,实验性研究(experimental study)可分为临床试验和社区试验。前者是一大类研究方法的统称,具有许多特定的设计与研究方法,其研究对象为临床上的患者群体;后者又称干预研究(intervention study),其研究对象来自自然人群即社区(community)。

四、数理性研究

数理性研究(mathematical study)在临床流行病学中主要有数学模型和计算机仿真两类,其中数学模型即建立有关疾病的发生、发展,疾病治疗与反应及其预后等的理论模型。

第四节　临床流行病学的特点

作为一门交叉学科,临床流行病学有着临床医学与流行病学相结合的特点,概括起来有以下五个方面:

一、以群体为研究对象

流行病学研究疾病在群体中的分布和影响分布的因素,因此,其研究结果可以直接回答有关群体在暴露后,疾病如何发生或对健康有何影响的问题。只有流行病学研究才能解释群体中暴露与疾病的定量关系。

临床流行病学的研究对象是患者及其相应的患病群体,这与临床医学和传统的流行病学是不同的。临床医疗注重患者个体的特点,强调的是正确的诊断、合理有效的治疗,促进健康,减少病残和死亡。传统的流行病学注重人群的健康与发病,强调的是群体的健康特点,以及对重要疾病的预防。临床流行病学则是将患者及其相应的患病群体作为研究对象,既可识别个体的特点,也可达到研究群体规律的目的。

二、受伦理道德的约束

临床医学科研是以人类为研究主体,探索疾病诊断、治疗及预防措施,促进健康,提高患者生存质量的科学实践,其研究过程中不免有对人体进行试验性应用的过程。医学伦理学是医学科研工作者必须遵循的行为规范,一切可能对人体有害的因素都不能用实验方法来进行研究。因而,在临床流行病学中,观察法(如病例对照研究、现况研究等)用得极为普遍。

三、受研究方法的限制

描述性研究与分析性研究均属于观察性研究,在观察性研究中,研究者很难控制研究的因素和条件。因此,研究者要排除系统误差(偏倚)的影响,通过客观地反映人群中研究对象的真实暴露与疾病的状态及其联系,确保不同人群、各比较组间的可比性,保证收集资料的质量以确保研究结果的真实性。实验性研究要遵循随机、对照、盲法和重复原则,其中随机和盲法最难保证,落实不到位就会在一定程度上对研究结果的真实性造成不利影响,比如:非随机设计无法使得实验组和对照组的基本特征均衡可比,不能很好地控制偏倚的影响;不采用盲法,研究信息易受主观因素的影响,进而产生偏倚。

四、以预防疾病为目标

作为预防医学的一门主干学科,流行病学始终坚持预防为主的方针,预防疾病的发生、控制疾病的发展及促进人群的健康是流行病学的根本目标。临床流行病学研究成果最终也会被应用到疾病预防与控制中来。

五、强调多学科相结合

临床流行病学以临床医学、流行病学为基础,又与卫生统计学、循证医学、社会医学和卫生经济学等相互结合、渗透,共同发展,实现临床诊断、干预、评价方法的优化,达到提高生存质量、延长健康寿命的目标。

第五节　临床流行病学的应用

临床流行病学经过不断发展,在国际和国内都将有广阔的应用天地。

一、预防与控制疾病

1.疾病自然史的研究

疾病自然史即疾病自然发展的过程,包含疾病的发生、发展与出现结局三个阶段,临床医护人员通过记录与分析这一过程中出现的主要事件来为疾病分期(一般包括潜伏期、前驱期、症状明显期、转归期),明确疾病的自然史,为疾病防治工作提供基本依据。

2.病因及危险因素的研究

病因探索是流行病学主要研究内容,无论是问卷调查还是临床试验,所得到的资料信息都需要运用合理的研究与分析方法来明确病因(危险因素)与疾病的关系,不同研究方法的因果论证强度有所差异,以实验性研究最佳,而描述性研究的论证强度最弱。

二、疾病诊断、治疗及预后评价

1. 疾病诊断标准的研究和效果评价

各类疾病的诊断都需要一个灵敏度、特异度均相对较高且对患者而言经济负担较小的诊断方法,临床流行病学研究方法是诊断标准研究及效果评价的重要手段,将其结果与卫生经济学中效益、效果和效用的评价结果相结合,有利于建立一套切实可行的疾病诊断标准。

2. 疗效及疾病预后的评价

无论是常见的药物干预,还是具有针对性的物理干预、射线治疗,其疗效的好坏都有赖于科学合理的疗效评价。预后包括并发症、致残、恶化、复发、死亡、缓解和治愈等疾病转归状态。基于临床资料的生存分析是预后评价的常用方法。

小 结

总而言之,临床流行病学着重从社会群体角度来研究临床病例的发生、发展、预后以及防治的效果等。临床医生掌握了临床流行病学方法,将有助于扩大视野,避免单纯从临床角度做出推论的局限性,也有助于正确处理临床观察中随机误差和系统误差(偏倚)的影响,提高临床科研工作中的设计、测量和评价的能力。

(陈坤)

第一章　医学研究资料的来源和收集

收集与疾病的分布、影响因素或病因、疾病转归和防治效果相关的数据资料是临床研究的基础。准确的原始数据是获得可靠研究结果的基本条件,因此在临床研究中必须对原始数据资料的收集和质量控制等问题给予足够的重视。了解临床资料的来源、收集方法和资料的性质以及不同性质资料的类型转换方法至关重要。

第一节　资料的来源与种类

临床流行病学研究所需要的资料可以从现有的资料(又称常规性资料)和专题组织的调查或实验中获得(又称专题调查资料)。此外,人口背景资料也是临床流行病学研究不可或缺的资料组成部分。

一、常规性资料

常规性资料一般指医疗卫生工作的原始记录,是医疗机构不断积累和长期保存的可供随时查阅、提供医学研究信息、评价防治工作的资料。

(一)种类

常规性资料可分为日常填写的工作记录和定期归纳整理的统计报表两类。

1. 医院病案、门诊登记资料

医院病案指医务人员记录疾病诊疗过程的文档,包括医院门诊和住院病历、入院和出院诊断、死亡报告等详细的数据记录。它客观地、完整地、连续地记录了患者的病情变化、诊疗经过、治疗效果及最终转归,并且其疾病的诊断明确,数据可靠,是医疗、教学、科研的基础资料,也是医学科学研究的重要原始档案材料。医院资料不能完全代表某地区的疾病全貌,而且由于无法获得相应的人口资料,一般也无法计算患病或发病频率。但若经统一标准化、正确收集、合理运用,其仍是研究疾病临床特征、评价治疗效果的重要资料。合理利用病案资料有利于临床疾病特别是某些罕见病的研究。

2. 传染病登记报告

根据《中华人民共和国传染病防治法》的规定,医疗卫生人员在临床实践中发现法定传染病确诊病例或疑似病例,都应详细填写传染病报告卡,并及时报告当地县(区)级疾病预防控制中心。传染病登记报告资料是传染病研究的重要资料。由于不同地区之间、不同疾病之间存在漏报率的差异,所以,利用传染病登记资料估计发病率时,要根据漏报率进行调整,以得到实际发病率。

传染病主要监测内容有:

(1)监测人群的基本情况,即了解人口、出生、死亡、生活习惯、经济状况、教育水准、居住条件和人群流动等情况。

(2)监测传染病的发生和诊断。

(3)监测传染病三间分布的动态变化情况。

(4)监测人群对传染病的易感性,即人群免疫水平的血清学检测。

(5)监测传染病、宿主、昆虫媒介及传染源。

(6)监测病原体的血清型和(或)基因型、毒力及耐药情况。

(7)评价防疫措施的效果。

(8)开展病因学和流行规律的研究。

(9)预测传染病流行情况。

3. 疾病监测资料

这是疾病监测点的日常工作记录资料,是用以动态分析有关疾病的发生趋势的原始资料。全国疾病监测系统始建于 1978 年,当时只在北京设有两个监测点,1990 年已建立 145个城乡疾病监测点,监测人口达 1000 万以上。随着政府投入的加大,2013 年监测点扩大至605 个,系统地开展传染病、寄生虫病、心脑血管疾病、恶性肿瘤、出生缺陷等疾病的发病、死亡监测的登记报告工作,积累了大量的疾病信息资料。

(1)肿瘤死亡与发病监测资料:肿瘤登记报告是一项按一定的组织系统,经常性地搜集、贮存、整理、统计分析并评价肿瘤发病、死亡和生存资料的制度安排,包括以人群和医院为基础的肿瘤登记。从 20 世纪 70 年代起,美国国家癌症研究院(NCI)开始对癌症进行监测,提供癌症发生和死亡的详细资料。为了掌握我国癌症发病、死亡情况,2008 年,中央财政支持开展肿瘤登记项目工作,项目覆盖面和覆盖人群不断扩大,到 2014 年全国肿瘤登记点已达308 个,覆盖全国约 3 亿人。我国肿瘤登记是以市、县为基本单位设置的,依托三级医疗卫生网开展登记工作,要求每隔一定年限对登记数据汇总分析并出版肿瘤登记报告。自 2004 年以来,我国连续出版了《中国肿瘤登记年报》,提供了各类肿瘤的粗发病(死亡)率、年龄别发病(死亡)率和年龄调整发病(死亡)率或年龄标准化发病(死亡)率以及累积率等数据信息。肿瘤死亡与发病监测资料为肿瘤的防治及研究工作提供了丰富的基础数据支持。

(2)心血管病监测:由 WHO(世界卫生组织)资助、从 1984 年开始的为期 10 年的MONICA 方案,全称为"多国心血管病决定因素及其趋势的监测",全世界 27 个国家、39 个中心和 113 个报告单位参与该项研究,覆盖人口达 1300 万。该监测方案的主要目的是监测心血管病的发生和死亡以及相关危险因素的水平及长期变化趋势。MONICA 项目的中国部分由北京心肺血管医疗研究中心牵头,包括我国 16 个省区市、19 个监测区,旨在监测我国心血管病发展趋势及其影响因素。

(3)死因监测:死因监测是长期、连续地收集、核对、分析人群中的死亡和死因信息,定期观察人群中的死亡水平和死因分布,并将这些信息及时上报和反馈,以便针对存在的问题采取干预措施,合理分配卫生资源。我国于 1989 年和 1992 年分别建立了全国孕产妇死亡监测网和全国 5 岁以下儿童死亡监测网,用于监测我国妇女和儿童的健康状况。全国县及县级以上医疗机构死亡病例网络报告开始于 2004 年 4 月;分别在 2005 年和 2007 年,中国疾病预防控制中心制定并下发了《全国疾病监测系统死因监测工作规范(试行)》和《全国死因登记信息网络报告工作规范(试行)》,用于规范全国死因监测及网络报告工作,其中《死亡医学证明书》是死因报告和统计分析的重要凭证。

(4)出生缺陷监测:为了解全国或各地区出生缺陷疾病的发病种类、发病水平及其变化趋势,我国于1986年建立全国出生缺陷监测网,开展了以医院为基础的出生缺陷监测;2003年,我国开始开展以人群为基础的出生缺陷监测,截至2006年,已在30个省区市、64个县(区)开展人群出生缺陷监测,积累了以大量医院和人群为基础的出生缺陷数据。

4.职业病、地方病的防治资料

国家劳动与卫生部门规定对尘肺、急慢性职业中毒、放射事故、工业噪声等严重危害职工健康的疾病进行登记报告,对严重危害人群健康的寄生虫病和地方病设立专业防治机构,这些都积累了相应疾病的常规资料。若在研究血吸虫病、缺碘性甲状腺肿、克山病等疾病时需要此类资料,可向有关机构查阅。

全国职业病报告制度自1982年建立以来,为国家职业病防治策略和措施的制定提供了基础数据支持。2006年6月1日全国职业病网络直报正式启用,职业病报告已纳入国家公共卫生信息监测系统。同时,政府行政部门依据职业卫生法律法规、卫生规章以及相关卫生标准,对职业病危害因素进行卫生监督。职业病及其相关危害因素监测资料是职业病研究及防治的重要资源。

5.健康体检资料

健康体检是指通过医学手段和方法对受检者进行身体检查,了解受检者健康状况,早期发现疾病线索和健康隐患的诊疗行为,是预防疾病的有效手段之一。随着人们健康意识的提高,健康体检已成为重要的促进健康行为。现今不同等级的医院均提供健康体检服务,包括单位职工定期体检、孕产妇的围产期保健等,积累了大量的健康体检数据。

由于健康体检对象的体检内容和质量控制等并不是事先设计的,较难控制一些混杂因素(例如行为生活习惯、疾病相关信息等)的影响,在使用时存在一定局限性。然而其具有数据量大的特点,在探讨人群健康状况及疾病相关因素上具有其独特的优势。

6.其他

如美国每年出版的《卫生统计年鉴》报道不同人种、年龄、性别等群体的人口死亡原因,相应的人口估计值;我国每年出版的《中国卫生统计年鉴》(2014年,国家卫生和计划生育委员会决定将《中国卫生年鉴》和《中国人口和计划生育年鉴》两本合编,更名为《中国卫生和计划生育年鉴》)提供我国卫生事业发展情况和目前居民健康水平的统计数据;此外,还有全国死因普查资料,各地有关疾病的调查结果,以及1973—1975年、1992年和2006年在全国范围内进行的3次居民死因调查资料等。

(1)统计年鉴与统计数据:《中国统计年鉴》是一种全面反映中华人民共和国经济和社会发展情况的资料性年刊,自1996年开始发行,每年一刊,收录了全国和各省区市每年经济、社会各方面大量的统计数据以及历史重要年份和近二十年的全国主要统计数据,是我国最全面、最具权威性的综合统计年鉴。《中国卫生统计年鉴》是一部反映中国卫生事业发展情况和居民健康状况的资料性年刊,收录了全国及31个省区市卫生事业发展情况和目前居民健康水平的统计数据,以及历史重要年份的全国统计数据。

(2)中国健康与营养调查数据:中国健康与营养调查(China Health and Nutrition Survey,CHNS)是由美国北卡罗来纳州大学人口中心、美国国家营养与健康研究所与中国疾病预防控制中心联合进行的大规模的社会健康调查。CHNS数据的内容十分广泛,包括住户、营养、健康、成人、儿童和社区等。

(3)文献资料:医疗决策的制定应根据当前最佳的科学研究成果,而科学研究证据既可以是原始的研究数据,也可利用现有的他人的研究材料。系统综述(systematic review)已被认为是客观地评价和综合针对某一特定问题的研究证据的最佳手段。Meta 分析作为一种重要的系统综述的统计分析方法,近年来在医学研究领域中被广泛采用和发展。Meta 分析通过收集正式发表或尚未发表的具有同质性的文献资料进行定量综合分析。文献资料又称为间接资料,包括所有发表在各种文字载体上的研究结果或未公开发表的科研资料。

(二)常规性资料的优缺点

数据现有是常规性资料的最大优点,若有长期积累的连续性资料,既经济、省时又可获得有关研究问题动态变化的信息。常规性资料的缺点是现存资料并非事先设计的,很难完全符合研究者的意图,特别是历史性材料,常因历史条件的限制,例如疾病的诊断标准变更、疾病分类的变换、医疗卫生服务水平的提高等因素的干扰,给应用带来困难。例如我国 20 世纪 70 年代将慢性支气管炎导致的肺心病的死亡原因归于心血管病的统计分类中,而现在这部分应归到呼吸系统疾病的死因分类中,造成两种资料难以比较。

二、专题调查资料

在医学科研中,科研工作者在深入地研究某些专门问题而无常规资料可用时,如研究儿童的生长发育、描述疾病分布、分析致病因素或观察某种药物的临床疗效等,必须组织专题研究来收集资料。收集的资料往往是一时性的,故又称一时性资料。专题研究收集资料的方法主要是直接观察法和询问调查法。具体方法见第六章至第十章。

由专门设计的研究或调查所获得的资料,可以满足研究者设计的需要,有时是解决问题的唯一方法;在临床医学研究中,这也是资料来源的主要途径。但这种来源的资料,收集时需花费较多的人力、财力等,且需要有设计、实施等方面的技巧。

三、背景资料

(一)人口资料

计算发病率、死亡率、患病率等疾病频率指标时,均需人口数作为基本数据。国际上统计人口数的方法有两种:实际制和法定制,我国采用法定制,即国家规定定期地进行人口普查,计算某地区的常住居民人口数。平时的人口资料则以户籍管理为依据,由公安部门主管。

1. 人口普查

人口普查是指在国家统一规定的时间内,按照统一的方法、统一的项目、统一的调查表和统一的标准时点,对全国人口普遍地、逐户逐人地进行的一次性调查登记。我国分别在 1953 年、1964 年、1982 年、1990 年、2000 年和 2010 年进行过六次全国人口普查。2010 年人口普查得到全国总人口数为 1370536875 人。在人口普查资料中可提供年龄、性别、出生地点、民族、宗教、职业、文化水平等项目的人口数,为医学科研提供基本数据。

2. 非普查年人口估计值

非普查年的人口数估计方法常采用相邻两年年终(12 月 31 日)人口数的平均值作为该年人口总数;亦可以采用算术级数法进行估计。例如:已知某地 2000 年 4 月 1 日普查时人口数为 10586000 人,2010 年 4 月 1 日普查时人口数为 14265000 人,现须知道 2004 年 7 月

1 日该地的人口数,按算术级数法估计人口数为 12149575 人。计算步骤如下:①2000 年 4 月 1 日至 2010 年 4 月 1 日,10 年间总增加人数为 14265000－10586000＝3679000 人;②每年平均增加人口数为 367900 人;③2004 年 7 月 1 日人口数为 10586000＋367900×(4＋3/12) ＝12149575 人。

(二)其他背景资料

如某地区卷烟的逐年消耗量,抗生素的使用量,食品消耗种类及数量,农药、化肥的生产数量,以及国民经济统计指标的有关资料等,可按研究需要从有关途径获取。

第二节　临床资料的性质

临床医学研究数据按研究因素的性质可分为定量、定性和等级资料三大类。不同类型的资料须采用不同的统计处理方法。

一、定量资料

定量资料又称定量指标,是对研究因素的定量特征的描述,有大小和单位。例如年龄、身高、体重、血压、血脂、血糖浓度、某种毒物含量等具有度量衡的计量单位,可以用实际测量数据的大小来描述。定量资料的数值具有连续性。定量资料在统计学上称为计量资料,在统计分析时正态分布的资料计算平均数和标准差,非正态分布的资料计算中位数和四分位数间距。两组或多组资料互相比较时正态分布的数据常采用 t 检验、u 检验或 F 检验,而非正态分布的数据则采用秩和检验等非参数统计方法。

二、定性资料

定性资料又称定性指标,是对研究因素特征的定性描述,是不能用定量法测量研究因素大小,只能按照客观存在的某种特征将研究因素分类归纳计数的资料。例如,按男女性别、发病与否、化验结果阳性与阴性、某药治疗后的治愈人数与未治愈人数等来计数归类。定性资料的类别是客观存在的,类与类之间界限清楚,无特定的排列顺序,分类归纳时不会错判,数值间无连续性。定性资料在统计学上称为计数资料,统计时常计算频率或构成比等,组间比较采用率的 u 检验或 χ^2 检验等方法。

三、等级资料

等级资料又称半定量资料、等级指标,是对研究因素的等级特征的描述,是指研究因素按某种属性的不同程度分组计数的资料。这类资料的性质介于定量资料与定性资料之间。它可根据研究的需要将有关数据人为地划分等级,等级必须按一定顺序排列[自高(强)至低(弱)的,或自低(弱)至高(强)]。例如,将某药治疗结果划分为治愈、显效、有效和无效四级;化验结果分为"－"、"±"、"＋"、"＋＋"和"＋＋＋"等几个等级。资料按等级归类时要避免错判。各组资料间做统计学分析比较时,应采用秩和检验等方法。

四、资料类型的转换

从事临床流行病学研究时,统计分析方法对资料的性质是有规定的。为选用合适的统计分析方法,有时需要对资料的性质进行转换,这在多因素分析方法中尤为常见。

(一)不同资料类型的转换

定量资料转换成等级资料比较容易。只要根据专业知识,规定划分变量值的间隔,将其转换成相应的等级。如将血红蛋白含量这个定量指标转换成有序的正常、贫血和重度贫血三级的等级指标或仅转换成正常或异常两类的计数指标(0,1 变量)。值得注意的是,将定量资料转换成定性或等级资料进行差异性检验时,其统计学效能将有所降低,即可能出现用定量数据得出差别有统计学意义的结论,而用转换后的等级或定性数据则得出无统计学意义差异。

相反地,定性和等级资料转换成定量资料比较困难。定性或定量指标的数量化问题,迄今尚未得到很好的解决。因此,在收集资料时应尽可能地采用定量的、半定量的指标。

(二)数据转换

临床定量资料若不满足正态性和方差齐性的条件,这时若用 t 检验或方差分析可能会导致分析结果显著偏离真实结果;若直接使用秩和检验将会降低统计学效能。对于明显偏离上述应用条件的资料,可通过数据转换的方法,使各组方差齐同、偏态资料正态化,以满足 t 检验或其他参数统计分析方法的适用条件,使统计分析的结果趋于稳健、真实。

常用的数据转换方法有对数转换、平方根转换、平方根反正弦转换和倒数转换等,应根据资料性质选择适当的数据转换方法。常用的数据类型及转换方法如表 1-1 所示。

表 1-1　常用数据类型及转换方法

转换方法	数据类型	举　例
对数转换 $X' = \log_a X$	对数正态分布或标准差与均数成比例	病毒抗体滴度、某些疾病的潜伏期
平方根转换 $X' = \sqrt{X}$	Poisson 分布	某些发病率极低的疾病的发生情况,放射性物质单位时间内放射计数
平方根反正弦转换 $X' = \arcsin \sqrt{X}$ 或 $X' = (\pi/180)\arcsin \sqrt{X}$	二项分布	疾病的发病率、白细胞分类计数、淋巴细胞转变率
倒数转换 $X' = 1/X$	数据两端波动较大	

第三节　影响临床资料质量的原因及其控制方法

一、影响临床资料质量的常见原因

(一)资料残缺不完整

临床研究中由于研究对象的不依从(不按要求接受干预措施或不接受研究调查)或失访(迁移或死于其他疾病)易导致临床资料的缺失。同时,患者个体的病历记录、从日常临床医疗中收集的现存资料常有残缺,有些不一定符合研究目的与质量的要求,因此必须经过加工处理。

(二)临床资料收集者间的差异

临床资料的观察记录出于不同水平的医生,即使针对同一患者,不同的医生之间观察记录也有差异。一般来讲,临床经验丰富的医生,观察记录大多较全面,富有逻辑;水平较低的医生观察记录的准确性就会差一些。另外,临床资料收集者对某些研究对象的反应的观察与判断可能有倾向性,如对效果差者可能特别注意,或者对试验组的研究对象更趋向于观察到预期结局,为此,在临床研究中应采用盲法,避免研究者的主观因素给研究结果带来的偏倚。

(三)研究对象的主观影响

某些患者因迷信有名望的医生或医疗单位而产生的一种心理、生理效应,对干预措施产生正面效应的影响,即所谓的霍桑效应(Hawthorne effect);当然,有时会因为厌恶某医生或不信任某医疗单位而产生负面效应。为此,在设计阶段应尽量随机选择研究对象,并在多家医院选择研究对象。

某些研究对象,由于依赖药物而会表现一种正向心理效应,这种心理效应甚至可以影响到生理效应,即安慰剂效应(placebo effect)。当以主观感觉作为结局指标或者研究某些功能性或身心疾病(如肠易激综合征等)时,应注意安慰剂效应的存在。

(四)临床化验项目与结果判定不正规

在临床上,有关化验项目及结果判断,在不同时期标准不完全一致;并且不同仪器、试剂、检测方法和技术员的操作技术水平都将影响资料的准确性和可比性。

(五)患者的就医率

患病后患者能否获得医疗服务常受多种因素的影响。那些严重致命性疾病,病程较短者未必能纳入研究观察之列,轻型、不典型或无症状的亚临床型患者,不会主动就医而被排除在临床研究之外。以上种种,均可影响资料的准确性、可靠性和代表性。

患者的就医率尚受经济水平、文化素质和交通等因素的影响。目前医疗服务机构大多集中在城市和交通发达的地区,农村贫困山区缺医少药现象仍然存在。各地患者就医率的不同也影响临床资料的可比性。

二、资料收集的质量控制

医学研究只有收集到完整、准确和可比较的原始资料，才能获得真实的结论。如果原始资料不完整、不准确，在统计分析阶段无论使用怎样精巧的统计方法都不能弥补它的缺陷。

临床资料的质量控制应贯穿在收集资料的整个过程中，现将临床资料质量控制的具体要求和措施归纳如下：

(一)严格培训研究观察人员

研究观察人员(调查员)应具备积极、认真和严肃的科学态度。无工作经历者需熟悉研究内容，统一调查方法，明确指标的定义、判断标准并能客观记录观察结果。通过培训，经考核合格后才能允许参与工作。

(二)统一诊断标准和标化研究方法

(1)采用国际疾病分类，统一疾病名称和死因分类等，便于国际交流。

(2)研究对象应为符合诊断标准的确诊患者，不能似是而非，否则一切临床观察的资料就失去了有关疾病的特征与意义。

(3)有关疾病的临床指征应有明确的定义和判定标准，尽量采用客观指标和标准化的检测方法。

(4)有明确的临床效应，除病死、病残、痊愈等硬性指标外，对一些软指标均应明确规定，如病情缓解、症状改善，有效、显效和无效的判断标准等。

(三)准确的实验方法与条件

实验中应采用统一的操作程序，严格控制实验条件。注意采用标准试剂校正仪器设备，对心脑电图、X线照片和特殊造影结果等图像性资料，宜抽样进行盲法诊断，分析其诊断的一致率，并做 Kappa 检验，以衡量资料结果判断的准确性。

(四)设计观察项目的记录表或调查表

根据研究目的为拟收集的数据项目设计一份观察项目记录表。为了使观察结果可靠，要求对每个项目和变量测量的方法有明确具体的规定或说明，并逐项观察和详细登记。观察项目记录表是收集研究资料的工具，是提供研究信息的原始记录，供资料整理与分析之用。

(五)编写研究课题执行手册

研究课题执行手册(或称调查员手册)包括摘录研究设计方案的主要问题、注意事项以及具体的执行(实施)规定等，供研究观察人员使用。在大型多中心研究时，研究课题执行手册是控制资料质量的重要措施之一。

(六)提高研究对象的依从性

临床研究实施的质量与研究对象的依从性密切相关。研究对象能否按要求按时服药、按时复诊并接受相应的调查与检查决定了研究项目能否获得真实、可靠和完整的资料。改善研究对象依从性的主要方法是提供服务与便利，优化调查流程。此外，提高研究对象的健康意识，使其充分认识到研究对健康的作用，也有利于提高其依从性。

（七）数据录入与分析的质量控制

制定严格的数据录入规范和说明，并进行双录入核查，以确保数据录入的准确可靠。盲法分析处理资料，避免偏倚。

第四节　数据整理与数据库建立

对收集到的临床原始研究数据还需进一步整理与归纳，使其系统化与条理化后，方能用于统计分析。随着计算机的普及、信息技术的发展，现在的临床研究大多采用建立数据库的方法，进行无纸化数据管理。

一、数据的整理

（一）赋值与定量化

在数据库建立前，为了便于数据的录入和核查，需要对原始数据进行赋值与定量化处理。用数值变量取代字符变量可以大大节约数据录入的时间和费用，同时便于数据转换与统计分析。对于定量资料，例如血糖、血脂等血生化指标，由于其本身已被准确测量，故不存在赋值和定量化的问题。对于定性资料，则需要重新赋值，例如，将性别赋值为 1＝"男"，2＝"女"。对于有序多分类资料，可根据实际测量尺度采用等间距或非等间距赋值，如对临床疗效进行赋值，无效为 0，有效为 1，显效为 2，痊愈为 3。无序多分类资料的赋值相对复杂，往往需要通过设置哑变量的方法进行变量赋值。哑变量的设置个数为分类个数减 1（$g-1$），例如 ABO 血型包括 A、B、AB 和 O 型 4 种类型，那么则需设置 3 个哑变量，如表 1-2 所示。

表 1-2　ABO 血型哑变量设置方法

ABO 血型分类	水平	哑变量赋值		
		哑变量 1	哑变量 2	哑变量 3
A 型	1	0	0	0
B 型	2	1	0	0
AB 型	3	0	1	0
O 型	4	0	0	1

（二）数据的核查

对收集到的原始资料，在调查过程中以及调查结束后，要经过核查、修正、验收和归档等一系列步骤，以保证资料尽可能完整和高质量。

在数据库建立后，统计分析前，应对录入的数据进行核查，以确保录入数据的准确性。核查准确性分两步进行：第一步逻辑检查，通过运行统计软件中的基本统计量过程，列出每个变量的最大和最小值，如果某变量的最大或最小值不符合逻辑，则数据有误。例如，当变量"年龄"的最小值为"－10"时，则数据有误。此外，还可以通过变量之间的逻辑关系进行数据纠错，例如当变量"性别"为"男"时，同时变量"月经是否规律"为"是"，则数据不符合逻辑。

利用软件的查找功能可立即找到该数据,然后找出原始记录,更正该数据。第二步是**数据核对**,即将原始数据与录入的数据一一核对,为慎重起见,建议采用双人双录入形式,并通过特定的统计软件(例如 EpiData 软件)对两份数据进行比对,不一致者为录入错误的数据。

(三)离群值的识别与处理

在数据预处理过程中经常会出现个别数据离群较远,这些数据称为离群值(outlier),又称为极端值(extreme value)。离群值会直接造成结果不稳定,甚至夸大或扭曲结果,得到错误结论,特别是在小样本的临床研究中,离群值对分析结果会产生很大影响,必须慎重对待。但在不了解离群值产生的原因之前,不应简单地决定其取舍。

发现与识别离群值通常使用统计描述的方法,既可以清晰揭示数据资料的基本特征与变化趋势,同时结合临床专业知识,又可以发现与识别其中的离群值。若根据临床专业知识与常识,发现数据资料中最大值、最小值异常或不合理,则应高度重视。使用散点图(scatter diagram)、直方图(histogram)、箱式图(box plot)等统计图表可直观地发现离群值。在直方图中,落在图形两端并远离均数的个体值很可能就是离群值;而在箱式图中,如果观察值距箱式图底线(第 25 百分位线)或顶线(第 75 百分位线)的距离过远,如超出箱体高度(四分位数间距)的两倍以上,则可视该观测值为离群值(如图 1-1 所示,点 A 可被认为是离群值)。

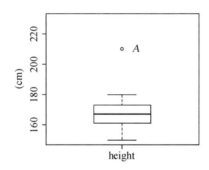

图 1-1　某研究人群身高(height,cm)分布的箱式图

此外,还可以利用一些统计检验的方法对离群值进行识别,常见的离群值检验方法包括拉依达法、Q 检验法、肖维特法、格鲁布斯法、t 检验法和极差法等。根据拉依达法,如果离群值与测定平均值之差的绝对值大于 3 倍的标准偏差,则可以认为该离群值为异常值。其他离群值检验方法详见相关统计学书籍或文献。

(四)缺失值的识别与处理

缺失值(missing value)是指因种种原因不能得到观测指标的具体测量值,出现数据缺失。尽管许多研究均经过严谨的科研设计与实施过程,但缺失值仍是数据整理过程中常见的问题。临床研究中数据缺失的影响大小取决于数据缺失的方式、数量以及造成数据缺失的原因,其中最重要的是缺失的方式。通常,数据缺失方式可分为完全随机缺失、随机缺失和非随机缺失。

完全随机缺失是指缺失现象随机发生,和自身或其他变量的取值无关,若缺失数量较少(<5%),对统计分析结果影响不大。随机缺失指有缺失值的变量,其缺失情况的发生与其他变量的取值有关,这种数据缺失不仅会导致信息的损失,更有可能导致分析结论发生偏差。例如,研究某药物的临床疗效,由于年纪大的调查对象对药物毒副作用耐受能力差,造

成缺失情况主要发生在高龄组,此时直接删除有缺失的观测,可能会造成药物疗效的错误估计。非随机缺失是指数据缺失不仅和其他变量有关,也和自身取值有关。例如,对艾滋病患者群进行不良行为调查,其往往不愿告知其不良性行为史。对于此类缺失值,常见的缺失值处理方法往往无法做出有效的调整,因此这种数据缺失应尽量避免。

对于缺失值的处理方式主要包括删除存在缺失值的个体和缺失值插补等。当缺失值集中在少数个体,并且这些个体是总体的一个随机样本,可以考虑删除这些个体。然而,如果非随机缺失值集中在少数个体,或缺失值散布在多个个体或多个变量,建议采用其他缺失值处理方式。缺失值插补是指利用辅助信息,为每个缺失值寻找替代值,常用的方法包括先验法、均数替代法、回归估计法、期望最大法和多重填补法等,利用 SPSS、SAS 等统计软件可以实现上述缺失值插补处理。

二、数据库的建立

(一)数据库的基本结构

临床研究的原始数据常整理成类似于表 1-3 的二维结构,即行与列结构的数据库形式。每一行代表一个观测(observation);每一列代表一个变量(variable)。每个变量描述了给定特征的数据值集合,例如第 6 列为"吸烟"变量,包含了 398 例社区糖尿病患者的吸烟情况。每个观测由同一研究对象的一组变量值构成,如第 1 个观测描述了该对象的 ID、年龄、性别、身高、体重、吸烟、饮酒、糖化血红蛋白值以及血糖控制情况(如是否血糖控制不良)等信息。表 1-3 记录的原始数据是一个由 398 例观测和 9 个变量组成的数据库。

在建立数据库时要注意正确定义变量,包括变量名、变量标签、变量属性与变量长度(小数点位数)等。变量名最好用英文缩写或汉语拼音,可同时加用中文标签(label),因有的软件不识别中文(如 SAS);变量属性主要有数值型、字符型以及日期型等;变量太长会增大数据库,影响后续的统计分析的速度,而变量太短可能会出现变量值截断,进而出现错误的数据。

表 1-3　398 例社区糖尿病患者的健康调查数据库

ID	年龄(岁)	性别	身高(cm)	体重(kg)	吸烟	饮酒	糖化血红蛋白值(%)	血糖控制不良
1	45	2	1.60	55.0	1	2	6.23	0
2	54	2	1.55	49.5	1	1	5.93	0
3	50	1	1.71	83.5	2	1	10.85	1
4	48	2	1.65	60.0	1	2	5.62	0
5	64	1	1.68	65.8	2	1	6.84	0
6	58	1	1.75	80.5	1	2	7.15	1
...	...	...	...	...	...	...	...	...
...	...	...	...	...	...	...	...	...
...	...	...	...	...	...	...	...	...
397	56	1	1.70	75.0	2	1	8.89	1
398	61	1	1.72	68.5	2	2	9.45	1

(二)数据库建立的常用软件

对收集到的临床研究数据,为方便管理,常借助 EpiData、Access、Excel 以及 Visual Foxpro 等现有的数据库管理软件建立数据库。

目前临床研究中使用较多的数据库管理软件是 EpiData 软件。该软件是专为流行病学调查而设计的一款用于数据录入、数据核对、数据管理和数据报告的免费软件。EpiData 软件创建数据库的基本步骤包括:①按照调查表建立数据库结构文件(QES 文件);②建立数据文件(REC 文件);③建立核查文件(CHK 文件);④数据录入;⑤数据处理(双录入核查);⑥数据导出。

小　　结

临床数据资料的收集是临床科研和工作的基础。掌握临床常规性资料的收集方法并进行合理利用,同时结合专项调查数据和人口背景资料,有助于临床科研工作的有效开展,进而推动临床科研事业的快速发展。从事临床流行病学研究者必须了解资料的性质以及不同性质资料的类型转换,并对原始数据资料的收集和质量控制给予足够的重视。此外,对收集到的临床原始研究数据应进一步进行整理与归纳,包括赋值与定量化、数据核查、异常值以及缺失值的识别和处理,建立电子数据库,使其系统化与条理化,以便于数据统计分析以及进一步的科学研究。

(余运贤、郑双双)

第二章　医学研究常用指标

医学研究常用特定指标来定量描述疾病在不同人群、时间和地点的流行水平和分布特征，以及评估某个因素与疾病的关联强度。这些指标可以是绝对数和相对数。绝对数如发病和死亡人数，比较直观。但是在一定时期内，某人群的发病、死亡人数与所观察人口数有关，因此，单凭绝对数不能反映该人群疾病发生的频度。所以，在医学研究中，相对数指标更为常用。相对数指标分为率(rate)、比(ratio)和比例(proportion)三类。

第一节　疾病频率测量指标的分类

一、率

率(rate)表示在一定条件下，某种现象实际发生数与可能发生该现象的总数之比，用来说明该现象发生的频度。

$$率 = \frac{某现象实际发生数}{可能发生该现象的总数} \times K \tag{2-1}$$

式中：K 为比例基数，常为 100%、$1000\permil$、$100000/10$ 万。

疾病率包含以下三个基本要素：

(1)分子：具有某阳性特征如某病的临床症状、体征、死亡、残疾、实验室异常以及其他临床事件的例数。该阳性特征必须有明确评价标准。

(2)分母：观察到阳性特征的人所在人群的总人数(即所有可能发生该阳性特征的例数，包括具有阳性特征的例数与不具有阳性特征的例数)。

(3)规定的观察时间，通常以年为单位，也可根据实际需要具体规定。

医学研究中常用的死亡率、发病率、患病率等都是率的指标。

二、比

比(ratio)表示分子与分母间两种情况(如两个绝对数值或两个相对数)的关系。分子不一定包含在分母中，分母也不为发生分子事件的总人数。

$$比 = \frac{发生的甲事件数}{发生的乙事件数} \tag{2-2}$$

在实际应用中比有两种：一种是有单位的，如每千人口的医院床位数；另一种为无单位的，是一种比(或率)除以另一种比(或率)，如比值比(odds ratio，OR)、相对危险度(relative risk，RR)、人口性别比、标准化死亡比。

三、比例

比例(proportion)表示某事物或现象内部各组成部分的比重。说明部分与整体之间的关系,即部分在整体中占的比重,通常以100%为比例基数,故常称为百分比或构成比。

$$比例 = \frac{事物内部某一组成部分的观察单位数}{同一事物各组成部分的观察单位数} \times 100\% \tag{2-3}$$

分子事件数为分母事件数的一部分,比例数值范围是0～100%。构成比只能说明某一部分在总体中所占比重的大小,而不能说明该部分发生频率的高低。例如某地区某月共发生传染病1000例,其中细菌性痢疾200例,则细菌性痢疾占的比例为20%。某病构成比较大可能是该病发病数(频率)增多,也可能是其他疾病发病数减少引起的。因此,不同地区、条件下的构成比不能当成疾病率使用,否则就会犯"以比代率"的错误。

第二节　疾病频率测量的指标

一、发病频率测量指标

(一)发病率

发病率(incidence rate)是指在一定时期内(通常为一年),某人群某病新发病例出现的频率。

$$某病发病率 = \frac{某时期内某人群中某病新发病例数}{同期平均暴露人口数或人年数} \times K \tag{2-4}$$

式中:$K = 100\%$、1000‰、10000/万或100000/10万……

发病率用于描述疾病的分布,探讨发病因素,提出病因假说,评价防治措施的效果。计算发病率时,要考虑以下几个因素:

(1)分子为新发病例数,即某人群在观察时间内某病新发生病例数。若在一个观察时间内,一个人多次发病,如一年内多次感冒,应重复计算病例数。

(2)发病时间。判断是否新发病例,首先要确定该病例的发病时间。对于感冒、急性心肌梗死、脑卒中等急性病,发病时间较易确定。但是对于高血压、冠心病和肿瘤等慢性病,发病时间是很难确定的。通常以首次确诊时间为发病时间。

(3)观察时间。观察时间的长短与新发病例发生数量有关,影响发病率水平的高低。因此,在计算发病率指标时,先要确定观察时间,慢性非传染性疾病通常以年为观察单位。

(4)暴露人口数。暴露人口也称危险人群,要满足下列条件:①是在观察时间和观察范围内的人群;②是该病的易感人群,即有可能发生所要观察的疾病。因此,暴露人口不应包括已患病或不可能发生所要观察疾病人群,如有免疫力人群。

可以按照不同的年龄、性别、民族、职业、病种、时间、地区等特征计算发病率,称为发病专率(specific incidence rate)。例如可计算男性发病率、麻疹发病率、甲肝发病率等。

不同人群、地区的发病率比较时,由于年龄等因素构成的不同,发病率不能直接比较,而应进行标准化处理,以标准化发病率进行比较。率的标准化方法参见医学统计学相关内容。

(二)罹患率

罹患率(attack rate)也是衡量人群新发病例发生频度的一个指标。不同的是罹患率的观察时间通常是日、周、月、一次流行或暴发期,即在短时期内新发病例的发生情况。因此,在使用时较发病率灵活,一般用于小范围和短时期的疾病流行。

$$罹患率=\frac{观察期内的新发病例数}{同期的暴露人数}\times K \tag{2-5}$$

(三)续发率

续发率(secondary attack rate,SAR)是指在某些传染病最短潜伏期到最长潜伏期之间,在易感接触者中发病人数(续发病例、二代病例)占所有易感接触者总数的百分率。

$$续发率=\frac{一个潜伏期内易感接触者中发病人数}{易感接触者总人数}\times 100\% \tag{2-6}$$

计算续发率时,应将原发病例从分子和分母中去除。

续发率可用来分析传染病传染性的强弱、流行因素或评价防疫措施的效果。

二、患病频率测量指标

(一)患病率

患病率(prevalence rate)又称现患率,是指在特定时间内,特定人群中某种疾病的病例数(新、旧病例数)与同期平均人口数之比。根据特定时间不同,患病率可分为期间或时期患病率(period prevalence rate)和时点患病率(point prevalence rate):

$$期间患病率=\frac{某人群某观察期间的病例数(新、旧病例)}{同期平均人口数}\times K \tag{2-7}$$

$$时点患病率=\frac{某时点某人群中现患某病例数}{该时点的人口数}\times K \tag{2-8}$$

患病率是用以表示病程较长的疾病(如慢性病)在某一时点(或时期)存在频率高低的指标。患病率可用于研究这些疾病的流行因素、防治效果,也能为卫生行政部门在卫生资源配置时提供有价值的信息。

期间患病率计算公式中的分子是观察期间存在的所有病例数,包括新、旧病例。分母为同期平均人口数。同期平均人口数可用该人群该年年中(即 6 月 30 日时)的人口数或该人群年初人口数加年终人口数除以 2 来估计。

患病率和发病率的区别见图 2-1。计算患病率时的分子是指在某时期内存在的病例数,

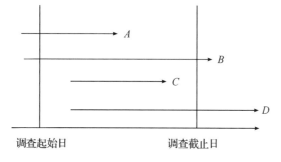

图 2-1　患病率和发病率区别示意图

包括调查起始日前留下来的病例($A+B$)以及在该时期新发生的病例($C+D$)。而发病率仅仅是新发生病例($C+D$)。

患病率受发病水平和病程等因素的影响。当某地某病的发病率和该病的病程在相当长时间内保持稳定时,患病率、发病率和病程的关系为:

$$患病率＝发病率×病程 \tag{2-9}$$

应用上述公式可以推算疾病的平均病程。例如 1973—1977 年某地肺癌的年平均发病率为 45.9/10 万,年均患病率为 23.0/10 万,则:

病程为:23.0/45.9＝0.5 年

(二)感染率

感染率(infection rate)是指在某个时间内所检查的人群中,某病感染者人数所占的比例,可用于隐性感染较高疾病的研究。

$$感染率＝\frac{受检者中感染人数}{受检人数}×100\% \tag{2-10}$$

三、死亡频率测量指标

(一)死亡率

死亡率(mortality rate,death rate)表示在一定时期内(通常指一年),在特定的人群中发生死亡的频率。

$$死亡率＝\frac{某时期某人群死亡总人数}{该人群同期平均人口数}×K \tag{2-11}$$

死亡率是用于测量人群死亡危险的最常用指标。死亡率是一个地区经济、文化、卫生水平的综合反映,是医学、政治、经济学研究中常用的指标。

与患病率计算类似,同期平均人口数可用该年 6 月 30 日时的人口数或该人群年初人口数加年终人口数除以 2 估计。死亡率也可按不同特征分别计算死亡专率。比较不同地区死亡率时因人口等因素构成不同,也需要先对死亡率进行标化。

婴儿死亡率是一特殊的死亡专率指标。它是指某一年未满 1 周岁的婴儿死亡数与当年活产数之比。

$$婴儿死亡率＝\frac{某一年未满 1 周岁的婴儿死亡数}{同年活产总数}×1000‰ \tag{2-12}$$

活产是指分娩后的胎儿具有以下四项生命指征中的任一项者:①呼吸;②心跳;③脐带搏动;④随意肌抽动。

婴儿死亡率是反映社会经济及卫生状况的一项敏感指标,也是影响居民平均寿命的重要因素。与粗死亡率相比,婴儿死亡率不受人口构成影响,各国之间可以直接比较。婴儿死亡率是影响平均寿命(0 岁组期望寿命)的主要因素。但是,婴儿死亡的漏报会影响婴儿死亡率。

(二)病死率

病死率(fatality rate)是表示一定时期内患某病的患者中因该病死亡者的比例。

$$病死率＝\frac{某时期内因某病死亡人数}{同期患某病的患者数}×100\% \tag{2-13}$$

病死率反映疾病的严重程度和医疗机构诊治能力的高低。因此,如用病死率指标来比较不同医院诊治水平时,应注意是否有可比性,如疾病严重程度、医疗设备条件等。如果某种疾病的发病与死亡处于比较稳定状态,病死率可由下式求得:

$$某病的病死率 = \frac{某病的死亡率}{某病的发病率} \times 100\% \qquad (2-14)$$

四、预后测量指标

(一)治愈率

治愈率(cure rate)是反映疾病防治近期效果的一个指标。

$$治愈率 = \frac{治愈人数}{同期接受治疗人数} \times 100\% \qquad (2-15)$$

在确定分子时,需要明确评价标准。一种疾病采用同样的治疗方法,因疾病的严重程度不同,治愈率也有所差异。

(二)生存率

生存率(survival rate)通常指随访满 n 年(通常为 1、3、5 年)后,还存活的患者所占的比例。生存率是反映疾病防治远期效果的一个指标,经常应用于恶性肿瘤、心脑血管疾病或其他慢性疾病的生存研究中。

$$n 年生存率 = \frac{随访满 n 年存活的病例数}{随访满 n 年的病例数} \times 100\% \qquad (2-16)$$

五、疾病负担测量指标

(一)潜在减寿年数

潜在减寿年数(potential years of life lost,PYLL)是指某人群死亡人口中期望寿命与实际死亡年龄之差(寿命损失)的总和,即死亡所造成的人群寿命损失的大小。$PYLL$ 综合了死亡水平和发生死亡时寿命损失大小这两方面因素,是反映人群疾病负担的一个指标。计算方法如下:

$$PYLL = \sum_{i=1}^{k} a_i d_i \qquad (2-17)$$

式中:a_i 为某年龄组内死亡引起寿命损失的年数。

$$a_i = 预期寿命 - (i + 0.5) \qquad (2-18)$$

式中:i 为年龄组组中值;

d_i 为某年龄组的死亡人数。

(二)伤残调整健康生命年

伤残调整健康生命年(disability adjusted life year,DALY)是指从发病到死亡所损失的全部健康寿命年,包括因早死所致的寿命损失年(years of life lost,YLL)和因疾病所致伤残引起的健康寿命损失年(years lived with disability,YLD)两部分。$DALY$ 是一个定量测定因病造成早死和残疾对健康寿命损失的综合指标,它是反映人群疾病负担的常用指标。

$$DALY = YLL + YLD \qquad (2-19)$$

对某个地区的人群进行 $DALY$ 分布分析,可以确定影响居民健康的主要疾病,确定高危人群和高发地区,确定防治重点。

第三节　疾病危险度测量指标

一、相对危险度

相对危险度(relative risk,RR)又称为危险比(risk ratio)或率比(rate ratio)。RR 是指暴露组的发病率(或死亡率)与非暴露组发病率(或死亡率)之比。

$$相对危险度 = \frac{暴露组的发病率(或死亡率)}{非暴露组的发病率(或死亡率)} = \frac{I_1}{I_0} \qquad (2\text{-}20)$$

相对危险度的范围为 $0 \rightarrow \infty$。其意义是：

(1)$RR > 1$，表示该暴露因素是一个危险因素。RR 值越大，暴露与结局关联强度也越大，该暴露的生物学效应也越大。

(2)$RR = 1$，表示该暴露因素与疾病无关联。

(3)$RR < 1$，表示该暴露因素是一个保护因素。RR 值越小，暴露与结局关联强度越大，该暴露的生物学效应也越大。

表 2-1 给出不同 RR 的取值范围与关联强度的意义。

表 2-1　相对危险度数值范围与关联强度的关系

RR 值的范围		关联强度
0.9~1.0	1.0~1.2	无
0.7~0.9	1.2~1.5	弱
0.4~0.7	1.5~3.0	中等
0.1~0.4	3.0~10	强
<0.1	>10	很强

在前瞻性研究中才可以计算发病率或死亡率，因此前瞻性研究才可以计算相对危险度。而病例对照研究因为无法计算发病率或死亡率，不能直接计算 RR 值，只能用比值比来估计相对危险度。

二、比值比

比值比是指病例组和对照组的两个暴露比值之比，即暴露优势比。比值(odd)是指某事件发生(暴露)与未发生(非暴露)的概率之比。表 2-2 为成组病例对照研究调查的结果。

表 2-2　病例对照研究资料整理表

组别	暴露	非暴露	合计
病例组	a	b	$a+b=n_1$
对照组	c	d	$c+d=n_0$
合计	$a+c=m_1$	$b+d=m_0$	$a+b+c+d=n$

因此,病例组和对照组的比值分别为:

病例组的比值:

$$\frac{a}{a+b}/\frac{b}{a+b} \tag{2-21}$$

对照组的比值:

$$\frac{c}{c+d}/\frac{d}{c+d} \tag{2-22}$$

因此,OR 值可由下式计算

$$OR=\frac{\dfrac{a}{a+b}/\dfrac{b}{a+b}}{\dfrac{c}{c+d}/\dfrac{d}{c+d}}=ad/bc \tag{2-23}$$

OR 的 95% 可信区间估计可用 Miettinen 法采用下式计算:

$$OR^{(1\pm1.96/\sqrt{\chi^2})} \tag{2-24}$$

式中:χ^2 为不做连续性校正的 χ^2 值。

OR 值的意义与相对危险度相同:当 $OR=1$ 时,表示暴露与疾病危险无关联;$OR>1$,说明该暴露因素是一个危险因素,OR 值越大,危险度也越高;当 $0<OR<1$ 时,说明该暴露因素是一个保护因素,OR 值越小,保护作用越高。

表 2-3 是 Doll 和 Hill 在 1950 年报告吸烟与肺癌关系的病例对照研究的结果。

表 2-3 吸烟与肺癌的成组病例对照研究结果

（单位:例）

组别	吸烟	不吸烟	合计
肺癌组	688	21	709
对照组	650	59	709
合计	1338	80	1418

在此例中要计算吸烟与肺癌的 OR 值:

$$OR=\frac{688\times59}{650\times21}=2.97$$

OR 值的 95% 可信区间可用 Miettinen 法计算:

$$2.97^{(1\pm1.96\sqrt{19.13})}=1.83\sim4.90$$

上述研究结果表明,吸烟与肺癌发病有关,吸烟者患肺癌的危险性是非吸烟者的 2.97 倍,95% 可信区间在 1.83～4.90。

三、现患比

现患比(prevalence ratio,PR)表示有暴露因素的人群某种疾病的患病率与没有暴露的人群患病率之比。在横断面研究中,用现患比反映暴露与疾病之间的联系强度。表 2-4 是一横断面调查结果。

表 2-4 不同暴露特征人群的患病率

组别	患病	非患病	合计	患病率
暴露组	a	b	$a+b=n_1$	$a/(a+b)$
非暴露组	c	d	$c+d=n_0$	$c/(c+d)$
合计	$a+c=m_1$	$b+d=m_0$	n	

$$现患比 = \frac{暴露组的患病率}{非暴露组的患病率} = \frac{\dfrac{a}{a+b}}{\dfrac{c}{c+d}} \qquad (2\text{-}25)$$

四、特异危险度

特异危险度（attributable risk，AR）也称为归因危险度、率差（rate difference，RD）或超额危险度（excess risk），是指暴露组发病率与对照组发病率的差值，它表示由于暴露因素所致的危险度。AR 计算公式如下：

$$AR = 暴露组的发病率 - 非暴露组的发病率 = I_1 - I_0 \qquad (2\text{-}26)$$

由于 $RR = I_1/I_0$，$I_1 = RR \times I_0$，

$$AR = RR \times I_0 - I_0 = I_0(RR-1) \qquad (2\text{-}27)$$

RR 与 AR 都可以反映关联强度，但其意义是有差别的。RR 表示暴露者与非暴露者比较增加疾病危险性的倍数，具有病因学意义。AR 表明如果消除暴露因素，可减少疾病发病数量，具有疾病预防和公共卫生学意义。以表 2-5 说明两者的区别。从 RR 看，吸烟与肺癌的关联更强，吸烟者肺癌的危险性是非吸烟者的 10.8 倍。吸烟与心血管病的 AR 更大，说明吸烟者如果戒烟，对降低心血管病死亡水平的作用比肺癌更大。

表 2-5 吸烟者与非吸烟者死于不同疾病的 AR 和 RR

疾病	吸烟者 （1/10 万人年）	非吸烟者 （1/10 万人年）	RR	AR （1/10 万人年）
肺癌	48.33	4.49	10.8	43.84
心血管病	294.67	169.54	1.7	125.31

归因危险度百分比（$AR\%$）是指暴露组人群中完全由于暴露于某因素而发病或死亡占暴露者发病或死亡的比例。

$$AR\% = \frac{I_1 - I_0}{I_0} \times 100\% \qquad (2\text{-}28)$$

或

$$AR\% = \frac{RR-1}{RR} \times 100\% \qquad (2\text{-}29)$$

五、人群特异危险度

人群归因危险度（PAR）是人群中一部分人暴露于某因素所导致的发病率或死亡率。如 I_t 代表全人群的发病率或死亡率，I_0 代表非暴露组的发病率或死亡率，则：

$$PAR = I_t - I_0 \tag{2-30}$$

人群归因危险度百分比（$PAR\%$）是人群中因暴露于某因素所致的发病或死亡占人群发病或死亡的百分比，即人群中疾病的发生或死亡可归因于该暴露因素的比例。

$$PAR\% = \frac{I_t - I_0}{I_t} \times 100\% \tag{2-31}$$

人群归因危险度百分比与人群暴露率（p_e）和相对危险度（RR）有关，可用下式表示：

$$PAR\% = \frac{I_t - I_0}{I_t} \times 100\% = \frac{p_e(RR-1)}{p_e(RR-1)+1} \times 100\% \tag{2-32}$$

人群暴露率越高，相对危险度越大，人群归因危险度百分比也可能越大。表 2-6 反映人群归因危险度百分比（$PAR\%$）与相对危险度（RR）和人群暴露率（p_e）的关系。

表 2-6　人群归因危险度百分比与相对危险度和人群暴露率的关系

p_e	RR			
	1.5	2	5	10
0.01	0.5	1	4	8
0.05	2.0	5	17	31
0.10	5.0	9	29	47
0.25	11.0	20	50	69
0.50	20.0	33	67	82
0.90	31.0	47	78	89

六、标化比

当观察人数较少，结局事件的发生率很低，用发病率等指标非常不稳定，或者比较组之间人口构成不同，不能直接比较，这时可以用标化比。标化比以全人群发病（或死亡）率作为标准，计算出该观察人群的预期死亡（或发病）人数，然后将观察人群中实际发病（或死亡）人数与预期死亡（或发病）人数相除，即为标化发病比（standardized incidence ratio，SIR）或标化死亡比（standardized mortality ratio，SMR）。标化比的意义与相对危险度相似。

$$SMR = \frac{观察人群中实际死亡数}{标准人口预期死亡数} \times 100\% \tag{2-33}$$

例如，某队列人群在观察期内因某病实际死亡 391 人，各个年龄组的人口分布见表 2-7。以该地全部人口中该病死亡率作为标准死亡率。

表 2-7　某队列人群的人口构成、标准人群的死亡率及预期死亡人数

年龄（岁）	标准死亡率（1/10 万）	人口数（万）	预期死亡数（人）
0～30	0.10	323.6	3.2
30～40	0.50	56.8	2.8
40～50	6.53	42.4	27.7
>50	17.41	30.5	53.1

续表

年龄(岁)	标准死亡率(1/10万)	人口数(万)	预期死亡数(人)
60~70	35.94	21.3	76.6
70~80	71.85	16.3	117.1
>80	65.56	2.8	18.4
合计	6.56	493.7	298.9

$$SMR = \frac{观察人群中实际死亡数}{标准人口预期死亡数} \times 100\% = \frac{391}{298.9} \times 100\% = 130.8\%$$

结果说明,此队列人群该病的死亡危险性约是标准人群的 1.31 倍。

七、人时数的概念和计算方法

在队列研究中,如果观察对象人数是变动的,此时累积发病率无法计算,可以计算发病密度。在发病密度中,用人时(person time)代替人口数。人时是将观察人数和观察时间结合作为分母的单位。人时是有单位的,如人年、人月等。

$$人时数 = \sum 观察人数 \times 观察时间 \tag{2-34}$$

常用的人时数计算方法有三种:

1. 精确法

以个人为单位,按照进入队列和终止观察的时间计算人时数。计算结果精确,但是较麻烦。但如用数据库和统计软件,也是容易计算的。

2. 近似法

如果研究样本较大,可用平均人数乘以观察时间表示。平均人数取期初和期末的平均数或观察期中的人口数,见表 2-8。

表 2-8 近似法计算人年数实例

年龄 (岁)	不同时间观察人数(人)						人年数 (人年)
	1951-11-01	1952-11-01	1953-11-01	1954-11-01	1955-11-01	1956-04-01	
35~45	8886	9149	9287	9414	9710	9796	44863.5
45~55	7117	7257	7381	7351	7215	7191	35108.5
55~64	4049	4212	4375	4601	5057	5243	21528.7
合计	20052	20618	21043	21366	21982	22230	101500.7

上表中,35~45 岁年龄组的观察人年数为:

8886+9149+9287+9414+(9710+9796)×5/12=44863.5 人年

其他各组的计算方法以此类推。

3. 寿命表法

当观察对象人数有变化,人年数计算需要比较准确时,可利用简易寿命表法。寿命表法规定观察期内进入或退出队列的对象均作观察一半时间计算。计算公式见式 2-35,计算实例见表 2-9。

暴露人年数＝年初人数＋（年内新增人数－年内发病人数－年内失访人数）/2　　　（2-35）

表 2-9　用寿命表法计算暴露人年数

观察时间 （年）	年初人数 （人）	年内新增人数 （人）	年内发病人数 （人）	年内失访人数 （人）	暴露人年数 （人年）
1	2903	123	8	64	2928.5
2	2954	115	6	76	2970.5
3	2987	42	9	18	2994.5
4	3002	35	8	34	2998.5
5	2995	0	7	18	2982.5
合计	14841	315	38	210	14874.5

例如,第一年的暴露人年数按以下式子计算:

$$2903＋(123－8－64)/2＝2928.5 \text{人年}$$

小　结

在医学研究中,需要用一些指标来定量描述疾病的分布特征和暴露与疾病的关联强度。这些指标分为绝对数和相对数。按照指标性质,相对数指标可以分为三类,即率、比和比例。医学研究中常用的指标有发病率、患病率、死亡率、病死率、生存率等。描述关联强度的指标有相对危险度、比值比、标化比等。

（朱益民）

第三章 疾病的分布

疾病的分布(distribution of disease)是指疾病在不同时间、不同地区、不同人群发生的频率及其差异。描述疾病分布的方法是将流行病学调查的资料或其他常规性资料按不同地区、时间和人群进行整理、归纳、分组，并通过计算相关疾病发生和死亡等测量指标，绘制必要的表和图来描述疾病的全貌(包含临床患者和亚临床者)，分析比较疾病在不同地区、不同时间和不同人群的分布规律，从而认识疾病流行规律，探索病因因素，为临床诊断和治疗决策提供依据，帮助政府确定卫生服务的工作重点，为合理制定疾病的防治、保健策略和措施提供科学依据。然而，疾病的分布是一个经常变化的动态过程，包含疾病的流行和不流行两个连续的过程，它经常受致病因素、环境条件、人群特征等自然和社会因素的影响。

第一节 疾病的时间分布

某一地区人群中一种疾病的发病频率及流行过程会随时间推移而不断变化，有的疾病表现为由散发进而流行，威胁人类的健康，如病毒性肝炎；有的则是由流行到散发，并逐渐被控制甚至被消灭，如天花。

疾病时间分布的变化，反映了致病病因和流行因素的动态变化。研究疾病的时间变化规律，可以了解疾病的流行动态及分布特征，有助于验证可能的致病因素与疾病的关系，预测疾病的发生和提供病因研究的线索，为制定疾病防治措施提供依据。

描述疾病的时间分布时，可根据观察的期限、该病的潜伏期以及一次暴发或流行持续时间的长短将时间分为不同的观察单位。通常在描述食物中毒的时间分布时，多以小时为单位，若为化学毒物急性中毒，观察的时间单位可更短一些。对于慢性疾病的时间分布描述，因可能要观察几年或几十年的时间，故观察的时间单位多以年表示。描述疾病时间分布的常用术语有短期波动、周期性、季节性和长期变动。

一、短期波动(暴发)

短期波动(rapid fluctuation)又称时点流行，在一个有限范围内的一个群体中，短时期内某病病例突然增多，经过一段时间后发病趋于平静，这种现象称为短期波动，也称疾病的时点流行。

短期波动常因许多人在短期内暴露于同一致病因素而引起。由于致病因素的特性不同，疾病潜伏期长短不一，接触致病因素的数量和时间各异，病例发病的时间就有先后，但大多数病例发生在该病的最短和最长潜伏期之间(即常见潜伏期)。

描述短期波动，可根据观察的期限，按疾病出现时间、起病缓急，规定观察单位(小时、天、周、旬)并绘制成发病曲线(或直方图)。一般情况下,传染病的发病曲线都是先迅速上升,然后下降,呈对数正态分布。根据传染病的常见潜伏期,从发病高峰向前推算该病的暴露时间,可分析波动的原因。发病达高峰的速度快慢和流行期限的长短与一种疾病的传染性、潜伏期长短、流行开始时人群中易感者的比例及人群密度大小等均有关。

短期波动常见于由食物或水源被污染而发生的食物中毒,如细菌性痢疾、伤寒、霍乱、甲型病毒性肝炎或化学毒物中毒等。

非传染病也有短期波动事例的发生。例如,1930 年 12 月 1—5 日比利时马斯河谷的烟雾事件,其中第 3 天因呼吸道疾病死亡的人数就为正常时间死亡人数的 10.5 倍。

二、周期性

周期性变化(cyclic variation)指一些疾病具有规律地相隔若干时间发生较大流行的现象。在无有效疫苗使用之前,大多数呼吸道传染病均可表现出周期性流行的特点,如麻疹(间隔1~2 年),见图 3-1。

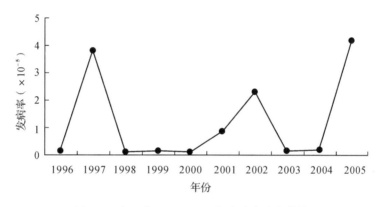

图 3-1　连云港 1996—2005 年麻疹发病率曲线

疾病周期性现象的形成,主要与人群中易感者的积累、传染源及人群免疫水平有关。当人群中免疫者占一定比例时,因传染源和易感者接触机会相对减少而使疾病发生频率下降;间隔若干年后一旦免疫者比例降低时(即易感者比例增高时),疾病发生频率就将上升,出现疾病流行或大流行。因此,对人群应用有效的预防接种措施,能改变疾病的周期性流行的特征。

疾病周期性流行的特点主要取决于以下几个方面:

(1)疾病的传播机制易于实现,只要有足够的易感者便可迅速传播。

(2)该类疾病在病后可形成较为牢固的免疫力,人群免疫水平持续的时间决定该病流行间隔的时间。

(3)新生儿的增加及易感者积累的速度也决定了流行的间隔时间。

(4)病原体的变异及变异速度。

三、季节性

疾病的发生呈现每年有一定月份发病频率升高的现象,称为季节性(seasonal variation)。其反映了某季节内一些自然和社会因素对致病因素的作用,如温度、湿度、生活习惯和社会交往等。很多传染病发病有一定的季节性,某些非传染性疾病也有类似的现象。不同的疾病可表现出不同的季节分布特点。

(一)传染病发病季节性

1.严格季节性

严格季节性指一些疾病的发生严格局限于一年中的特定几个月内,其他月份则不发生。这种季节分布特点多见于节肢动物媒介传播的传染病,如疟疾和流行性乙型脑炎,其主要原因与病原体繁殖特性、蚊虫滋生条件和吸血习性有关。

2.季节性升高

季节性升高指一年四季中均可有发病,但在一定月份呈现病例数明显增加趋势。这种现象常见于呼吸道传染病和肠道传染病,如冬春季呼吸道传染病发病率升高,而夏秋季肠道传染病高发。

(二)非传染性疾病的季节性

有些非传染病也有季节性现象,如慢性支气管炎和克山病急性发作多发生在冬季,植物花粉引起的变态反应性疾病多发生在春季和秋季。

根据 1984—1985 年资料,北京地区脑卒中和冠心病在冬季较为频发,而 1 月份是发病高峰,见表 3-1。

表 3-1　1984—1985 年北京地区冠心病、脑卒中季节发病百分比构成

疾病名称	发病率(%)			
	春季	夏季	秋季	冬季
心肌梗死	24.4	23.5	23.5	28.6
冠心病猝死	24.4	17.5	26.9	31.2
出血性脑卒中	26.8	17.8	25.2	30.2
缺血性脑卒中	22.7	24.5	26.4	26.4

还有一些疾病无明显的季节性现象,表现为一年四季均可发病,如艾滋病、结核病、乙型病毒性肝炎、麻风等。

影响疾病季节性分布的因素十分复杂,它往往与气象、媒介昆虫、野生动物、家畜的生长繁殖等因素有关,同时也受风俗习惯、生产、卫生条件、生活水平等因素影响。对疾病季节性分布的研究,可以帮助我们了解疾病的流行特征,探索影响因素,为制定预防措施提供依据。疾病的发病季节性特征也可供疾病鉴别诊断之用。例如地方性斑疹伤寒与流行性斑疹伤寒临床表现相同,鼠蚤传播摩氏立克次体(*Rickettsia mooseri*)的地方性斑疹伤寒在一定地区散在发生,没有季节性,而虱传播普氏立克次体(*Rickettsia prowazekii*)的流行性斑疹伤寒一般在冬季开始流行,初春达高峰,夏季消失,因此季节性有助于鉴别诊断。流行性出血热与肾功能衰竭型钩端螺旋体病的鉴别亦可借助于季节性特性。

四、长期变动

长期变动也称长期趋势(secular trends)或趋势变化,指在一个相当长的时间内(通常为几年、十几年或几十年)疾病的临床特征、发病率、死亡率及临床表现等随着人类生活条件的改变、医疗技术的进步、自然条件的变化而发生显著变化,也包括病原体的型别、毒力及其他致病因素的变动趋势。

(一)传染病的长期变动

猩红热、细菌性痢疾、霍乱及流行性感冒等疾病都有明显的长期变动。

例如,1936—1939 年日本从猩红热患者身上分离出的 A 群链球菌中,以 4 型占优势,到 1956—1957 年 6 型上升到首位,1964 年又以 4 型占绝对优势,1967 年以后则以 12 型为主要流行菌型。猩红热的临床表现也发生了明显的变化,即临床症状和体征有逐年减轻的趋势。分析比较北京 1921—1924 年的资料可知,脓毒型占 31.9%、中毒型占 3.1%,而从 1955—1956 年资料可知,脓毒型和中毒型合计尚不足 2%,1955—1956 年比 1921—1924 年化脓性合并症发生率、肾炎发病率显著下降。近年来,猩红热的发病率和病死率均有明显降低。

霍乱的长期变动情况亦非常明显,从 1817 年以来,霍乱七次世界性大流行中,第一至第六次均由古典生物型霍乱弧菌引起,第七次世界性流行始于 1961 年并延续至今,由 EL-Tor 生物型霍乱弧菌所致。EL-Tor 生物型霍乱弧菌三种血清型为稻叶型(原型,A、C)、彦岛型(中间型,A、B、C)、小川型(异型,B、C)。在开始流行年度中总以小川血清型占绝对优势,但近年来稻叶血清型却有明显增多的趋势。流行性感冒和细菌性痢疾亦发生了明显的病原体型别的变异。

(二)非传染性疾病的长期变动

以恶性肿瘤为例,如图 3-2 所示为美国 1930—1987 年间癌症年龄调整死亡率年龄变动情况。在 50 多年中肺癌死亡率呈现直线上升的趋势,胃癌死亡率则下降颇明显,肝癌死亡率也有比较稳定的下降趋势,而其他恶性肿瘤的死亡率升降趋势不明显。2004—2005 年我国城市肝癌总死亡率为 24.93%,与 1973—1975 年的 14.05% 相比,上升约 77%。

研究疾病的长期变动时,观察期间较长,在此期间疾病概念、诊断技术与标准都可能有明显的改变,并且治疗措施的改进、人群生活水平的提高等情况都会影响疾病的长期变动。因此在分析比较变动趋势时,首先要判断这种变动是否真实,其次分析是病死率降低还是发病率下降的结果,然后推论病因因素变化趋势与疾病的关系。正确地阐明长期变动规律,掌握发病动向,预测未来的疾病频率情况,将为疾病的防治提供有益的信息。

研究疾病长期变动,有助于探索致病因素和宿主变化的原因,为探讨疾病的病因提供线索,并为有针对性地制定疾病的预防策略和措施提供依据。

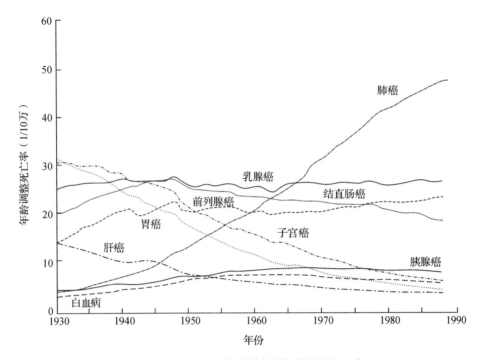

图 3-2　1930—1987 年美国癌症年龄调整死亡率

注:①各率按 1970 年美国人口普查资料进行调整,除乳腺癌和子宫癌为女性资料,前列腺癌为男性资料外,其余均为两性人口资料。

②资料来源:美国国家健康统计中心和普查局。

第二节　疾病的空间分布

疾病的空间分布是根据地区分布特点描述各地区某病的发病频率,了解疾病在空间分布上的特征,为探讨疾病的病因、流行因素和制定防治措施提供依据。

一、空间的划分

(一)按行政区域划分

在一个国家内可按省、市、县(区)或更小的行政单位,如乡(街道)、村(居委会)等划分。在国际上可按国家或洲为单位来观察描述疾病的分布现象。以行政单位划分便于得到完整的人口数字,疾病监测、医疗卫生服务等有关机构均按行政区划设置,也便于收集疾病发病与死亡资料。

(二)按自然地理条件、环境特征划分

自然地理环境所形成的地区,具有特殊的生活、生产环境和气候条件,如气温、湿度、降雨量、海拔高度、地貌植皮、地质、土壤中微量元素含量均能影响某些疾病的发生、发展。自然地理条件也影响人群的聚集、交往、经济活动、文化水平和特殊的风俗习惯。在解释疾病

的空间分布时,依据自然地理条件进行地区划分(如高原、平原、山区、沿海、湖泊、森林等)似乎比行政划区更合理。

二、疾病的聚集性

疾病的聚集性指由于自然环境和社会因素的影响,一些疾病包括传染病和非传染病在某一地区集中发生的现象,表现在时间上即有短期波动、季节性、周期性与长期变动;在空间上的聚集性表现为疾病在某一地区呈现发病率增高或只在该地区发生,该疾病称为地方性疾病。

判断一个地方性疾病是否成立主要有以下几条参考标准:

(1)该病在当地居住的各人群组中发病率均高,并随年龄的增长发病率上升;在其他地区居住的相似人群,该病的发病率均低或无此疾病发生。

(2)当地居民迁出该地区后,该病的发病率下降,已患病者则症状减轻或呈自愈倾向;外地迁入该地的健康人,到达该地居住一定时间后可发病,其发病率和当地居民相似。

(3)当地对该病易感的动物亦可能发生类似疾病。

疾病呈地区聚集性的特点,除与周围环境条件有关外,也反映了致病因素在这些地区的作用,所以研究分析疾病的聚集性,具有重要的医学科研价值。

(一)传染病的聚集性

(1)自然疫源性疾病:主要指某些野生动物的传染病,其病原体在自然界野生动物宿主和传播媒介中生存繁殖,不断地更换宿主而长期保存。人类因生活或生产活动进入这类疾病发生的地区,接触致病因子(病原体)而受到感染。例如鼠疫、流行性出血热、钩端螺旋体病、森林脑炎和恙虫病等均属此类。野生动物宿主、传播媒介及病原体的生存、繁殖需要特定的生态环境,因此自然疫源性疾病具有严格的地区聚集性。

(2)自然地方性疾病:主要指某些传染病的病原体、传播媒介受自然地理环境条件制约,只在一定地区生存、繁殖,而使该疾病分布呈地方性。如我国日本血吸虫病分布于长江两岸及长江以南 14 个省市区。血吸虫病的地区分布与钉螺的地区分布相一致。凡有血吸虫病流行的地方都有钉螺的分布,在没有钉螺的地方可有输入患者,但不能引起流行。钉螺分布有严格的地方性,决定了血吸虫病分布的严格地方性。按照钉螺滋生地的特点,我国血吸虫病流行区的自然地理类型可分为平原水网型、山丘沟渠型、湖沼型等。

(3)统计地方性疾病:主要指伤寒、痢疾、霍乱、病毒性肝炎等肠道传染病发生率在一定地区的某一人群中长期显著地高于其他地区,这种情况与该地区的自然地理条件无关,而与该地区人群的生活习惯、卫生条件、环境污染或宗教信仰等人为的社会致病因素有关。这些致病因素导致肠道等传染病呈聚集性分布,在统计上呈现高发的现象,故这类疾病称为统计地方性疾病。如一些文化及卫生设施水平低或存在特殊风俗习惯的地区,伤寒、霍乱等经常流行。

(4)外来性或输入性疾病:指某病在本国或本地区以往未曾有过,或者以前虽有,但确认已被消灭,目前的病例是从国外或外地传入的,这类疾病称为外来性或输入性疾病,一般习惯于将从国外传入的疾病称为输入性疾病,如艾滋病等。

(二)非传染性疾病的聚集性

地方性疾病中有一类是因自然地理环境中微量元素的缺乏或过多而导致疾病的分布呈

现严格的地方性,例如缺碘性甲状腺肿、氟中毒、克山病、大骨节病等均呈现严格的地方性,有人又称之为地球化学性疾病。

心脑血管疾病、恶性肿瘤、代谢性疾病及职业性中毒等非传染性疾病,在世界各地均有发病,但其发生亦有相对聚集现象。如鼻咽癌多数国家极为罕见,而我国华南地区(珠江三角洲和西江流域)及东南亚国家相对高发;肝癌多见于非洲和欧洲东南部;乳腺癌、肠癌在欧洲、北美洲多见;欧美各国女性乳腺癌死亡率明显高于日本,而胃癌死亡率低于日本;亚洲的土耳其,前苏联向东经中亚到我国的西北、华北,再到日本仙台为食管癌高发带,其中以我国华北和里海沿岸最为突出。例如在我国山西、河南、河北三省交界处太行山两侧的食管癌死亡率最高,并以此处为中心,以同心圆向周围扩散,死亡率逐渐降低。

(三)特殊的空间聚集性

特殊的空间指家庭、托幼机构、学校、集体野外作业(如建筑工业、勘探、农垦和军营)等局部地区。

家庭是构成社会的基本单位。家庭成员除具有相似的遗传基因等亲缘关系外,大多在特定的环境中共同生活,接触密切,一些传染病易在家庭成员间传播,呈现家庭聚集性。

托儿所和幼儿园是各种传染病的易感者集中的地区,很容易出现如菌痢、水痘、病毒性腮腺炎、病毒性肝炎及肠道寄生虫病等传染病的暴发。二代发病率可用来分析影响传染病在家庭内或学校、机关、团体单位内传播的因素及其作用,评价防疫措施的效果。

集体野外作业,常集中较多人员协同工作,由于人员流动性大,生活条件较简陋,亦极易发生传染病的暴发、流行。

抓住局部地区疾病暴发或流行的事件,深入观察、分析某病发病的聚集性与影响因素,往往可以为病因研究提供有用的信息。

第三节　疾病的人群分布

根据不同的特征如年龄、性别、职业、民族、种族等将人群分组,通过计算有关疾病的患病率、发病率、死亡率和病死率等频率指标,研究疾病的人群分布特点,有助于确定危险人群和探讨疾病发生的有关因素。

一、年龄

年龄是人群分布特征中最重要的因素,几乎各种疾病的发病率或死亡率均与年龄有关。例如,儿童期易患呼吸道传染病,青壮年中流行性出血热、血吸虫病发病率较高,老年人高发肿瘤、心脑血管疾病。

描述疾病的年龄分布时,对于急性传染病或长期以来发病频率无明显波动的疾病常用横断面分析(cross sectional analysis),即所谓现况年龄的分布。对于一些慢性病,因其接触致病因素的时间距发病时间可能很长,而且致病因素在不同时期的强度可能有变化(逐渐增强或逐渐减弱),这时必须采用出生队列分析(birth cohort analysis)来表达致病因素与年龄的关系,将即将在同一年代出生的人划分为一组称之为出生队列,对其随访若干年,前瞻性地观察他们随着年龄的增长在不同年代的发病、死亡或患病情况。

图 3-3 是 1914—1950 年美国白人男性肺癌年龄死亡专率的横断面分析图。从四次调查资料可以看到肺癌年龄死亡专率在 60～70 岁这一年龄组达到高峰,以后呈随年龄增大而逐渐下降的现象。由于研究对象的年龄和致病因素随调查的时间在变动,四个横断面资料不能正确地显示致病因子与年龄的关系,即不能说明不同年代出生者发病、死亡情况,而需要采用出生队列分析来描述。

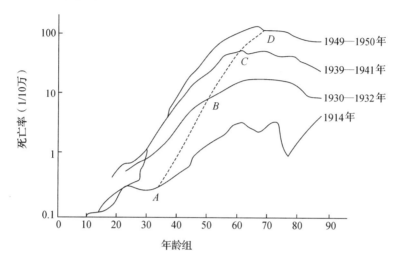

图 3-3　1914—1950 年美国白人男性肺癌年龄死亡专率

(引自：Mac Mahon B and Pugh T F,Epidemiology,1970)

图 3-3 中的四条曲线即为出生队列曲线,A 点是 1880 年出生的队列人群,在 1914 年调查时为 34 岁的肺癌死亡率;B、C、D 点分别是 1880 年出生的队列在 1931 年(51 岁)、1940 年(60 岁)、1949 年(69 岁)的肺癌死亡率曲线。从 4 条曲线可以看出,随年龄的增加,肺癌死亡率在上升。

几乎各种疾病的发病率或死亡率均与年龄有关,但不同的疾病在不同年龄组的发病率高低可表现出很大的差异,一般表现为：

(1)易于传播且病后可获得持久免疫力的传染病,大多数表现为在儿童时期发病率较高,如麻疹、水痘、腮腺炎等。

(2)一些以隐性感染为主的传染病,如流行性脑脊髓膜炎、脊髓灰质炎和流行性乙型脑炎等的年龄分布特点也均以儿童发病率为高,成人中较少发病。

(3)即使是同一种疾病,也可因其流行的型别不同,而表现出年龄的分布差异。如稻田型及洪水型钩端螺旋体病在流行时,以青壮年发病率较高,雨水型流行时以儿童发病较多。

(4)疾病流行的历史可影响年龄分布。一个地区若新传入一种疾病,则流行时往往表现为各年龄组均可发病,但此病常年存在反复流行时,则以婴幼儿患病为主,如流行性脑炎、疟疾等。

(5)大多数癌症的发病率均表现出随年龄增加而增加的趋势,如乳腺癌、脑癌、肺癌、食道癌和膀胱癌等,但白血病则在儿童期和老年期均比较多见。

研究疾病年龄分布的目的包括：①依据年龄分布特征,可为实施预防措施提供重点保护对象或确定危险人群;②有助于分析造成疾病不同年龄分布的客观原因,以便探索致病因素、制定疾病的预防策略与措施,并考核与评价其措施的效果;③对传染病来说,不同年龄组发病的分布动态,有助于观察人群免疫状态的变化趋势。

二、性别

因不同年龄组中男女的比例不同,在做发病率性别比较时,应按不同年龄组来比较。疾病分布所表现出的性别上的差异主要取决于接触致病因素的机会不同、遗传、生理解剖及内分泌等因素不同。

许多疾病在男女性别分布上的差异显而易见,如血吸虫病、洪水型钩端螺旋体病,男性发病率高于女性,胆囊炎、胆石症和缺碘性甲状腺肿发病率女性高于男性。

表 3-2 表示塘沽地区 1981—1990 年胆囊疾病的性别分布,女性的发病率明显高于男性。

表 3-2　1981—1990 年塘沽地区胆囊疾病的性别分布

年份	男(例)	女(例)	比例
1981	3	4	1∶1.3
1982	10	12	1∶1.2
1983	9	33	1∶3.7
1984	22	54	1∶2.5
1985	23	72	1∶3.1
1986	27	71	1∶2.6
1987	51	156	1∶3.1
1988	58	161	1∶2.8
1989	82	193	1∶2.4
1990	57	127	1∶2.2
合计	342	883	1∶2.5

恶性肿瘤死亡率除乳腺癌、胆囊癌和甲状腺癌以外,多呈现出男性高于女性的特点,而以胃癌、食管癌、肝癌和肺癌最为明显。有研究报道,在 50 岁以前,男女性冠心病患病率之比为 7∶1;60 岁以后,两性患病率大体相等,女性发病多为心绞痛,男性多为心肌梗死,猝死也以男性为多见。

目前对男女性发病差异的原因分析认为,可能是:①男女性接触外界环境致病因素的频率和强度不同;②男女性解剖生理特点和内分泌不同;③环境致病因素与体质因素的交互作用所致。

三、职业

许多疾病的发生与职业有联系,人群中长期从事某种职业者,在劳动环境中接触有害的致病因子(物理的、化学的、生物的因子和社会、人文因素)从而导致疾病发生的现象屡见不鲜。在研究职业与疾病的相互关系时,首先应考虑职业接触机会的多少和劳动条件的好坏;其次考虑不同职业人群所处的社会经济地位;还应考虑不同职业的劳动强度和精神紧张程度等。如从事牲畜饲养、皮革加工的职业人群,易患布鲁氏菌病、炭疽和钩端螺旋体病等;煤矿工人长期暴露于高浓度二氧化硅的环境中易患肺硅沉着病;石棉工人易患间皮瘤(mesothelioma);从事联苯胺等染料生产工作的人膀胱癌多发;脑力劳动者患冠心病的概率高等。

一项对石家庄市城镇干部职工的女性人群乳腺疾病分布特征的研究发现,在 50～60 岁年龄组,职业为公安干警的女性乳腺增生检出率要明显高于其他职业,如表 3-3 所示。

表 3-3　石家庄市城镇干部职工 50～60 岁年龄组乳腺增生检出情况

工种	体检(检出)人数(人)	检出率(%)
医务工作者	345 (271)	78.55
教职工	200 (176)	88.00
公安干警	65 (60)	92.31

近几十年来,职业病流行病学从工人所患的疾病出发,在观察疾病与职业危险因素的因果关系和致病条件,分析暴露于职业危险因素对工人健康的影响等方面已获得了明显的进展。

四、民族、种族

各民族或各种族的遗传因素、生理、经济水平、文化程度、文化素质、风俗习惯不一,加上各民族或种族的定居点所处的自然地理和社会环境不同,各民族或种族之间的疾病种类及发病率存在一定的差异。例如,美国黑人的高血压、心脏病、脑血管疾病、结核、梅毒的发病率和死亡率高于白人,而白人的动脉硬化性心脏病和白血病死亡率较高;黑人宫颈癌死亡率明显地高于白人,而白人乳腺癌死亡率明显地高于黑人。

在马来西亚有三个不同的民族,他们虽都在同一环境条件下生存,但其在恶性肿瘤的发生上却表现出了极大的差异。如马来西亚人患淋巴癌较多,印度人患口腔癌较多,而中国人患鼻咽癌和肝癌较多。

在一项对新疆三民族人群肥胖的流行病调查研究中发现,在女性人群中,腹型肥胖的患病率在各民族间差异具有统计学意义,如表 3-4 所示,维吾尔族女性患病率最高,哈萨克族次之,汉族最低。

表 3-4　不同民族女性腹型肥胖的患病率

民族	人数(人)	腹型肥胖人数(人)	腹型肥胖率(%)
哈萨克族	670	358	55.14
维吾尔族	1797	1156	62.72
汉族	1568	568	39.82

五、行为生活方式

不良生活、行为方式也会对人类的健康与疾病的发生产生重要的影响,并且这种影响日益受到人们的重视。吸烟、酗酒、缺少体育锻炼、不正当的性行为及沉溺于网络等行为均会增加疾病的发病风险。例如,经研究证实吸烟是癌症重要的原因之一,吸烟者的癌症(包括肺、喉、咽、食管、胃、肝、胰腺和膀胱癌等)的死亡率明显高于不吸烟者,而且均有剂量—反应关系。戒烟后 5～10 年发病率可下降到不吸烟者的水平。此外,已证实冠心病、慢性阻塞性肺病和消化性溃疡也与吸烟有关,被动吸烟亦可引起肺癌死亡率的上升。

艾滋病与不良的性行为及吸毒有关。美国艾滋病的传播主要是男性同性恋性接触及双重性接触,约占全部病例的 72%;非洲艾滋病的传播主要是双向的异性混乱所造成的。随着国内外人员的广泛交往和频繁流动,性病蔓延迅速,已成为社会公害,威胁人们的健康。

六、流动人口

流动人口是指离开了户籍所在地到其他地方居住的人口,对疾病的暴发与流行起到加剧的作用,给疾病防治提出了一个亟待解决的新问题。

流动人口对疾病分布的影响:①传染病暴发流行的高危人群;②疫区与非疫区间传染病的传播纽带;③给儿童计划免疫落实增加难度。

第四节　疾病的时间、空间、人群分布的综合描述

描述疾病的分布主要要回答三个问题,疾病好发于或主要易发于哪些人群? 在什么地方的人群易患或已患这种疾病? 在什么时间人群易患这种疾病? 前面三节分别叙述了研究疾病的三间分布的方法,但在实际工作中常常是综合描述和分析上述时间、空间和人群分布三个方面的现象,以获得病因和流行因素的信息,其中一个典型的情况就是移民流行病学的研究。

移居外地或外国的移民人群,由于他们的生活环境和条件与本土居民不同,通过比较,可分析移民人群与移民国当地居民、本土人群某种疾病的发病频率与影响因素,从中获得有关环境因素和遗传因素对疾病发生发展的有关信息,提供探索病因线索,此即为移民流行病学(migrant epidemiology),它是一种综合描述疾病在时间、空间和人群分布的方法。例如,在一项乳腺癌移民流行病学研究中,通过比较中国、华裔美国人及美国白人乳腺癌的特征差异,发现中国女性乳腺癌患者的平均发病年龄(48.28±10.49 岁)早于美国白种女性(61.87±13.90 岁)及华裔美国女性(55.28±12.86 岁),且临床分期较晚,肿瘤体积较大,阳性淋巴结数目较多。华裔美国女性在肿瘤体积、淋巴结阳性数等方面与美国白种女性相似。中国女性的乳腺癌发病年龄最早,其次是华裔美国女性,美国白种女性的乳腺癌发病年龄最晚。这也提示遗传因素在乳腺癌发病年龄中可能起到重要作用。同时应当看到,移民是因各种原因而移居到外地(或国外)的特殊人群。移民的年龄结构、文化水平、职业和社会经济构成等与本土人群不完全相同,难以完全代表本土人群,在解释移民流行病学研究结果时应予以考虑。尽管如此,研究移民人群的某些疾病的分布变化,对阐明环境因素和遗传因素对疾病的影响尚有一定的参考价值。

第五节　疾病流行的强度

疾病流行的强度是指某病在某地某人群中一定时期内发病数量的变化及其特征。常用的术语有散发、暴发、流行以及大流行。

一、散发

某病发病人数不多,病例间无明显的相互传播关系,或者在一定地区的发病率是历年的一般发病水平,称为散发(sporadic)。

散发不能用来描述人口较少的居民区某病的流行强度,因为此时偶然因素对发病率的

影响太大,致使年度发病率很不稳定。所以散发是表示较大的范围内[如一个县(区)]某病流行强度的指标。小范围内(如工厂、乡、学校团体)发生的少数病例,可称作散发病例。确定是否散发可通过与同一个地区、同一种疾病前三年的发病率水平比较,如当年的发病率未明显超过历年一般发病率水平时为散发。

疾病分布呈散发的原因有以下几点:

(1)该病常年流行,居民人群有一定的免疫或因疫苗接种维持着人群的免疫水平,例如麻疹。

(2)隐性感染为主的传染病,例如脊髓灰质炎、流行性乙型脑炎等。

(3)传播机制比较难以实现的传染病,例如流行性回归热。

(4)潜伏期长的传染病,例如麻风病等。

二、暴发

人口较少的居民区、自然村或集体单位在短时间内突然发生许多相同病例的现象,称为暴发(outbreak)。所谓短时间主要是指在该病的最长潜伏期内。暴发的原因主要是通过共同的传播途径而感染或有共同的传染源。例如集体食堂的食物中毒或幼儿园中的麻疹、水痘和病毒性腮腺炎等暴发。

三、流行

某病在某地区、某时期的发病率显著地超过历年该病的发病水平(3~10倍)时,称为流行(epidemic)。流行和散发是相对的概念,它是与散发相比较而言的流行强度指标。如果某地某病发病率达到流行水平,意味着有促进发病率升高的因素存在。应当注意的是,诸如脊髓灰质和流行性乙型脑炎等流行时,因大多数感染者呈现隐性感染状态,所以具有临床体征的显性感染病例可能不多,调查时各病例间无明显的相互传播关系,但实际上,人群感染率很高,这种情况可称为隐性流行。

四、大流行

某病的发病蔓延迅速,涉及地区广,人口比例大,其发病率远远超过流行水平,在短期内流行范围可越过省界、国界甚至洲界而波及许多国家,形成世界性流行,称为大流行(pandemic)。如2003年SARS的流行,几个月的时间就波及30个国家和地区。流行性感冒、霍乱也曾多次形成世界性的大流行。

小　结

本章详细介绍了疾病在不同时间、不同地区以及不同人群中的分布的概念和特征,并通过流行强度的介绍解释了某地某人群中一定时期内疾病发病数量的变化及其特征。在现实情况中,往往是综合分析三间分布的现象来获取疾病的特征及其影响因素的信息。描述疾病的分布特征可以研究疾病流行,探索病因因素,并为防治工作和决策提供依据。

(余运贤、莫敏佳)

第四章 误差、偏倚及其控制方法

医学研究希望获得疾病及相关因素的真实情况。但是影响研究结果真实性的因素很多,如年龄、性别、职业、遗传和环境因素、疾病类型和分期、社会心理因素等。如果在研究设计、实施、资料分析以及结果推论的过程中不能很好地控制这些影响因素,就有可能使研究结果与真实情况之间存在差距甚至得出错误的结论。医学研究设计就是为了在研究各个环节中控制这些因素,以提高研究结果的真实性。因此,在医学研究中要注意误差和偏倚的控制。

第一节 误差的概念及分类

误差(error)是指研究所获得的实际测定值与真实值之间的差别。对于同一样本(品),不同的人,不同的采样方法、测量方法以及不同的仪器设备可能给测量结果带来不同的误差。误差是客观存在的,任何测量都不可能绝对准确。在一定条件下,实际测定结果只能无限接近真实值而不能完全达到真实值。按照误差的来源、性质和能否控制,误差可分为随机误差和系统误差。

一、随机误差

随机误差(random error),又称为偶然误差(accidental error),是由于偶然原因(如测量时实验室的湿度、温度)变动所引起的误差。在医学研究中随机误差主要表现为抽样误差,它是指样本信息与总体之间的差异,一般由个体的变异性引起。

随机误差的大小和方向都不是固定的,无法消除。但是随机误差的分布是有规律的,呈 t 分布或正态分布。通过增加实验次数或样本量可以减少随机误差,根据统计学原理可以进行估计。抽样误差的估算可以采用下面的公式:

均数的抽样误差:
$$S_e = \frac{S}{\sqrt{n}}$$
(4-1)

率的抽样误差:
$$S_p = \sqrt{\frac{p(1-p)}{n}}$$
(4-2)

二、系统误差

系统误差(systemic error)是在调查或测量时,由于某种确定的原因,如实验方法不当、仪器不准、试剂未经校正、调查员凭主观意向询问、对调查内容理解错误、操作人员技术不熟练、未执行标准操作规程、医生诊断标准不一致等造成的误差。系统误差可使调查结果偏大或偏小。例如在测量血压时若读数过早,会使测得的血压比真实值高。

　　系统误差有固定的大小、方向,在重复调查(测量)时,可以重复出现。但如果采用合适的方法,系统误差是可以消除的。

第二节　偏倚的概念和分类

　　偏倚(bias)是指在医学研究的各个环节(从研究设计、计划执行到资料统计分析)中存在的系统误差以及结果解释、推论中的片面性,使得研究结果与真实值出现倾向性的差异,从而导致错误的结论。这个差异不像随机误差那样可以用统计学方法处理,加大研究样本并不能使之减少。偏倚是影响医学研究真实性的主要问题。由于医学研究影响因素较多,研究者应仔细分析研究中可能产生偏倚的因素,通过周密设计加以控制,把偏倚降低到最低程度,使研究结果具有较高的真实性和可靠性。

一、偏倚的分类

(一)按偏倚的方向分类

　　按照偏倚对结果的影响,有两种分类方法:正偏倚和负偏倚,或分为趋向无效值(toward the null)、远离无效值(away from the null)、颠倒偏倚(switchover bias)三种。

　　1.正偏倚和负偏倚。假如某一特征的真实值为 θ,而测量值为 θ'。当 $\theta < \theta'$,为正偏倚;当 $\theta > \theta'$,为负偏倚。

　　2.趋向无效值、远离无效值。颠倒偏倚在分析暴露与疾病的联系时,常以相对危险度 RR 作为效应指标,RR 等于 1 时为无效值。如该暴露为保护因素(图 4-1A),效应真实值 $RR_0 < 1$ 时,若 $RR_0 < RR_2 < 1$,则为趋向无效值的偏倚;若 $RR_1 < RR_0 < 1$,则为远离无效值的偏倚。如 RR_0 和 RR_3 分别位于 1 的两边,则为颠倒偏倚。如该暴露为危险因素(图 4-1B),效应真实值 $RR_0 > 1$ 时,若实测值 $RR_1 > RR_0 > 1$,则该研究有远离无效值的偏倚,反之,若 $RR_0 > RR_2 > 1$,则研究结果有趋向无效值的偏倚。

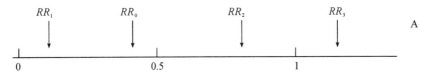

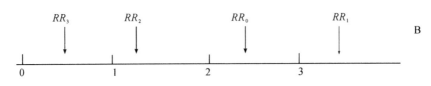

图 4-1　偏倚分类示意

A:当暴露为保护因素时;B:当暴露为危险因素时。

RR_0 为真实值,RR_1、RR_2 和 RR_3 分别为实测值。

其中 RR_1 显示远离无效值、RR_2 显示趋向无效值、RR_3 显示颠倒偏倚。

（二）按偏倚发生的原因分类

按照 Miettinen 的分类标准，按发生的原因，将偏倚分为三类：选择偏倚（selection bias）、信息偏倚（information bias）、混杂偏倚（confounding bias）。

二、选择偏倚

选择偏倚是指在对样本进行研究时，如果入选的研究对象（样本）与总体在某些特征上具有较大的差别，导致样本不能代表总体，因而使样本的研究结果与总体真实值之间有差别，产生偏倚。选择偏倚主要发生在研究设计阶段，但在实施阶段如果发生失访，也会发生这种偏倚。这种偏倚在各类流行病学研究中都可能发生，尤其是在病例对照研究和横断面研究中更为常见。在医学研究中常见的选择偏倚有：

（一）入院率偏倚

入院率偏倚（admission rate bias）又称伯克森偏倚（Berkson's bias）。该偏倚常发生在以医院为基础的病例对照研究中，由于病例组和对照组对象的入院率不同，有可能使某因素与某种疾病之间产生虚假的联系。Berkson 首次从理论上证实了这种偏倚存在的可能性。

假定某人群中有 6000 人患有甲病，6000 人患有乙病，且在这两种患者中有 20％的人有因素 X。因此，这两种疾病与因素 X 在人群中的分布情况为：

（1）患有甲病并具有因素 X 者：1200 人；

（2）患有乙病并具有因素 X 者：1200 人；

（3）患有甲病不具有因素 X 者：4800 人；

（4）患有乙病不具有因素 X 者：4800 人。

又假定，因甲病的入院率为 60％，乙病为 25％，因具有因素 X 而入院者为 40％，那么患有这些疾病的人实际入院人数为：

（1）有甲病并有因素 X 者：总共 1200 人，其中 60％因患有甲病而入院，1200×60％＝720 人，余下 480 人中，40％因因素 X 而入院，480×40％＝192 人，因而总入院人数为 720＋192＝912 人。

（2）患有甲病不具有因素 X 者的入院人数为 4800×60％＝2880 人；

（3）患有乙病并具有因素 X 者的入院人数为 1200×25％＋1200×（1−25％）×40％＝660 人；

（4）患有乙病不具有因素 X 者的入院人数为 4800×25％＝1200 人。

假如用病例对照的方法，以甲病为对照，在住院人群中调查乙病与因素 X 的关系，其结果如表 4-1 所示。

表 4-1　以医院为基础的病例对照研究调查甲病与因素 X 的关系

（单位：人）

组别	因素 X		合计
	有	无	
患疾病甲组	912	2880	3792
患疾病乙组	660	1200	1860
合计	1572	4080	5652

$$OR = \frac{660 \times 2880}{912 \times 1200} = 1.74, \chi^2 = 81.25, P < 0.01$$

该结果提示：如以医院患者做病例对照分析，疾病乙与因素 X 之间存在统计学联系。但是在一般人群（总体）中，这种联系实际上不存在。因为根据假设的条件，患有疾病甲或乙的患者中，都有 20% 的人具有因素 X，即 $OR = 1$。因此，人群中某种因素与某种疾病可能并不存在任何联系，但由于不同疾病入院率的差异，会导致某因素与所研究疾病之间形成联系。反之，也可能由于入院率的差异，实际存在的联系被掩盖起来。

引起入院率偏倚的原因有很多，如疾病的严重程度、求医和住院的难易程度、对疾病的认识水平等。因此在进行以医院为基础的病例对照研究时，应考虑是否有这种偏倚存在的可能，在结果解释时须十分慎重，留有余地。

在两种情况下，伯克森偏倚可以忽略不计，即：①研究的暴露因素不是住院的直接原因；②病例及对照人群是互相排斥的。此两点可用于评价以医院患者为对照的病例对照研究中是否存在伯克森偏倚。

（二）现患病例-新发病例偏倚

现患病例-新发病例偏倚（prevalence-incidence bias）又称奈曼偏倚（Neyman bias），1955年由奈曼提出。在进行病例对照研究时，如果病例组仅包括现患患者或存活病例，而无法对因患该病已死亡的病例进行调查，同时现患病例由于疾病的原因，使研究因素的暴露情况发生改变如戒烟或吸烟量下降等，导致研究因素与疾病之间的关系可能被错误估计。

在进行病例对照研究或横断面研究时，尤其是病死率较高的一些疾病（如恶性肿瘤、心肌梗死、脑卒中），研究对象通常只包括存活者，而对那些已经死亡的患者，或病程短、已经痊愈的病例，以及轻型不典型病例或隐性病例，研究者通常很难进行调查。这些研究对象的病情、病型、病程和预后以及对疾病的易感性等因素与病例总体有较大的差别。而且，某些患者在患病后，可能会改变其原来的暴露状况，如吸烟、饮食等生活习惯发生改变。在这种情况下，采用病例对照研究和横断面研究时所获得的结果，与队列研究或实验研究时所采用新发病例获得的结果可能不同。这种差异就是现患病例-新发病例偏倚。

在任何分析性研究中，如果暴露时间与实际选择研究对象时间有一段间隔，就有可能产生这种偏倚。在不同情况下，偏倚的大小和方向不同，因此可能减少以至掩盖实际存在的联系，也可能夸大联系。

（三）检出偏倚

检出偏倚（detection bias）是指某种因素虽然不是某病的病因，但该因素引起或促进该疾病症状和体征的出现，从而使这一类患者及早就医，接受多种检查，使得该人群有较高的检出率，导致得出该因素与疾病之间有联系的结论。例如，有人发现子宫内膜癌患者雌激素使用率高于一般健康者，故认为服用雌激素与子宫内膜癌有关。但进一步研究发现，使用雌激素可以刺激子宫内膜生长，从而使子宫容易出血。因而使用雌激素的人易较早就医、检查，有助于早期发现子宫内膜癌。相反，那些不服雌激素的无症状子宫内膜癌，由于没有或较少有子宫内膜出血的症状，不会去求医，也不易被诊断出来，因此得出使用雌激素与子宫内膜癌有关的虚假联系。

（四）无应答偏倚

无应答偏倚（non-response bias）是指部分研究对象由于各种原因不合作如拒绝参加、失访等而没有获得相应的研究结果。如果这部分比例较高,如大于15%,可能会使得研究结果与真实值有差异。因为无应答人群在某些重要特征如年龄、性别或疾病、暴露因素等情况与应答人群可能不一致。因此除去无应答人群之后,与总体人群相比,参与结果分析的应答人群的代表性可能受到影响,而产生选择偏倚。这种偏倚既可发生在观察性研究中,也可见于实验性研究。Seltzer 等用信函调查人群吸烟情况时发现,85%的非吸烟者在 30 天内回信答复,而吸烟者此期间答复率仅为 67%;吸雪茄或烟斗者的答复率介于上述两者之间。

(五)易感性偏倚

在许多观察性研究中,事实上不可能完全采用随机化方法,许多主、客观因素都会影响研究对象暴露于某种危险因素的机会。而这些因素会直接或间接地影响研究对象的易感性。高易感性的人有主动避免继续暴露的倾向,而低易感性者可能易于接受暴露。如以这种人群作为研究对象,会使某种危险因素与疾病间的关系被错误估计,这种偏倚即为易感性偏倚(susceptibility bias),在职业流行病学研究中又称为健康工人效应(healthy worker effect)。当研究某种毒物对工人的健康危害时,有时会发现暴露于某种毒物的工人死亡率比一般人群还要低,其原因是接触毒物的工人,其基础健康水平要比一般工人高,疾病的易感性低,对毒物的耐受力也较一般人群高。

三、信息偏倚

信息偏倚(information bias)又称观察性偏倚(observation bias),是在资料收集、记录、编码、分析过程中,两组间所使用的方法不同或有缺陷,而使研究结果与实际情况产生的系统误差。其来源主要为:测量偏差,调查员的偏向,调查工具(如调查表)的缺陷,调查对象的偏向(如回忆偏倚、应答偏倚等),分类错误(如把有病的误分为无病或相反),不同组别间收集资料的方法不一致(不同的调查员、检验员,诊断标准不同,使用的仪器、技术不一致等),原始记录资料不完整等。

(一)回忆偏倚

病例对照研究在收集暴露资料时,需要调查过去的暴露情况,回忆得到的暴露史可能与实际有偏差而影响研究结果,称为回忆偏倚(recall bias)。暴露资料的准确性与回忆时间的长短有关。一般地,病例对过去暴露情况的记忆准确度要高于对照组,因此病例和对照存在回忆差异的分布也可能不同。如果病例来自医院,而对照是来自社区的一般人群,也容易产生回忆偏倚。因为与医院病例相比,来自社区的人群对过去的暴露经历更易于忘却或不太重视,而病例组却会对过去的暴露经历深入回忆并反复思考。

(二)暴露怀疑偏倚

暴露怀疑偏倚(exposure suspicion bias)是指在病例对照研究时,如果调查员事先知道研究对象的患病情况,在收集资料时,自觉或不自觉地采取不同方法或不同深度和广度来询问病例和对照,导致两组间产生系统误差。例如,对病例组采用面对面的询问方式,而对照组则采用信访。或者对病例的调查比对照更重视,追问更彻底。有些病因比较明确的疾病,采用不同的方式收集资料,所得到的结果会有较大的差异。

(三)诊断怀疑偏倚

诊断怀疑偏倚(diagnostic suspicion bias)是指研究者事先已经知道被观察者过去的暴

露因素,而且一般认为该暴露因素与疾病有关,因而在对疾病进行诊断时,对暴露者比非暴露者更加重视、仔细,可能因检查者的主观因素影响疾病的诊断。例如,对一个可疑阳性的结果,对暴露者进行诊断时易评为阳性,而对非暴露者则易评为阴性。多发生在对研究对象需要确诊时,如亚临床症状、不典型患者的确诊,药物副作用的观察以及疾病间的鉴别诊断等。

(四)说谎偏倚

与回忆偏倚不同,说谎偏倚(lie bias)是被调查者有意作假造成的,经常见于敏感问题的调查。所谓敏感问题是指涉及私生活以及大多数人认为不便于在公开场合表态和陈述的问题,如私有财产、不轨行为、性问题、避孕方法、经济收入、中小学生吸烟情况等,如不注意调查的方法、方式、措辞等,拒访率就会很高。而且有一部分人会有意掩盖,从而得不到真实情况。另外,如在征兵或招工体检时,愿意参加者有可能隐瞒病史,而不愿意参加者则会故意夸大或捏造病史。对敏感性问题可以采用随机应答技术(randomized response technique,RRT)。

(五)诱导偏倚

调查者的技术不当,或为了取得阳性结果,诱导被调查者作某一倾向性的回答,是产生诱导偏倚(inducement bias)的原因。对病例组做诱导而对对照组不做诱导或负诱导,由此只能产生虚假的结论。

四、混杂偏倚

要分析某个危险因素(risk factor)与某种疾病之间的联系时,需考虑到其他外界因素(extraneous factor)的影响。如果某个因素是疾病的病因或危险因素,同时又与所研究的暴露因素有联系,则这个因素称为混杂因素(confounding factor)或混杂变量(confounding variable)。常见混杂因素有人口统计学因素,如年龄、性别、种族、职业、经济收入、文化水平等。若混杂因素在比较的不同组间(如病例对照研究的病例组与对照组,队列研究中的暴露组与非暴露组,实验研究的处理组和对照组)分布不同,使得所研究的危险因素与疾病的关系发生曲解,称为混杂偏倚(confounding bias)。

(一)混杂因素的基本特点

(1)混杂因素必须是所研究疾病的独立危险因素或效应修正因子(effect modifier)。

(2)与所研究的暴露因素有关,但不是暴露因素的结果。

(3)与研究疾病有因果联系或通过其他因素产生因果联系,但不应是所研究的暴露因素与疾病因果链中的中间变量。`

(二)混杂偏倚的识别

评估一项研究有没有存在混杂偏倚,首先应结合专业知识判断是否可能存在混杂因素。然后,可用分层分析进行定量判别。所谓分层分析是将研究人群按是否暴露于可疑混杂因素分成若干亚层,然后在每个亚层内分析研究因素与疾病的关系。现以队列研究为例说明。

用 cRR 来描述某暴露因素与疾病之间的联系强度(表 4-2 及 cRR 计算公式),如果某混杂因素 F 在暴露与非暴露组的分布不同,则 cRR 可能包含因素 F 引起的混杂偏倚。为了控制该因素对结果的影响,把所有研究对象按照因素 F 的情况分成两个亚层(F＋和 F－组),在每个亚层内分析暴露与疾病的关系,用 aRR_i 表示(表 4-3)。因为在每个亚层内,暴露组与非暴露组因素 F 的分布完全相同,不会产生混杂偏倚。因此 aRR_1 和 aRR_2 就不包含因素 F 的混杂偏倚。比较 cRR 和 aRR_i 的差别可以评价因素 F 是否产生混杂效应。

(1)若 $cRR＝aRR_i$：cRR,则不存在混杂偏倚;

(2)若 $cRR≠aRR_i$：cRR,则可能存在混杂偏倚。

上述方法也适用于病例对照的 OR 值分析。

表 4-2　未分层前的队列研究

组别	有病	无病
暴露组	A	B
非暴露组	C	D

$$cRR＝\frac{A/(A＋B)}{C/(C＋D)} \tag{4-3}$$

表 4-3　按混杂因素 F 分层后的队列研究

组别	F＋		F－	
	有病	无病	有病	无病
暴露组	A_1	B_1	A_2	B_2
非暴露组	C_1	D_1	C_2	D_2

$$aRR_1＝\frac{A_1/(A_1＋B_1)}{C_1/(C_1＋D_1)}, aRR_2＝\frac{A_2/(A_2＋B_2)}{C_2/(C_2＋D_2)} \tag{4-4}$$

第三节　偏倚的控制

在医学研究中,从研究设计到结果分析、解释的整个过程中都可能出现偏倚。虽然要完全消除偏倚并非易事,但原则上应尽量减少偏倚。因为一旦出现偏倚,几乎很难估计它对真实值曲解的程度。因此,应在研究设计阶段分析可能会发生的偏倚以及原因,并加以预防和控制。如果某些因素不可能完全控制,则应设法了解并测定偏倚的大小和方向,否则应指出该结果可能会由于偏倚的存在而受影响。

一、选择偏倚的控制

理论上对一项研究的选择偏倚可以进行测量,估计其大小。但是实际上要进行估计是非常困难的,需要了解总体情况,一般不太可能。对存在的选择偏倚也很难进行校正。因此选择偏倚需要通过科学的研究设计和正确的实施,避免其发生。

(1)研究者应充分了解在研究中可能会出现选择偏倚的各个环节,从而在研究设计时加以预防。明确目标人群特征,确定研究人群以及抽样方法。严格掌握研究对象的纳入与排除标准。在病例对照研究中尽可能采用社区人群作为研究对象,或选择多家医院的患者,尽量避免以一家医院的患者为研究对象。

(2)采用多组对照,如在以医院为基础的病例对照研究中,可以选用多组对照,其中一组来自社区一般人群。在队列研究中,可以同时设立内对照、外对照和/或总人群对照。如与不同对照所获得的结果一致,则说明研究结果比较可靠。

(3)在研究实施中,通过各种措施尽量取得研究对象的合作,减少无应答率和失访率。如失访人数较多(大于15%),则应评价其对结果影响的大小。可对失访人群和已应答人群的人口学特征和重要研究因素分布进行比较,如两者是一致的,则说明发生失访偏倚的可能性较低。如两者在重要因素如年龄、疾病状态上的分布不同,则说明存在失访偏倚的可能性比较大。

二、信息偏倚的控制

信息偏倚主要是在收集资料时,测量或调查方法不当而使研究所需资料不准确所致。减少信息偏倚的方法主要是提高资料收集的准确性和可靠性。

(1)在研究设计阶段,明确各个研究因素的定义,制定明确、统一的调查表,制定资料收集方法,对调查员进行培训,制定有效的质量控制方法。尽量采用客观测量指标如实验室检查、仪器检查的结果,按标准操作方法进行检查。对每个研究因素,应有明确的评价标准,如吸烟史调查,在问“您是否经常吸烟?”时,应明确“吸烟”的评价标准。否则不同研究对象和调查员可能会对吸烟理解不同。或直接改问“您每天吸几支烟?”,这样可提高结果的准确性。

(2)采用“盲法”收集资料。在收集暴露或疾病资料时,调查员不知道调查对象的分组情况,可减少调查员的主观因素对资料准确性的影响,同时使研究者能对不同组的研究对象以同等程度的重视,并采用统一的调查方法,减少暴露怀疑偏倚和诊断怀疑偏倚。例如在队列研究中,采用“双盲法”收集资料,使检查者、研究对象事先不知道研究对象的暴露情况。这时即使发生错误分类(假阳性和假阴性),它们的频率在各比较组间的分布也基本相同,这种错误属于无差异分类错误(non-differential misclassification bias)。一般来说,无差异分类错误的偏倚结果总是趋向于无效假设。此时研究者如得到阳性结果,可靠性就更大。如已知发生错误分类的概率,可以对发生的信息偏倚进行校正。

(3)在研究过程中掩盖研究假说。研究中将预期的假设置于一边,不应关心是“阳性”或“阴性”的结果。在资料收集过程中,尽量做到客观、公正,对每个研究对象都给予同等程度的重视,可使所得结果较为真实。

对于敏感问题的调查,可采用随机应答技术等方法,提高应答率和真实性。

三、混杂偏倚的控制

混杂偏倚的控制可以在研究设计阶段和结果分析阶段进行。

(一)研究设计阶段

1.限制

限制(restriction)指针对某一混杂因素,对研究对象选择条件加以限制。若研究者认为某因素可能是潜在的混杂因素,则可以对该因素的取值范围进行某种限制。例如在研究口服避孕药与心肌梗死的关系时,考虑到年龄是可能的混杂因素,即只选择 34～44 岁年龄组的妇女作为研究对象。又如在研究冠心病与吸烟的关系时,年龄与性别可能是潜在的混杂因素,则可规定研究对象限于 40～50 岁的男性居民。在这里性别为离散二值变量(男、女),从中选取一种。而年龄为连续变量,从中选取一个狭窄的范围,年龄范围越窄,混杂作用越小。

通过限制方法可以得到较为同质的研究对象。但是采用限制方法有局限性:限制条件多,有可能得不到足够的样本量;采用限制后无法分析该因素与暴露的交互作用;且限制后样本代表性下降,结论推论时应慎重。

2.配比

配比(matching)是控制混杂偏倚的常用方法。按照病例组(或暴露组)主要混杂因素的分布情况选择对照组人群,使得对照组这些混杂因素分布与病例组(或暴露组)相同。配比又分为个体匹配和频数匹配两种方法,具体方法见本书第十章。

一般来说,对某因素进行匹配后,可以消除该因素的混杂偏倚,提高统计效率。但是匹配后不能分析该因素与疾病间的关系以及与其他因素的交互作用。同时要防止匹配过头(overmatching)等错误。

3.随机分组

随机分组(randomization)指将研究对象随机分配到各个研究组中,一般用于实验性研究。随机分组的目的是使混杂因素均匀地分布在各研究组之中。随机分组以最美丽、最简单的方式解决了混杂问题。随机分组分为简单随机分组和分层随机分组两种。简单随机分组是指将观察对象直接按照随机化分配的原则进行分组,事先没有将研究对象按任何因素分组,适合对混杂因素不了解时采用。分层随机分组指在研究对象分组之前,将研究对象按某个影响变异最大的因素先进行分层,然后再将各层的研究对象采用随机化分配原则分到各组之中。采用分层随机分组控制混杂偏倚效果更好。

(二)结果分析阶段

在数据分析时可以采用标准化方法、分层分析和多因素回归模型分析技术控制混杂偏倚。

1.标准化方法

当混杂因素(如年龄等)在比较组间分布不均匀时,可以选用一种标准构成进行标准化处理,用标准化后的结果(标化的率)来比较。标准化的具体方法请参见医学统计学相关内容。

2.分层分析

把样本按照一个或更多个混杂因素的分布情况分为若干层,然后在每一层内分析暴露因素与疾病之间的关系。分层后,每一层内,比较的两组(如病例组和对照组)混杂因素分布比较一致。因此,分层后的效应值(如 OR 值或 RR 值)反映控制混杂偏倚后的效应值。如分层前效应不同,则说明分层前存在混杂偏倚。下面以病例对照研究资料为例说明分层分析方法控制混杂偏倚。

（1）计算各层内 OR_i（表 4-4 和式 4-3）。

表 4-4　第 i 层内病例对照研究结果

组别	病例组	对照组	合计
暴露组	a_i	b_i	N_{1i}
未暴露组	c_i	d_i	N_{0i}
合计	M_{1i}	M_{0i}	T_i

$$OR_i = \frac{a_i d_i}{c_i b_i} \tag{4-5}$$

（2）各层 OR_i 齐性检验，即检验各层 OR_i 是否来自同一个总体。

$$\chi^2 = \sum_{i=1}^{k} \omega_i (\ln OR_i - \ln OR)^2 \tag{4-6}$$

式中：$k =$ 层数，自由度 $= k - 1$，ω_i 为权重，即方差的倒数，

$$\omega_i = \frac{1}{\mathrm{Var}(\ln OR_i)}; \tag{4-7}$$

$\mathrm{Var}(\ln OR_i)$ 为 $\ln OR_i$ 的方差，

$$\mathrm{Var}(\ln OR_i) = \frac{1}{a_i} + \frac{1}{b_i} + \frac{1}{c_i} + \frac{1}{d_i}, \tag{4-8}$$

即为四格表中每一格数值倒数之和，若有一格为 0，可在每格数值上加 0.5，再求倒数之和。

$$\ln OR = \frac{\sum \omega_i (\ln OR_i)}{\sum \omega_i} \tag{4-9}$$

若 $\chi^2 < \chi^2_{0.05,k-1}$，则说明各层 OR_i 间差异无统计学意义，来自同一个总体，即各层 OR_i 齐性；若 $\chi^2 > \chi^2_{0.05,k-1}$，则说明各层间 OR_i 差异有统计学意义，来自同一总体的可能性很小。

（3）若各层 OR_i 具有齐性，则可计算总的 OR（即各层 OR_i 的合并 OR，OR_{MH}）。合并 OR 是概括各层 OR_i 的一个指标，可用 Mantel-Haenszel 方法计算。

合并 OR 的计算方法如下：

$$OR_{\mathrm{MH}} = \frac{\sum (a_i d_i / T_i)}{\sum (b_i c_i / T_i)} \tag{4-10}$$

OR_{MH} 95％ 可信区间计算方法：

$$OR_{\mathrm{MH}}^{1 \pm 1.96/\sqrt{\chi^2}} \tag{4-11}$$

OR_{MH} 如果不等于 1，那么与 1 的差异是否显著？可用显著性检验，其方法如下：

$$\chi^2_{\mathrm{MH}} = \frac{\left[\sum a_i - \sum E(a_i) \right]^2}{\sum \mathrm{Var}(a_i)} \tag{4-12}$$

式中：a_i 为各层四格表中的 a 数值；

$$\sum E(a_i) = a_i \text{ 的理论值} = \frac{M_{1i} N_{1i}}{T_i}; \tag{4-13}$$

$$\mathrm{Var}(a_i) = a_i \text{ 的方差} = \frac{M_{1i} N_{0i} M_{0i} N_{1i}}{T_i^2 (T_i - 1)}。 \tag{4-14}$$

[例] 某地进行了一次食管癌病因的病例对照研究,共调查病例 200 例,对照 776 例,现分析饮酒与食管癌的联系,结果见表 4-5。

表 4-5 饮酒与食管癌关系研究的病例对照

（单位:人）

饮酒史	病例组	对照组	合计
饮酒	171	381	552
不饮酒	29	395	424

$$OR = \frac{171 \times 395}{29 \times 381} = 6.11$$

$$\chi^2 = 84.29, P < 0.01$$

可见,饮酒与食管癌有较强联系。但已知吸烟与食管癌也有较强联系,而且饮酒与吸烟也有关,为了分析饮酒与食管癌的联系是否可能与吸烟有关,或吸烟是否可能是一个混杂因素,可采用分层分析。按是否吸烟分为两层,见表 4-6。

表 4-6 吸烟者与不吸烟者饮酒与食管癌的联系

（单位:人）

饮酒史	不吸烟者			吸烟者		
	病例组	对照组	合计	病例组	对照组	合计
饮酒	69	191	260	102	190	292
不饮酒	9	257	266	20	138	158
合计	78	448	526	122	328	450

$$OR_1 = 10.30, \chi^2 = 53.99, OR_2 = 3.70, \chi^2 = 24.62$$

OR_1 与 OR_2 是否来自同一总体,可用齐性检验:

$$\chi^2_{k-1} = \sum_{i=1}^{k} \omega_i (\ln OR_i - \ln OR)^2 = 5.06$$

$\chi^2 = 5.06 > \chi^2_{0.05,4}, P < 0.05$,因此吸烟者和不吸烟者中饮酒与食管癌的 OR 有显著性差异,不是来自同一总体。再计算 OR_{MH} 也就无意义,此处计算 OR_{MH} 仅为举例:

$$OR_{MH} = \frac{(69 \times 257)/526 + (102 \times 138)/450}{(9 \times 191)/526 + (20 \times 190)/450} = 5.55$$

在此例中,饮酒情况和吸烟之间的关系见表 4-7。

表 4-7 饮酒与吸烟之间的关系

（单位:人）

饮酒史	吸烟者	不吸烟者	合计
饮酒	292	260	552
不饮酒	158	266	424
合计	450	526	976

$$\chi^2 = 23.58, P < 0.001$$

说明饮酒与吸烟显著相关，因此吸烟是本研究的一个混杂因素。

有多个混杂因素存在时，用分层分析，则层数可能比较多（如年龄分 3 层，性别分 2 层，吸烟与否分 2 层，则总共有 12 层），在样本数不是很大的情况下，每层人数将急剧减少，在四格表中可能会出现数值为 0 的情况，导致统计效率降低。因此分层分析一般适用于混杂因素少、所需分层数不太多的情况。

3. 多因素回归模型分析

当样本量不够大，不足以分层分析时，或考虑多种因素对疾病的综合作用时，可用多因素回归模型分析。在多因素分析时，暴露因素和混杂因素都作为研究变量进行分析，分别估计各研究因素对疾病发生的作用大小。常用的多因素回归模型分析方法有多元线性回归模型、Logistic 模型、Cox 模型和对数线性模型（log-linear model）等。

例如，在线性回归模型中，

$$y = \beta_0 + \beta_1 x_1 + \beta_2 x_2 + \cdots + \beta_n x_n$$

回归系数 β 的意义：当其他变量不变时，相应自变量变化一个单位时的效应。

用病例对照研究分析吸烟与膀胱癌的危险性，如果不考虑年龄、性别等因素的作用，以吸烟作为自变量，疾病状态为应变量，用 Logistic 回归模型分析得到如图 4-2 所示结果：

Variables in the Equation

		B	S. E.	Wald	df	Sig.	Exp(B)	95.0% C. I. for EXP(B)	
								Lower	Upper
Step 1	smoked	.881	.118	56.216	1	.000	2.413	1.917	3.039
	Constant	−.464	.094	24.171	1	.000	.629		

a. Variable(s) entered on step 1: smoked.

图 4-2　吸烟与膀胱癌的 Logistic 回归模型分析结果

上述结果，由于没有控制年龄、性别等因素的影响，因此吸烟的效应（OR 值）为 2.413，其 95% 可信区间为 1.917～3.039，其中可能包含年龄与性别的作用。如采用多因素 Logistic 回归模型，以年龄、性别和吸烟作为自变量，疾病状态作为应变量，得到图 4-3 所示结果：

Variables in the Equation

		B	S. E.	Wald	df	Sig.	Exp(B)	95.0% C. I. for EXP(B)	
								Lower	Upper
Step 1	age	.006	.005	1.431	1	.232	1.006	.996	1.017
	sex	−.139	.134	1.080	1	.299	.870	.669	1.131
	smoked	.842	.121	48.767	1	.000	2.320	1.832	2.938
	Constant	−.662	.374	3.135	1	.077	.516		

a. Variable(s) entered on step 1: age, sex, smoked.

图 4-3　吸烟与膀胱癌的多因素 Logistic 回归模型分析结果

上述结果 2.320（1.832～2.938）反映控制了年龄、性别之后的吸烟的效应影响。

第四节　效应修饰和交互作用

按照某因素分层后,如果各个亚层内,暴露与疾病的联系强度(或测量效应)大小不同,这个分层变量称为效应修饰因子(effect modifier),其对效应产生的影响即为效应修饰(effect modification)。如果两个因素联合效应不能简单地将各个因素的效应相加在一起,其中一个因素的效应会随另一个因素的水平而改变,即称后一个因素对前一个因素有效应修饰,这是统计学术语;或一个因素通过放大或缩小来修饰另一个因素的效应,此即为交互作用,这是生物学术语。效应修饰是与疾病的发病机制和临床表现性质有关的一种客观存在的作用,在混杂被控制的情况下,它仍然存在。例如,吸烟和接触石棉对肺癌的影响中,吸烟的石棉工人肺癌发生率最高,即使接触石棉和不接触石棉工人的吸烟率相同(即吸烟无混杂作用),甚或接触石棉的工人吸烟率更低,吸烟者肺癌发生率仍较高。如接触石棉工人吸烟率较对照高,则吸烟既有混杂效应(因吸烟本身可致肺癌,故为正混杂),又有效应修饰作用,如果接触石棉和不接触石棉工人的吸烟率相同,此时大多数肺癌病例是由吸烟与接触石棉协同作用导致的,吸烟即为效应修饰因素。效应修饰与混杂的区别列于表 4-8 和表 4-9。

表 4-8　效应修饰与混杂的区别

区别	效应修饰	混杂
性质	客观存在的真实效应	偏倚,歪曲暴露与疾病的联系
产生原因	与发病机制和临床表现的性质有关	该因素在暴露与非暴露组的分布不均
识别方法	层间 OR_i 的一致性检验	根据经验、已有的知识,统计学显著性检验分别描述各层的 OR_i
处理方法	计算暴露的标化 OR 或估计 SMR	设计阶段:限制 分析阶段:分层分析、标准化、多变量数学模型模拟

表 4-9　随机抽样资料中混杂效应和交互作用

资料类型	实例	研究类型	RR 或 OR 值		
			层 1 估计值	层 2 估计值	粗估计值
无混杂、无交互作用	1	队列研究	4.00	4.00	4.00
	2	队列研究	1.00	1.00	1.00
	3	病例对照	1.83	1.83	1.83
	4	队列研究	4.00	4.00	4.00
	5	队列研究	1.00	1.00	1.00
	6	病例对照	1.83	1.83	1.83
有混杂、无交互作用	7	队列研究	1.01	1.03	4.00
	8	队列研究	3.00	3.00	1.00

资料类型	实例	研究类型	RR 或 OR 值		
			层 1 估计值	层 2 估计值	粗估计值
	9	病例对照	0.83	0.83	1.83
有混杂、有交互作用	10	队列研究	1.02	1.86	4.00
	11	队列研究	1.74	3.00	1.00
	12	病例对照	0.96	0.45	1.83
交互作用大,混杂不计	13	队列研究	1.07	9.40	4.00
	14	队列研究	3.00	0.33	1.00
	15	病例对照	0.36	6.00	1.83

交互作用的识别可以按分层分析的方法进行。按混杂因素分层后,对每一层内的 aRR_i 做一致性 χ^2 检验,如有统计学意义,则说明存在着交互作用。

也可用多因素统计方法分析交互作用,以 Logistic 回归模型为例,对交互作用存在与否的判定可以通过比较主效应模型与含有交互项的模型的拟合优度来进行。其具体做法是:先拟合只含有主效应的模型,在此基础上逐次增加交互作用项(每次只增加一项),比较两个模型的拟合优度,如增加交互项后拟合优度有所改善,则认为存在交互作用。可以在此基础上再增加别的交互项。如果拟合优度没有改善,则将另外交互项加入模型,再比较拟合优度。

[**例**] 在某项研究中,先后拟合了 3 个模型。模型 1 只含有 $X1$、$X2$ 及 $X3$,模型 2 及模型 3 在模型 1 的基础上增加了 $X1$ 与 $X2$、$X1$ 与 $X3$ 的交互项:

模型 1: Logit $p1 = -2.8613 + 1.5844X1 + 1.5503X2 + 1.6852X3$
$$-2\ln L1 = 87.734$$

模型 2: Logit $p2 = -3.3569 + 2.2480X1 + 2.1176X2 + 1.6975X3 - 0.0591X1 \times X2$
$$-2\ln L2 = 87.314$$

模型 3: Logit $p3 = -3.1884 + 2.2724X1 + 1.5486X2 + 2.2216X3 - 1.1021X1 \times X3$
$$-2\ln L3 = 86.712$$

对模型 1 与 2 的比较可以检验交互项 $X1 \times X2$ 是否有显著意义;而对模型 1 与 3 的比较则是检验 $X1 \times X3$ 的交互作用的显著性。所用检验统计量为 Q,其遵循 χ^2 分布,自由度为两模型中参数之差。对上例统计量 Q 计算如下:

$$Q1 = -2\ln(L1/L2) = 87.734 - 87.314 = 0.420$$
$$Q2 = -2\ln(L1/L3) = 87.734 - 86.712 = 1.022$$

可见,两者均极小,$P > 0.05$,说明 $X1$ 和 $X2$、$X1$ 和 $X3$ 的交互作用都没有统计学意义。

交互作用的大小可用交互作用指数(SI)和归因交互百分比(AP)来表示。

两因素交互作用指数:

$$SI = \frac{OR_{AB} - 1}{OR_{A\bar{B}} + OR_{\bar{A}B} - 2}$$

归因交互百分比:

$$AP_{AB} = \frac{OR_{AB} - OR_{A\overline{B}} - OR_{\overline{A}B} + 1}{OR_{AB}} \times 100\%$$

式中:OR_{AB} 为暴露于 A 和 B 两因素时的 OR;$OR_{A\overline{B}}$ 为仅暴露于 A 因素的 OR;$OR_{\overline{A}B}$ 为仅暴露于 B 因素的 OR;$OR_{\overline{A}\overline{B}}$ 为既不暴露于 A,也不暴露于 B 因素的 OR。

[例]　有一项乙肝病史和肿瘤家族史与肝癌关系的研究,结果见表 4-10。

表 4-10　乙肝病史和肿瘤家族史对肝癌的联合作用(OR 值)

乙肝病史	肿瘤家族史	
	+	−
+	42.00	24.82
−	2.05	1.00

乙肝病史与肿瘤家族史交互作用指数:

$$SI = \frac{42.00 - 1}{24.82 + 2.05 - 2} = 1.65$$

归因交互百分比为:

$$AP = \frac{42.00 - 24.82 - 2.05 + 1}{42.00} \times 100\% = 38.4\%$$

$SI > 1$ 说明肿瘤家族史与乙肝病史之间存在正交互作用,有肿瘤家族史的人患乙肝,可能增加肝癌的危险性。其归因交互百分比(AP)为 38.4%,表明有肿瘤家族史并且有乙肝的人,其发生肝癌危险性有 38.4%,是由上述两因素的交互作用所致。

小　　结

本章主要介绍了误差和偏倚的概念,偏倚发生的原因和分类以及控制方法。医学研究中误差分为两类,即系统误差和随机误差。偏倚是指在医学研究中的各个环节(从研究设计、计划执行到资料统计分析)中存在的系统误差以及结果解释、推论中的片面性,使得研究结果与真实值出现倾向性的差异,从而导致错误的结论。按偏倚发生的原因,可分为选择偏倚、信息偏倚和混杂偏倚。本章还介绍了医学研究中主要偏倚的种类,各种偏倚的控制方法,效应修饰的概念,与混杂偏倚的区别以及混杂偏倚与效应修饰的统计学分析方法。

(朱益民、郑睿智)

第五章 病因与病因推断

寻找和控制病因是预防疾病的前提,也是流行病学发展的开端,病因和因果关系的理论是流行病学理论和实践的重要基础。病因的推断过程可以概括为发现病因线索,提出病因假说,验证病因假说和因果关系推断。

第一节 病因的概念及发展

一、病因概念

人类对疾病病因的认识是随着科学发展而不断更新的。目前已从过去的特异性单病因学说演变为多病因学说,且已被医学界普遍接受。

1. 古代的病因概念

古代人常将疾病归因于鬼神、上帝与天意。平日靠求神拜佛或祈祷以期消灾除病。而在与疾病斗争的实践中,我国祖先创立了阴阳五行学说以及朴素的唯物观,将疾病的发生与外环境的物质——金、木、水、火、土联系起来。该学说目前仍是中医学用来分析、研究、解释人体的生理活动、病理变化和指导临床辨证施治的重要理论基础。到宋元时代(公元960—1368年)进而提出内因七情(喜、怒、忧、思、悲、恐、惊)、外因六淫(风、寒、暑、湿、燥、热)论,将精神体质因素、自然生活因素与疾病的发生发展联系起来,成为中国特有的医学理论体系的组成部分。

2. 特异性病因学说

19世纪末,微生物学的发展促成了以生物学病因为基础的特异性病因学说的形成。Pasteur和Koch等证实人和动物的某些疾病由特异的微生物引起,提出微生物是致病因子,确定各种传染病都由特殊病原体导致,进而形成各种疾病可能都有特殊病因的特异病因学说。最初被证实的疾病是炭疽和结核。在特异性病因学说的指导下,人们把病因归纳为三种类型:①生物因素,主要是各种病原微生物;②物理因素;③化学因素。特异性病因学说有力地推动了病因研究,但它忽视了社会和环境等因素对疾病发病的影响,不能解释复杂的病因效应,有一定的局限性。

3. 多病因学说

随着对疾病知识的积累,人们逐渐认识到疾病的发生由多种因素引起,并不完全依赖特异的病原物。如在一些非传染病的病因学研究中发现,一种疾病的发生往往是多种因素综合作用的结果,多病因学说已被医学界普遍接受。多种病因作用于人体的结果表现形式多样,概括起来有以下三种类型。

(1)有因无果:如霍乱弧菌进入人体后被胃酸清除,或仅引起人体发生特异性免疫应答,呈现无任何症状与体征的亚临床感染;烟草是肺癌的病因,但吸烟者并非一定都患肺癌。

(2)一因多果:如吸烟不仅使肺癌的发病风险增高,还能使慢性支气管炎、冠心病、溃疡病与膀胱癌等的发病风险增高。

(3)多因一果:如吸烟,接触石棉、含铀物质,大气污染均能使肺癌发病风险增高,其中可以出现:①因因协同引起一果,如吸烟的石棉工人肺癌发病率明显高于单纯吸烟或单纯接触石棉者肺癌的发病率之和,表明吸烟与石棉两者之间有协同作用;②因因并联引起一果,如无破伤风杆菌免疫力的机体遭受深度创伤,同时又被土壤污染,破伤风杆菌繁殖而引起破伤风感染;③因因串联引起一果,如感染病毒发生感冒,感冒诱发结核,结核病应用链霉素治疗,超量链霉素引起耳聋。

上述病因与疾病的表现模式,提示人们在疾病防治时,并非一定要等待病因全部查清才采取预防措施,当了解病因因果链中的某一环节并采取相应措施,都能获得疾病的预防效果。

4.现代流行病学的病因概念

从宏观的群体水平研究病因,从预防疾病策略出发,提出现代的病因概念为:"那些能使人群发病概率增加的因素,就是病因"。这是 1980 年由美国 Johns Hopkins 大学流行病学家 Lilienfeld A M 首先提出的,他认为:"那些能使人们发病概率增加的因子,就可以认为有病因关系存在,当他们之中一个或多个不存在时,疾病频率就下降"。这是从流行病学角度提出的病因概念,该定义不仅具有病因理论上的科学性和合理性,而且具有重要的公共卫生学意义。这无疑体现了多病因学说的思想,冲破了单病因论的束缚。

目前从流行病学观点来看,凡是与疾病的发生有正关联的危险因素和负关联的保护因素都被列为病因研究的范畴。

二、病因模型

病因模型以简捷的概念关系图来表达因果关系,这种在已有理论和经验基础上构建的概念关系图,为我们提供了因果关系的思维框架。下面介绍几种有代表性的病因模型。

(一)三角模型

实践中发现单纯生物、物理或化学因素常常不足以引起疾病的发生,认识到病因、宿主(如性别、年龄、免疫、遗传因素等)和环境(含自然环境和社会环境)三者是疾病发生的基本要素,健康者三要素相互作用保持平衡,一旦平衡失调,就引起疾病的发生或流行。用图形表示病因、宿主、环境三者关系,形成流行病学三角(epidemiological triangle),见图 5-1。该模型强调病原物、环境及人三方面的密切关系,并有助于人们深入认识疾病发生的基本条件。

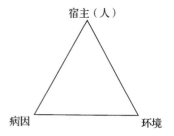

图 5-1　流行病学三角

(二)轮状模型

Susse 等强调环境与人(机体)的密切关系,绘成轮状模型(wheel model)以表示人与环境的关系,其主轴是人(机体)。人的核心是遗传因素,内环指的是机体,包括人的自然特征(如年龄、性别)、营养状况、免疫力和内分泌水平等,人处于环境的包围之中,而环境包括社会的、生物的和物质的(物理、化学的),如图 5-2 所示。遗传病也不同程度地受环境的影响。相较于流行病学三角模型,轮状模型更强调环境与人(机体)的密切关系,即环境的多样性以及人体的遗传因子。轮状模型各部分的相对大小随不同疾病而变化。

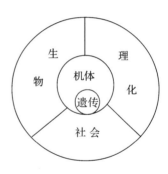

图 5-2　轮状模型

(三)病因链和病因网模型

1970 年,MacMahon 等提出了病因作用的网络模型,即疾病的病因因素先后或同时连续作用,构成病因链,多个病因链交错连接构成病因网。

根据不同病因在病因链上的位置分为近端病因和远端病因。在病因链上距离疾病结局越近,病因学意义相对越明确,但是越靠近病因链近端的因素,涉及的人群面越窄,预防的机会也越小。基础或临床医学的病因主要是指近端病因。远端病因与疾病之间的因果机制可能不是那么明确,但是针对此环节的干预措施涉及的人群面广,预防的机会大。远端病因包括社会经济、生物学、环境、心理、行为和卫生保健因素。病因网由不同病因链中的多个因素相互交叉、相互协同,该模型可以提供较为完整的因果关系路径,为病因阐述提供了依据,具有较强的可操作性。

第二节　病因研究的方法与步骤

有关病因的研究,基础医学、临床医学和预防医学各有其独特的方法,不同方法各有所长,互相补充。流行病学研究是从宏观、群体的水平,在人群中通过现场观察和实验来进行病因研究,是最接近于人群实际情况的。流行病学研究结果既可为基础医学和临床医学研究提供病因线索,也是基础医学和临床医学研究发现做最后验证的依据。

一、病因研究的基本步骤

病因研究的基本步骤,可分为三个阶段(图 5-3):第一是建立病因假说,依据常规资料或专题调查了解疾病的分布特征,根据疾病频率和分布,形成病因假说;第二是检验病因假说,采用分析性研究检验病因假说是否符合实际;第三是验证病因假说,采用实验流行病学的方法进行验证。

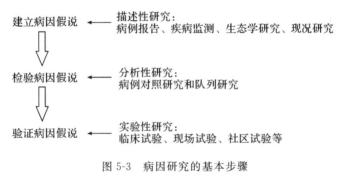

图 5-3　病因研究的基本步骤

二、假说建立的基本方法

病因假说的建立,是在国内外客观资料和专题调查研究的基础上,进行逻辑思维的分析和推理。流行病学通过研究疾病的三间分布,可从疾病在人群中的分布特征提出病因线索,临床的病例报告和系列病例分析等亦是临床医师提出病因假设的重要途径。在形成病因假说的思维、分析和推理中,常用密尔氏法则(Mill's canon)。常用的几种推理法介绍如下:

(一)求异法

求异法(method of difference)或称同中求异法,是指在相似场合或事件(人群、时间、地区)之间寻找不同点(差异),此不同点可能是病因。例如缺碘性甲状腺肿在山区发病率明显高于平原,而山区的水、土、饮食中含碘量较少,从而建立碘含量低可能是该病病因的假设。

(二)求同法

求同法(method of agreement)或称异中求同法,是指在不同场合或事件中,寻找它们的共同点(共性),如不同情况下的患者,均有同类因素时,则此因素有可能是病因。例如某地在春节期间发生百余名症状相同的不明原因疾病,经调查发现这些患者均有吃涮羊肉史,后证实所吃的羊肉里有旋毛虫寄生。

(三)同异并用法

同异并用法(joint method of agreement and difference)是指求同法和求异法并用,相当于同一研究中设有比较组,可以控制干扰因素。例如在某起食物中毒事件中,患者均吃过腌肉,而未发生食物中毒的对照者中则均未吃过腌肉,则腌肉就可被怀疑是导致这起食物中毒的病因。

(四)共变法

共变法(method of concomitant variation)或称相关法,指某一因素频率或强度发生变化时,某事件发生的频率与强度也随之变化,则该因素可能是病因。例如饮水中含氟量越高的地区,氟骨症越严重,因此怀疑高氟是氟骨症的病因。

(五)剩余法

剩余法(method of residues)是指在几个可疑的致病因素中,若能排除某些因素作为病因的可能性,则剩余的因素就有可能是病因。常用于临床诊断及疾病暴发的原因调查和分析。例如发生大量皮炎患者,当时提出了很多可能因素,如受污染的水、废气、霉菌、花粉、桑毛虫等,经调查逐一否定,最后证实由桑毛虫毒毛引起。

在逻辑推理的过程中,研究者还必须具备有关的生物学、医学及其他学科的知识与经验。知识愈丰富,愈有利于抓住关键问题形成假设。

三、检验和验证假说

建立病因假说后,必须通过科学的分析性或实验性的研究才能获得病因学的真实结论。

(一)病例对照研究

病例对照研究属于回顾性研究方法,以确诊的患有某病的患者作为病例组,选择具有可比性的不患有该病的人群作为对照组,通过病例组和对照组可疑致病因素水平的调查,估计各致病因素暴露所致的患病风险（详见第七章）。进一步根据重复性原则，进行多次病例对照研究，以强化形成的病因假说。

(二)队列研究

检验假说的步骤一般是先做病例对照研究，再做队列研究。前者不受疾病发生频率的限制，可在短时间内得到结果，但该研究设计是由果推因，因此只能确定两者之间的相关性。队列研究是在特定人群中按照目前或者过去是否暴露于致病因素，分为暴露与非暴露组，随访观察一段时间后，进而比较待研究疾病的发病率（详见第八章）。因在前，果在后，属于前瞻性研究，因而能更加有效地检验病因假说。

(三)实验性研究

实验流行病学研究是将研究对象随机分配到实验组和对照组，对实验组人为地施加或减少某种因素，然后追踪观察该因素的作用结果，比较实验组和对照组的结局，从而判断干预因素对结局的影响，以验证病因假说（详见第九章）。实验流行病学能对病因假说进行验证。

第三节 因果推断

上一节讨论了建立病因假说及其检验和验证的步骤与方法。实际上，有时候我们很难将某病因因素放到人群中进行实验验证。例如，高脂肪低纤维饮食与大肠癌发生之间的因果假说，除了很难将人群随机地分成两种截然不同的饮食习惯的亚组外，还将涉及严重的医学伦理问题。因此在实际工作中，因果关联的判定，常常是依据多方面的证据而做出的。

一、因果关联的推断

因果关联推断切忌看到某些支持材料就轻率地做出某因素是某病病因的结论，即判定有因果关系。因为分析性研究发现某因素与某病有统计学上的关联，特别是当 RR 或 OR 值相当大时，只能说明它们的关联排除了偶然性（随机误差）的干扰，并不意味着就有因果关联。所以此时应先结合专业知识，排除人为联系和间接联系，再进行病因推断。病因与疾病的关联判断步骤见图 5-4。

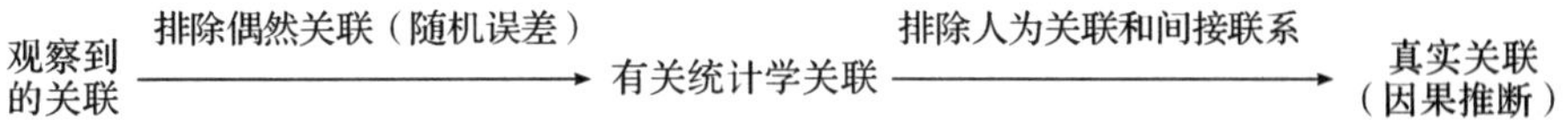

观察到的关联 ——排除偶然关联（随机误差）——> 有关统计学关联 ——排除人为关联和间接联系——> 真实关联（因果推断）

图 5-4 因果关联的推导步骤

(一)人为关联

人为关联又称虚假关联，这是在研究过程中有意或无意的失误（即研究过程的各种偏倚）所造成的假象。研究对象选择不恰当、测量数据的方法有误等都会产生虚假的联系。例如，在观察某新药物的治疗效果时，未设客观指标，全凭患者主观反映，患者反映新药比老药好，而判断有效；或未进行随机化分组，用重症患者或不合作者为对照，对轻症患者或志愿者用新药，最后判断新药优越。这类结果均未能反映事物的真实情况，虽然在统计学上相关密切,但实际上是虚假的关联。人为关联产生的原因主要是研究中的选择偏倚和信息偏倚等。

(二)间接关联

间接关联又称继发关联,是指本来两事件不存在因果关联,但由于两事件的发生都与另外一种因素有关,结果两事件出现了统计学上的关联。例如,冠心病与肺癌都与吸烟有关,于是冠心病与肺癌的发病率也出现相关现象,但冠心病与肺癌并无因果联系,不可能期望治疗冠心病以减轻肺癌,反之亦然。这两种疾病的联系是间接关联。间接关联产生的原因主要是混杂偏倚。

(三)因果关联

因果关联只是统计学相关事物中的一部分,对于有统计学相关的事物必须结合专业知识认真辨别,在排除人为关联和间接关联后,两事件间的关联才有可能是因果关联。任何统计学方法都有其自身的局限性和应用条件,研究设计中的缺陷和观察过程中的失误,都会使致病因素的作用被掩盖或歪曲,因此病因研究时因果关联的判断必须严肃、慎重。在排除或控制了偏倚的干扰后,可以用因果判定标准进行综合评价,得出一定可信度的因果关联结论,包括判断有无因果关联或存在因果关联的可能性。

二、因果推断的依据

在因果推断时,应遵循什么标准和原则,各国学者的观点不尽相同,但基本一致。英国流行病学家和统计学家 Hill 结合密尔氏法则等哲学思想而形成 Hill 标准(Hill's criteria)。近年来,一些学者进一步对此标准进行修订,综合如下:

(一)关联的时间顺序

病因一定要先于疾病,即因素的暴露在前,该疾病的发生在后,并且其间应该有一个必要的诱发期(潜伏期)。这是在病因判断中唯一要求必备的条件。如果可疑病因作用于某病发生之后,则可以否定其为该病的病因,但对于潜伏时期长的慢性疾病判断病因的时间顺序(temporality)并非易事。例如,在一次结直肠癌的横断面研究中,发现结直肠癌患者的 CEA(癌胚抗原)阳性率明显高于非结直肠癌患者,该结果不能说明是先 CEA 升高而后引发结直肠癌,还是先有结直肠癌而后又导致 CEA 升高。依据病例对照研究或横断面研究的结果常常难以判断,而前瞻性队列研究和实验性研究比较容易判定,其因果关联的论证强度更强。

(二)关联的强度

一般而言,关联的强度(strength)越大,该关联为因果关联的可能性就越大。疾病与致病因素之间关联程度的大小,计数资料常可以用 OR 或 RR 值来描述,计量资料则可以用相关系数 r 表示。当 $RR>3$ 或 <0.3 和 $|r|>0.8$ 时,都可考虑存在较强的因果关联。某因素与某疾病的关联强度越强,也可说明其人为联系的可能性越小,若为混杂因素所致,该混杂因素与疾病的关联将更强,所以这种间接联系一般是容易被识别的,因此误判的可能性就越小,成为因果关联的可能性就越大。弱的关联可能是未识别的偏倚所致,但有时弱的关联强度也可作为一种因果联系。因为按多病因学说的理论,单独暴露于某一致病因子时,机体可不发病,但同时与其他一些致病因素共同存在时,则会引起机体发病。因此,当疾病与致病因素之间呈弱关联时,因果推断更要慎重。

（三）剂量—反应关系

剂量—反应关系（dose-response relationship）或称生物学梯度关系，指随着暴露剂量增高（或减低）或时间延长（或缩短）而联系强度（或发病率、患病率）也随之升高（或降低）的现象。在无偏倚的研究结果中发现明显的剂量—反应关系，则因果联系的可能性增加，例如饮酒量与食管癌之间具有明显的剂量—反应关系，随着每日饮酒量的增多，OR 值显著增加（表 5-1）。

表 5-1　饮酒量与食管癌的关系

每日酒精消费量（g/d）	食管癌患者（例）	对照（例）	OR
0～39	29	386	1.00
40～79	75	280	3.57
80～119	51	87	7.80
≥120	45	22	27.23

这种现象出现的原因是生物个体之间对致病因素（暴露因素）的耐受性可表现出较大的差异，暴露于低剂量和（或）短时间时，仅高敏感者发病；暴露于高剂量和（或）长时间时，除上述敏感者发病外，低敏感者也发病，因而暴露高剂量和长时间组比低剂量和短时间组的发病率要高。暴露与疾病符合这一规律则支持两者之联系为因果联系。在因果推断时应注意，没有发现剂量—反应关系并不能否定因果联系。因为多数情况下致病因素仅在一定剂量范围内（阈值）才发生剂量—反应关系，没有发现剂量—反应关系可能是暴露剂量没有达到阈值，或者已达到饱和状态。

（四）关联的可重复性

关联的可重复性（consistency）指多次研究都能得到类似的结果，即某因素与某病的关系，不同研究者用不同的研究方法在不同地点、时间和人群的研究中均能获得同样的结果。重复的次数越多，因果推断越有说服力。若干研究者应用不同的研究方案，均得到支持性的结果时则更令人信服，而少数或个别研究结果的不同甚至相反并不能简单否定，需要仔细探究结果差异的原因。可能是不同研究方法对结果的论证强度的权重有所不同，也可能是在不同的现场观察人群中，病因因素暴露的频率不相同所致，病例对照研究结果间的不一致性常出于此原因。因此不同研究结果间缺乏重复性时不能作为排除因果关联的依据。近年来许多系统综述和 Meta 分析为多项研究结果的定性和定量合并提供了依据，而被广泛作为因果关联的证据。例如，关于饮酒与结直肠癌关联性的研究，早期几项研究的样本量较小，因果关联不一致。Fedirko 等开展的有关饮酒与结直肠癌发病风险的 Meta 分析，纳入了 27 项队列研究和 34 项病例对照研究，结果发现饮酒者结直肠癌的发病风险是非饮酒者或偶尔饮酒者的 1.12 倍（95％ CI 1.06～1.19）。从而提示饮酒与结直肠癌发病呈正相关关系。

（五）关联的特异性

关联的特异性（specificity）指病因与疾病有一对一的关系，即一种病因因素只和一种疾病有关系，这实际上是一种高强度的联系。其原本用于传染病、特异性病原体引起的相应疾病，如霍乱弧菌与霍乱、结核杆菌感染与结核病、孕妇在怀孕早期（三个月内）感染风疹病毒引起胎儿畸形等的研究；如今扩展到非传染病如职业性毒害与职业病、某一遗传性基因缺陷所致的遗传性疾病等的研究。而从慢性非传染病角度来讲，大多数情况下不易确定某因素与某疾病之间的特异性。例如，吸烟与肺癌的关系，吸烟除引起肺癌外，还可引起膀胱癌、口腔癌、心肌梗死及胃溃疡等。另外，肺癌也可由其他因素引起，因而两者不存在严格的特异性。但在吸烟与各种疾病的关联中，吸烟与肺癌的关联强度最大，而且多数资料表明，两者的关系主要体现在吸纸烟（非雪茄与烟斗烟）与支气管鳞状上皮癌（非腺癌或其他癌）之间的关系。因此，又可认为两者存在一定的特异性。总之，当关联具有特异性时，可增强病因推断的说服力，但当不存在特异性时，亦不能因此而排除因果关联的可能。

(六)关联的合理性

关联的合理性(plausibility)指从生物学发病机制上确认因果关联的可能性，即所观察到的因果假设可以用已知的生物学知识加以合理解释。一般来说，能被已知的生物医学知识解释的因果假设成立的可能性大。但当前不能用已有的生物医学知识解释的因果假设，不一定没有成立的可能性，也可能在未来被科学的发展所证实，所以合理性这一条标准，不宜过分强调。

(七)关联的一致性

关联的一致性(coherence)指某因素与疾病之间的关联与该病已知的自然史和生物学原理一致。例如，胃癌往往是从胃黏膜萎缩、肠化生和异形增生发展形成。而幽门螺旋杆菌可借助其鞭毛提供动力穿过胃壁的黏液层到达上皮细胞表面，然后通过其 Cag 致病岛、细胞空泡毒素和外膜蛋白等的直接和间接作用导致胃上皮细胞的功能失调和基因突变。提示幽门螺旋杆菌感染可能是胃癌发生的主要危险因素之一。

(八)实验证据

实验证据(experimental evidence)主要指人群的现场实验，亦包括临床试验或基础医学实验取得的有关病因实验结果，其作为因果关联的判定标准论证强度很高。例如，为消除肺癌的可能病因，开展戒烟措施，使肺癌发病率明显下降，表明该因果关联存在终止效应(cessation effect)；以狗做吸烟实验使狗发生肺癌的病理变化，证实吸烟与肺癌的因果联系；在肝癌细胞内发现了乙型肝炎病毒的 DNA。1972 年上海市因气候因素出现桑毛虫大量繁殖，借助风速，大量毒毛从树上抖落，引起桑毛虫皮炎的暴发流行，从 7—9 月患者数以万计。在调查中，从患者的皮疹、甲垢中找到桑毛虫的毒毛，将此毒毛放在志愿者上臂的屈侧，结果出现典型皮炎反应，从实验中证实了暴发流行的原因。

因果关联的判断是复杂的，在上述 8 条标准中，关联的时间顺序是必须满足的；关联的强度，关联的可重复性，剂量—反应关系及实验证据具有十分重要的意义；其他标准可作为判断病因时的参考。在因果关联的判断中，并不一定要求 8 条标准全部满足。但满足的条件越多，则其因果关联成立的可能性越大，误判的可能性就越小。另外，在因果关联的推论中也要认真考虑不同研究设计的科学性和合理性，以此判断各研究结果作为因果关联证据的可靠性，当不同的研究结果出现矛盾时，尤其要考察彼此的研究设计。同时应当掌握尽可能多的流行病学证据，具备与所研究问题有关的其他科学知识，结合上述标准综合考虑，再慎重地做出因果关联的结论。

第四节　因果推断的研究实例

我国云南省宣威县(1979—1993 年,1994 年 2 月后改为宣威市)属全国肺癌的高发区之一,男性肺癌年龄调整死亡率是 $27.2/10^5$,女性肺癌年龄调整死亡率是 $25.3/10^5$。为了全面系统地研究引起宣威肺癌高发的主要危险因素,探索暴露与疾病关联强度及方向,中国预防医学科学院环境卫生与卫生工程研究所和云南省曲靖地区、宣威县卫生防疫站等单位合作,以宣威县为研究基地,开展了多学科的综合性研究。

一、建立病因假说

我国云南省宣威县位于滇东北部乌蒙山区,全县面积超过 $6000km^2$,人口 110 余万,90％以上是农民,其中汉族占 94％左右。当地居民以烟煤、无烟煤和木柴为主要生活燃料,因交通不便多以就地取材为主。宣威县是云南省主要产煤基地,小煤窑遍地皆是。农民住宅多是一楼一底的土木结构,底层前 2/3 为"堂屋",内设"火塘",靠窗外设一躺床,是全家人生活、活动的中心。底层后 1/3 为卧室或畜厩。楼上为主要卧室和粮食等物的储藏室。室内空气流通不畅又没有排烟设备,燃料在炉内燃烧排放出大量烟尘,造成室内极为严重的空气污染。妇女主要从事家务劳动:做饭、煮猪食、饲养家畜、养老扶幼和纺织缝纫等。据调查统计,宣威妇女每天在室内活动(包括睡眠)的时间约为 17h。云南盛产烟草,宣威男性多吸烟,女性多不吸烟。

流行病学调查资料表明,宣威肺癌死者中绝大多数是农民,其死亡率是厂矿、机关职工及家属的 9.8 倍。当地工业极为有限,仅寥寥数家工厂,投产至今时间不长,且不存在特别的致癌物质,因此,可以看出宣威肺癌高发不是起因于工业污染。流行病学调查结果表明,宣威男性吸烟率比女性高 200 多倍,而肺癌死亡率在两性间差别不大;吸烟率相仿的肺癌高发区与低发区,农民肺癌死亡率相差 30 多倍;在肺癌高发区与低发区中,吸烟与非吸烟人群肺癌死亡率差别不明显;在吸烟人群或非吸烟人群中,高发区与低发区肺癌死亡率相差数十倍。此外,当地居民吸烟方式也不同于其他地区,多用装水的竹筒和细长的旱烟锅作烟具,很少吸香烟或用纸卷烟,此种吸烟方式有可能在某种程度上减少了一些对健康的危害。

据宣威地方志记载,宣威盛产煤炭,小煤窑遍及全县,农民世世代代在室内挖坑为炉,多数家庭燃烧烟煤取暖做饭,室内通风不良,长年累月在烟雾中生活,这种情况从古至今延续未变。现场调查结果表明,宣威县不同地区肺癌死亡率与其所用燃料构成密切相关,以燃烟煤为主的地区肺癌死亡率高,反之则低。因此,建立"宣威室内燃煤空气污染可能是肺癌发生的危险因素"的假说。

二、检验病因假说

在一项非吸烟女性肺癌病例对照研究中发现,烧烟煤人群患肺癌危险性是非烧烟煤人群的 6.05 倍,此外还发现月经周期＜28d,绝经年龄＞50 岁的妇女患肺癌危险性增高。另外,通过对宣威两个乡室内空气污染物的理、化、生特性比较,发现宣武农民家庭所用三种燃料(烟煤、木柴、无烟煤)中,烟煤燃烧排放物的颗粒小、有机物含量高、含有大量以 BaP 为代表的致癌性多环芳烃(PAHs)类化合物,且具有致突变性、致癌性较强等特征。在一项剂量—反应关系研究中发现,伴随 1958 年前烧烟煤人口百分比的升高,肺癌年龄调整死亡率相应升高,即伴随室内空气中 BaP 浓度升高,肺癌死亡率相应升高。

在回顾性队列研究中发现,烧烟煤人群肺癌死亡率是非烧烟煤人群肺癌死亡率的 25.6 倍,归因危险度百分比为 96%。改灶效果明显:①肺癌死亡率下降(1917—1926 年出生队列分析):未改灶组肺癌死亡率为 388.24/10^5,改灶 10 年以下为 235.04/10^5,改灶 10 年以上为 83.46/10^5。②肺癌死亡年龄高峰后移:未改灶组男性 60 岁、女性 60 岁,改灶 10 年以上男性 65 岁、女性 70 岁。③肺癌死亡男女性别比值改变:未改灶组 0.8,改灶 10 年以下 0.97,改灶 10 年以上 1.02。

以上证据均能有效地检验病因假说,但仍有待实验流行病学的方法进行验证。

三、验证病因假说

实验动物肺癌研究表明,烟煤燃烧排放物诱发实验动物肺癌发生率远远高于木柴组和对照组,实验结果见表 5-2。

表 5-2　实验动物肺癌发生率

(单位:%)

组别	小鼠皮下注射	小鼠气管注射	小鼠现场自然吸入	大鼠现场自然吸入
烟煤组	66.1	40.3	89.5	67.2
木柴组	51.7	9.8	45.8	0.0
对照组	18.0	15.5	17.0	0.9

分子流行病学研究还表明,室内燃煤产生的致癌性多环芳烃类物质是宣威肺癌高发的主要危险因素,体内谷胱甘肽硫转移酶(GSTMI)缺失者、P53 蛋白过度表达者易患肺癌。环境中致癌因素与人体内遗传因素共同作用结果,导致肺癌发病。

综合室内空气污染物的物理、化学、生物学特性,室内空气污染物生物效应研究及诱发实验动物肺癌研究、流行病学研究结果,一致地支持烟煤燃烧排放物中多环芳烃类化合物与宣威肺癌高发之间具有明显因果关系的论点。

四、因果推断

(一)关联的时间顺序

据宣威历史资料记载,百余年来,该地区居民即有使用来宾煤矿烟煤的历史,其他生活习惯至今未变,这一事实完全符合肺癌发病先因后果的时间顺序规律。由于队列研究属于由因到果的研究,因果关联的论证强度较强,其结果符合暴露在前、发病在后的关联时间顺序。

(二)关联的强度

关联强度越大,其因果关系的可能性越大,单因素及多因素条件 Logistic 回归分析结果显示,使用来宾煤矿烟煤的量越大,其肺癌发病的危险性越高($OR=14$,$RR=25.6$,$AR\%=$

96%）。这些结果表明，烧烟煤不仅患肺癌的相对危险度大，而且其归因危险百分比也高（96%），该结果支持了烧烟煤与肺癌死亡率之间存在因果关系的论点。

（三）剂量—反应关系

根据在宣威 11 个公社约 60 万人口范围内所进行的居民室内空气中 BaP 浓度与肺癌死亡率之间关系的研究结果，人群肺癌死亡率随室内空气中 BaP 浓度增高而升高，与吸烟率高低无关，这种现象在妇女当中表现尤为明显。这种明显的剂量—反应关系说明，烟煤燃烧排放出的以 BaP 为代表的致癌性 PAHs 与肺癌发病之间很可能是因果关系。

（四）关联的可重复性

不同研究者的大多研究均支持两者之间的关联。实验病因学（二阶段皮肤致癌试验、皮下注射、气管注入、现场自然暴露试验）及人群流行病学研究结果均证明了以 BaP 为代表的致癌性 PAHs 与肺癌发病之间具有密切关联。

（五）关联的特异性

对 11 个公社室内空气中 BaP 浓度与其相应各公社鼻咽癌、食道癌、肝癌、膀胱癌死亡率进行 Logistic 回归分析，结果未见明显联系，说明室内燃煤所致空气污染与宣威肺癌高发之间关联的特异性。

（六）关联的合理性

以 BaP 为代表的致癌性 PAHs 其种类之多，对人类健康危害之大，在环境中分布之广，已被大量研究工作证实。在 370 个核心家系中所进行的遗传流行病学研究结果中，宣威肺癌相关内在因素研究结果表明，烧烟煤居民胎盘组织及血液中多环芳烃羟化酶（AHH）、谷胱甘肽硫转移酶、T 淋巴细胞免疫活性均与不烧烟煤居民有明显差别。用纤维支气管镜采取患者气道上皮细胞检测宣威居民 PAH-DNA 加合物形成水平，结果显示，在宣威地区接触烟煤的肺癌者 PAH-DNA 加合物水平明显高于无烟煤接触的正常人。

（七）关联的一致性

实验病因学（二阶段皮肤致癌试验、皮下注射、气管注入、现场自然暴露）及人群流行病学研究结果均证明了以 BaP 为代表的致癌性 PAHs 与肺癌发病之间相关的一致性。

（八）实验证据

室内空气颗粒物致突变性、妇女胎盘 AHH 活性及与 AHH/GST 比值随室内空气中以 BaP 为代表的致癌性 PAHs 浓度降低而下降，同时也表明，改炉改灶措施对降低室内空气污染物浓度效果显著。例如，总悬浮颗粒物（TSP）BaP、SO_2、CO 均降低 90% 以上。随改炉改灶时间延长，不同出生队列人群肺癌死亡率下降，肺癌死亡率年龄高峰后移，肺癌死亡率性别比值增大。该结果不仅说明了一级预防措施的良好效果，同时更加有力地支持了煤烟污染与肺癌之间的因果关联。

综上所述可以认为，室内燃煤空气中以苯并（α）芘为代表的致癌性多环芳烃类物质是宣威肺癌高发的主要危险因素。

小　结

人类对疾病的认识,从无到有,从单一病因到多病因学说,经历了漫长的发展过程,也使流行病学得到了新的全面的繁荣。密尔氏法则是形成病因假说的常用逻辑推理方式,应用描述—分析—实验流行病学的方法研究病因,则是流行病学病因研究的三部曲。Hill 的 8 个标准是在流行病学研究基础上推断病因的法则,也是一项广泛应用于人群研究中因果关联的判断标准。病因研究是一个复杂的论证、推理过程,但对疾病病因的任何发现都将有助于人类对疾病的认识,有助于在了解的基础上更好地预防和控制疾病。

(叶丁、金明娟)

第六章 描述性研究

描述性研究是流行病学研究的最基本类型,是分析性研究和实验性研究的基础。描述性研究通过对疾病、健康与各种因素的分布特征和频率进行描述,为后续研究提供线索、思路和假设。常见的描述性研究主要有现况研究、生态学研究、病例报告、病例系列分析等。本章将主要介绍现况研究和生态学研究。

第一节 概 述

一、描述性研究的概念

描述性研究(descriptive study)是指利用常规检测记录或专门调查获得的数据资料(包括实验室检查结果),按照不同地区、不同时间及不同人群特征进行分组,描述人群中有关疾病或健康状态以及有关特征和暴露因素的分布情况,并通过比较获得病因线索,提出病因假设。

二、描述性研究的种类与特点

(一)种类

描述性研究主要包括现况研究、生态学研究、病例系列分析、病例报告、个案研究等。

1.现况研究

现况研究是对某地区某一特定人群在某时点(或时期)的疾病或健康状况进行调查的一种最常见的描述性研究方法。它通过描述所研究的疾病或健康状况以及相关因素在该调查人群中的分布,并按不同因素的暴露特征或疾病状态进行比较分析,从而为建立病因假设提供依据。有关现况研究的内容详见本章第二节。

2.生态学研究

生态学研究又称为相关性研究,是在群体水平上研究暴露与疾病的关系。生态学研究以群体为观察、分析单位,通过描述不同人群某因素的暴露状况与疾病的频率,分析该暴露因素与疾病之间的关系。有关生态学研究的内容详见本章第四节。

3.病例系列分析

病例系列分析是临床医生最熟悉的一类研究方法。它是对一组(几例、几十例、几百例、几千例等)相同疾病的临床资料进行整理、统计、分析、总结并得出结论。病例系列分析一般用来分析某种疾病的临床表现特征,评价预防、治疗措施的效果。病例系列分析可以发现诊疗工作中的新现象和新问题,阐述新观点和新见解。

4. 病例报告

病例报告是对临床上某种罕见病的单个病例或少数病例的详细介绍,它是引起医学界广泛关注的一种描述性研究。研究涉及少数个案,通过对个案特征的描述得出结论。它无须描述事物的集中趋势或离散程度,重点探求其背后的产生原因,为研究者提供分析和决策的线索。病例报告通常针对临床实践中某一个或几个特殊病例或个别现象进行探讨。

(二)特点

1. 对研究对象不施加干预措施

在不改变研究对象的疾病状态、暴露状态及其周围环境的条件下,通过观察、收集和分析相关数据,分析和总结研究对象或事件的特点。

2. 不设立对照组

描述性研究一般不设立对照组。但是,在资料分析阶段,可以根据暴露因素的状态或患病的情况进行分组,初步探讨暴露与疾病的关系。由于描述性研究是在某一时点同时收集暴露因素和结局的信息,所以无法确定两者的时间顺序,只能为后续研究提供病因线索。

3. 研究期限比较短

描述性研究在短时间内描述人群中疾病及健康状况分布的特征,研究时间较短,只能得出疾病的患病率,不能得出发病率。

三、描述性研究的用途

开展描述性研究,一方面可以确定高危人群的特征,另一方面可以获得病因线索、提出病因假设。在此基础上,还可提出初步的防治对策及后续研究的方向。

描述疾病或健康状况的分布情况。通过描述性研究对疾病或健康状态三间分布的描述,可以探讨疾病或健康状态的分布规律,为进一步研究奠定基础。

提出病因线索,形成初步的病因假设。描述性研究可以为原因不明性疾病提供病因线索,通过描述疾病率在不同暴露因素状态下的分布差异,进行逻辑推理,进而提出病因假设。

第二节　现况研究

一、现况研究概述

(一)概念

现况研究是在某一时点或相当短时间内,对某一特定人群的某种疾病或健康状况及有关因素进行调查,从而描述该病或健康状况的分布及其与有关因素的关系。从观察时间上来看,其所收集的资料是在特定时间内发生的情况,一般不是过去的暴露史或疾病情况,也不是追踪观察将来的暴露与疾病情况,故又称为横断面研究(cross-sectional study)。由于此类研究在短的时间(如一天、一周或一个月)调查群体的患病频率,故也称为患病率研究(prevalence study)。

(二)特点

1.观察性研究

现况研究不同于实验性流行病学研究,它直接调查、收集客观存在的实际情况,无人为施加的因素或干预措施,属于观察性研究,如调查对象是否患病、调查对象是否吸烟等。

2.一般事先不设立对照组

现况研究不同于分析性流行病学研究,它事先无须专门设立对照组。在其开始时,根据研究目的来确定研究对象,然后查明该研究对象中每个人在某一特定时点上或时期的暴露(特征)和疾病的状态,最后在资料处理与分析时,根据暴露(特征)的状态或是否患病的状态来分组比较。

3.具有明确的时点或时期概念

现况研究关注的是某一特定时点上或一定时期内某一群体中暴露与疾病的状况或联系,收集资料的时间应尽可能地限制在某一时点或很短的时期内。

4.在确定因果关联时受到限制

一般而言,现况研究所提示的暴露与疾病之间的统计学联系,仅为建立因果关联提供线索,是分析性研究(病例对照研究和队列研究)的基础,但不能根据现况研究结果做出因果推断。

5.可用于研究对象固有特征的因果推断

描述性研究对研究对象固有的暴露因素如性别、种族、血型、基因型等可以做因果推断。对这些因素来说,暴露与疾病的时间关系明确,因此可以进行因果推断。

6.定期重复进行可以获得发病率资料

两次现况研究的现患率之差,除以两次现况研究之间的时间间隔,即该时期的发病率。采用这种计算方法的要求是两次现况研究之间的时间间隔不能太长,在该时间范围内发病率的变化不大,且疾病的病程稳定。

(三)研究类型与用途

现况研究根据涉及研究对象的范围可分为普查和抽样调查。

1.普查

普查(census)即全面调查,是指特定时点或时期内、特定范围内的全部人群(总体)作为研究对象的调查。这个特定时间应该比较短,可以是一个时点,也可以是几天或几周,最长不宜超过 3 个月。特定范围是指某个地区或某种特征的人群,如对某地全部儿童(≤14 岁)进行体格检查。

普查的目的主要包括:①早期发现、早期诊断和早期治疗患者,如妇女的宫颈癌普查;②了解疾病或健康状况的分布情况,如高血压普查;③了解人体各类生理、生化指标的正常范围,如青少年身高、体重的测量等。

普查的优点:①调查对象为某一特定人群的全体成员,确定研究对象较为简便;②不存在抽样误差;③可以同时观察多个因素与多种疾病;④无医德问题;⑤可以完整地描述所调查疾病在性别、年龄、职业、民族等分布上的特征。

普查的缺点:①不适用于患病率低且诊断技术复杂的疾病;②由于普查对象多,调查期限短,难免存在漏查;③参加普查的工作人员一般较多,他们掌握调查技术和检查方法的熟练程度不同,调查质量不易得到控制;④耗费的人力、物力、财力一般较大。

2.抽样调查

抽样调查(sampling survey)是一种比较常用的横断面研究方法。抽样调查是指通过随机抽样的方法,对特定时点、特定范围内人群的一个代表性样本进行调查,以样本的统计量来估计总体参数所在范围,即通过对样本中的研究对象的调查研究,来推论其所在总体的情况。

抽样调查的目的主要是:描述疾病在时间、空间和人群特征上的分布及其影响分布的因素;衡量群体的卫生水平;检查与衡量资料的质量等。例如,在病例对照研究中,通过随机抽取一部分研究对象进行重复调查,用此资料与原调查的资料进行对比分析,以评价该病例对照研究所收集的资料质量,即抽样调查常可作为其他调查研究方法中质量控制的方法。

抽样调查是要从某人群中抽取一个代表性的样本,必须遵循随机化原则和样本大小适当的原则。

抽样调查的优点:①较普查节省时间、人力和物力资源;②工作量小,调查精度较高。

抽样调查的缺点:①调查设计、实施和资料分析比较复杂;②资料的重复和遗漏不容易被发现;③不适用于变异过大的资料和需要普查普治的疾病;④不适用于患病率太低的疾病。

现况研究应用范围主要有以下几方面:

(1)描述某种疾病或健康状况在特定时间、地区及人群中的分布。例如,1992年我国开展吸烟情况调查,了解不同性别、年龄、民族、地区、职业人群的吸烟情况等。

(2)确定高危人群。例如,为了预防与控制冠心病和脑卒中的发生,需要将目标人群中的那些具有患这类疾病高危险性的人鉴别出来。现有的研究认为高血压是这类疾病的一个重要危险因素。据此,应用现况研究可将该目标人群中的高血压患者全部找出来并对此进行有效的血压控制和监测,即确定高危人群。

(3)描述疾病和健康状况的影响因素在人群中的分布,分析这些因素与疾病或健康状况之间的关系,提出初步的病因假设。

(4)评价疾病防治效果。在疾病监测、预防接种的实施过程中,通过在不同阶段重复开展现况调查,既可以获得展开其他类型流行病学研究的基线资料,也可以通过对不同阶段患病率差异的比较,对防治策略、措施的效果进行评价。

(5)用于疾病监测。利用现况研究可以对监测疾病的分布和长期变化趋势有更加深刻的认识和了解。

二、现况研究的设计与实施要点

现况研究的设计和实施应考虑以下问题。

(一)明确研究目的与方法

确定研究目的是现况调查的第一步。应根据研究所期望解决的问题,明确调查所要达到的目的,如是为了了解某疾病或健康状况的人群分布情况还是寻找疾病的危险因素。在明确研究目的的基础上确定采用普查还是抽样调查。如果研究目的是查出某一目标人群中某病的所有可疑病例,宜采用普查;如果研究目的是了解某一地区或目标人群中某种疾病的分布或患病率情况,则可采用抽样调查。

(二)确定研究对象

应根据研究目的对调查对象的人群分布特征、地域范围以及时间点进行规定,并结合实际情况明确在目标人群中开展调查的可行性。如果是普查,在设计时可以将研究对象规定为某个区域内的全部居民,或其中的一部分,如 40 周岁以上的男性居民;也可以为某一时点上的流动人员,如某年、月、日某企业的全体职工,或某几个工厂中工龄满 10 年或以上者;也可以采用某些特殊群体作为研究对象,如采用化学工作者来研究皮肤癌等。如果是抽样调查,则首先要明确该抽样研究的总体是什么,其次要确定采用何种抽样方法及抽取多大的样本等。抽样调查选择研究对象的基本原则是保证每一个研究对象是以相同的概率从总体中选出的,即研究样本要有代表性。因此,随机化原则中抽样过程的随机化应在这类研究中得到良好的体现。

(三)确定样本量和抽样方法

1. 样本量

一般来说,由于抽样调查较普查在多数情况下具有优越性,因此现况研究常采用抽样的方法。当然,有时也可以采用抽样与普查相结合的方法。例如,1989 年全国进行了以县(区)为抽样单位的 1/10 人口的居民全死因调查。在此项研究中,采用整群抽样技术,即被抽到的县(区)则进行居民全死因的普查,而所有被抽取的县(区)则构成了一个全国居民的代表性样本。该抽样调查的抽样比为 1/10。

决定现况研究的样本大小的因素来自多个方面,主要是:①预期的现患率(p),现患率越大,所需样本量越小;②对调查结果精确性的要求:若允许误差(d)越大,所需样本就越小。一般地,在做某病的现患率调查时,其样本含量可用下式估计:

$$S_p = \sqrt{\frac{pq}{n}} \tag{6-1}$$

则:

$$n = \frac{pq}{S_p^2} \tag{6-2}$$

令:$S_p = \dfrac{d}{Z_a}$,则有

$$n = \frac{pq}{\left(\dfrac{d}{Z_a}\right)^2} = \frac{Z_a^2 \times pq}{d^2} \tag{6-3}$$

式中:p 为预期的现患率;$q = 1 - p$,d 为容许误差;Z_a 为 α 的标准正态分布界值;n 为样本量。

当 $\alpha = 0.05$ 时,$Z_a = 1.96$;当 $\alpha = 0.01$ 时,$Z_a = 2.58$。

设 d 为 p 的一个分数。一般采用 $d = 0.1 \times p$,并且当 $\alpha = 0.05$ 时,$Z_a = 1.96 \approx 2$,则式 6-3 可写成:

$$n = 400 \times \frac{q}{p} \tag{6-4}$$

当 $d = 0.15p$,$\alpha = 0.05$ 时,该公式可以写成:

$$n = 178 \times \frac{q}{p} \tag{6-5}$$

当 $d=0.2p, \alpha=0.05$ 时，该公式可以写成：

$$n=100 \times \frac{q}{p} \qquad (6-6)$$

据此原理编制成表 6-1，它可作为估计调查样本量大小的参考（$\alpha=0.05$）。但当患病率或阳性率 p 明显小于 10% 时，此表不适用。

表 6-1　不同预期现患率和容许误差时所需要的样本大小

预期现患率	容许误差		
	$0.1p$	$0.15p$	$0.2p$
0.050	7600	3382	1900
0.075	4933	2193	1328
0.100	3600	1602	900
0.150	2264	1009	566
0.200	1600	712	400
0.250	1200	533	300
0.300	930	415	233
0.350	743	330	186
0.400	600	267	150

如果 $n \times p \leqslant 5$ 则，以上样本量计算公式不适用，宜采用 Poisson 分布的办法估算样本量。表 6-2 为 Poisson 分布期望值的 90% 和 95% 可信区间，可用此表来估计调查的样本量。例：估计结直肠癌现患率为 20/10 万，问应抽样调查多少人？

表 6-2　Poisson 分布期望值的可信区间简表

期望病例数	95%		90%	
	下限	上限	下限	上限
0	0.00	3.69	0.00	3.00
1	0.0253	5.57	0.0513	4.74
2	0.242	7.22	0.355	6.30
3	0.619	8.77	0.818	7.75
4	1.09	10.24	1.37	9.15
5	1.62	11.67	1.97	10.51
6	2.20	13.06	2.61	11.84
7	2.81	14.42	3.29	13.15
8	3.45	15.76	3.93	14.43
9	4.12	17.08	4.70	15.71
10	4.30	18.29	5.43	16.96

期望病例数	95%		90%	
	下限	上限	下限	上限
11	5.49	19.68	6.17	18.21
12	6.20	20.96	6.92	19.44
13	6.92	22.23	7.69	20.67
14	7.65	23.49	8.46	21.89
15	8.40	24.74	9.25	23.10
16	9.15	25.98	10.04	24.30
17	9.90	27.22	10.83	25.50
18	10.67	28.45	11.63	26.69
19	11.44	29.67	12.44	27.88
20	12.22	30.89	13.25	29.06
21	13.00	32.10	14.07	30.24
22	13.79	33.31	14.89	31.42
23	14.58	34.51	15.72	32.59
24	15.38	35.71	16.55	33.75
25	16.18	36.90	17.38	34.92
26	16.98	38.10	18.22	36.08
27	17.79	39.28	19.06	37.23
28	18.61	40.47	19.90	38.39
29	19.42	41.65	20.75	39.54
30	20.24	42.83	21.59	40.69
35	24.38	48.68	25.87	46.40
40	28.58	54.47	30.20	54.07
45	32.82	60.21	34.56	57.69
50	37.11	65.92	38.96	63.29

　　如果该地区有 10 万人,那么观察一年的期望例数为 20 例;如果只对其中随机抽样的 1 万人观察一年,则期望病例数为 2 例。但如果以 1 万人口作为样本,参考 Poisson 分布期望值可信区间表,查表 6-2 可知,当期望病例数为 2 时,其 90% 可信区间的下限为 0.355,上限为 6.30,即此时的下限尚不足 1 人,观察一年不出现病例的可能性很大,使调查工作失去了意义。当期望值为 4 时,90% 可信区间的下限为 1.37,即有 90% 的概率出现病例。该例子中,出现期望病例数为 4 例时,需要观察 2 万人年,即在该地区 10 万人中随机抽取 2 万人作为样本观察一年。如果该地区的人口只有 1 万,则需要观察 2 年时间。实际上,如果不能用

随机的方法从 10 万人口中抽取 2 万人进行观察,可以改用整群抽样。由于整群抽样的抽样误差较大,样本量则适当增加,一般可增加原样本量的 1/2。

若抽样调查的分析指标为计量资料,则应按计量资料的样本估计公式来计算,公式如下:

$$n = \frac{4S^2}{d^2} \tag{6-7}$$

式中:n 为样本量;d 为容许误差;S 为总体标准差的估计值。

从式 6-7 可看出,样本量大小与 S 的平方成正比,与 d 的平方成反比,故在实际应用中,若同时有几个数据可供参考时,S 宜取较大的值,这样不至于使估计的样本量 n 偏小。

2.抽样方法

抽样可分为非随机抽样和随机抽样,前者如典型调查。随机抽样的样本获得必须遵循随机化原则,即保证总体中每一个对象都有已知的、非零的概率被选入作为研究对象,以保证样本的代表性。若样本量足够大、调查数据可靠、分析正确,则可以把调查结果推论到总体。

常见的随机抽样方法有单纯随机抽样、系统抽样、分层抽样、整群抽样和多阶段抽样。

(1)单纯随机抽样:单纯随机抽样(simple random sampling)也称简单随机抽样,是最简单、最基本的抽样方法。从总体 N 个对象中,利用抽签或其他随机方法(随机数字)抽取 n 个,构成一个样本。它的重要原则是总体中每个对象被抽到的概率相等(均为 n/N)。

单纯随机抽样的标准误按资料性质根据公式 6-8 和 6-9 计算。

均数的标准误:

$$S_{\bar{X}} = \sqrt{\left(1 - \frac{n}{N}\right) \frac{S^2}{n}} \tag{6-8}$$

率的标准误:

$$S_p \equiv \sqrt{\left(1 - \frac{n}{N}\right) \left(\frac{p(1-p)}{n-1}\right)} \tag{6-9}$$

式中:S 为样本标准差;p 为样本率;N 为总体含量;n/N 为抽样比,若小于 5% 可以忽略不计。

在实际工作中,单纯随机抽样往往由于总体数量大、编号和抽样较麻烦、抽样个体分散而导致资料收集困难等原因,实际应用不多,但它是其他抽样方法的基础。

(2)系统抽样:系统抽样(systematic sampling)又称机械抽样,是按照一定顺序,机械地每隔若干单位抽取一个单位的抽样方法。进行系统抽样时先决定抽样的比例以及从哪个单位开始抽。

具体抽样方法如下:设总体单位数为 N,需要调查的样本数为 n,则抽样比为 n/N,抽样间隔(K)= N/n。每 K 个单位为一组,然后用单纯随机方法在第一组中确定一个起始号,从此起点开始,每隔 K 个单位抽取一个作为研究对象。

系统抽样的优点有:①不必事先准确知道总体内的单位数。例如想抽取一年中所有新生儿的一个样本,不必准确了解一年中新生儿数量,可以根据估计而确定抽样间隔(K)。②在某些场合,易于现场进行。例如,调查员可按户或按门牌号,每间隔 K 户调查一户,这比单纯随机抽样要容易操作。③样本是从分布在总体内部的各部分的单元中抽取的,分布比较均匀,代表性较好。

系统抽样的缺点主要是:如果总体内各单位的排列顺序在某些特征上具有周期性趋势(比如按楼房门牌号调查时,每户主要窗户的朝向),则获取的样本对总体的代表性会有不同程度的下降,如果没有注意到这种规律,就会使结果产生偏倚。

系统抽样标准误的计算可用单纯随机抽样的公式代替。

(3)分层抽样:分层抽样(stratified sampling)是指抽样前将总体按某种特征分为若干次级总体(层),再从每一层内进行单纯随机抽样,组成一个样本。分层可以提高总体指标估计值的精确度,它可以将一个内部变异很大的总体分成一些内部变异较小的层。每一层内个体变异越小越好,层间变异则越大越好。分层抽样比单纯随机抽样所得到的结果精确度更高,组织管理更方便,而且它能保证总体中每一层都有个体被抽到。

分层抽样又分为两类:一类叫按比例分配(proportional allocation)分层随机抽样,即各层内抽样比例相同;另一类叫最优分配(optimum allocation)分层随机抽样,即各层抽样比例不同,内部变异小的层抽样比例小,内部变异大的层抽样比例大,此时获得的样本均数或样本率的方差最小。

(4)整群抽样:整群抽样(cluster sampling)是将总体分成若干群组,形成一个抽取框,抽取其中部分群组作为观察单位组成样本,这种抽样方法称为整群抽样。若被抽到的群组中的全部个体均作为调查对象,称为单纯整群抽样(simple cluster sampling);若通过再次抽样后调查部分个体,称为二阶段抽样(two-stage sampling)。

整群抽样的特点有:①易于组织、实施方便,群众易接受,易控制调查质量,可以节省人力、物力;②群间差异越小,抽取的群越多,则精确度越高;③抽样误差较大,故通常在单纯随机抽样样本量估算的基础上再增加1/2。

(5)多阶段抽样:多阶段抽样(multi-stage sampling)是指将抽样过程分阶段进行,每个阶段使用的抽样方法往往不同,即将以上抽样方法结合使用,其在大型流行病学调查中常用。其实施过程为:先从总体中抽取范围较大的单元,称为一级抽样单位(primary sampling unit,PSU)(如省、自治区、直辖市),再从每个抽得的一级单元中抽取范围较小的二级单元(县、乡、镇、街道)……以此类推,最后抽取其中范围更小的单元(如村、居委会)作为调查单位。

每个阶段的抽样可以采用单纯随机抽样、系统抽样或其他抽样方法。多阶段抽样可以充分利用各种抽样方法的优势,克服各自的不足,并能节省人力、物力。多阶段抽样的缺点是在抽样之前要掌握各级调查单位的人口资料及特点。

(四)资料收集

现况研究收集资料的方法有两种,一种是采用调查表方法收集相关信息,另一种是应用各种检查方法获得研究对象某些特征性指标,如血压值、血糖值、血清特异性抗体等。

调查表是现况研究收集资料的主要手段。多数现况研究需要对病因进行初步探索,因此需在调查表中体现被调查对象有关暴露情况的调查项目,包括个人生活习惯、遗传因素及环境因素等的暴露情况。调查表设计的质量对研究结果有重要影响,因此,一份好的调查表常常需要在设计过程中反复斟酌,不断修改完善。

1.调查表设计原则

①项目完全,该有的项目一个也不能少;②不过于烦琐,不该有的项目一个不多;③文字

表达准确、简单、易懂、易回答。

2.调查表的类型

(1)按调查表的设计分类：①开放式调查表，又称为问答式或填空式调查表，即由调查者提出问题，调查对象自由回答。其特点是调查气氛随和，能调动被调查者积极性，能够获得较为丰富的信息，但是可能会出现答非所问现象，同时不易标准化和统计分析。②封闭式调查表，又称选择式调查表，即给应答者的回答予以明确的限制，通常用"是"与"否"来回答。其特点是项目明确，不易跑题，且研究者易于进行资料整理和分析，但缺点是当所设立的答案不确切时，可能会出现随意答题现象。③复合式调查表，它是上述两种问卷的结合，一方面将一个问题可能出现的多种答案均给出，由应答者选出符合自己的情况的几项；另一方面对一些数量化的资料可由应答者直接填写，如开始吸烟的年龄、平均每日吸烟量等。

(2)按获取信息的方法分类：①面访调查表，要求调查员对研究对象进行个别访谈；②信访调查表，通过邮局邮寄或直接送达研究对象，由研究对象自行填写；③电话采访调查表，由调查员通过电话采访调查对象相关信息并填写成一份完整的调查表；④自填式调查表，即由调查员组织调查对象，集中发放调查表，由调查对象自我填写后在规定时间内交回。

3.调查表的结构

调查表包括四个部分。①项目说明与调查表的标题：以简洁的导语说明此次调查的目的、意义、有关事宜和保密承诺，获得调查对象的知情同意。标题应能够说明此次调查的主题。②一般项目：包括研究对象的姓名、性别、年龄、出生年月、出生地、职业、文化程度、经济收入等。一般项目是为了保证分析项目填写完整、正确，便于核查、补填和更正而设置的，通常不直接用于分析。③调查的主要内容：这是调查研究的实质部分，主要包括调查对象与所研究疾病或健康状况有关的经历、特征或状态，应有统一的疾病诊断标准。④调查者项目：包括调查者姓名、调查时间等，由调查者填写，有助于查询和明确调查员的责任。

4.对调查员进行培训

现况研究需要一批训练有素、责任心强、实事求是的调查员，才能收集到可靠的原始资料，因此对选定的调查员应进行统一培训，使调查员能够进行"标准化"调查。具体培训内容：①学习疾病调查的有关理论知识、调查方法与检测技术；②培养工作责任心；③训练询问技巧与对群众的组织宣传工作；④强调调查资料的可靠性；⑤努力做到不遗漏调查对象，提高应答率，随时分析影响应答的原因。

(五)资料的整理与分析

对现况研究所获得的资料，应先仔细检查这些原始资料的完整性和准确性，填补缺项、漏项，对重复的予以删除，对错误的予以纠正。对疾病或某种健康状态已明确规定好的标准进行归类、核实，然后可按不同空间、时间以及人群中的分布进行描述。现况研究通常只是在某一特定时点或时期内对特定人群进行调查来收集该人群中每一个个体的暴露(特征)与疾病的资料，在资料分析时则可进一步将人群分为暴露人群和非暴露人群或不同水平的暴露人群，比较分析各组间疾病率或健康状况的差异；也可将调查对象分为患病组和非患病组，评价各因素(暴露)与疾病的联系。现况研究资料的整理步骤主要有：

(1)先仔细观察这些原始资料的完整性和准确性，对原始资料进行检查与核对，并进行逻辑检错，以提高原始资料的正确性。

(2)根据研究目的将原始资料归纳分组、列表，例如划分组别、制定整理表和统计表等。

（3）对于连续变量的数据，了解数据的分布类型；对于非正态分布的数据，进行适当的数据转换以求转换后数据呈正态或近似正态分布。如果数据仍呈非正态分布，可以考虑将数据转换成分类变量进行统计分析，或者采用非参数统计分析方法。连续资料可计算平均数和标准差等指标。

（4）分类资料可计算各种率，常用现患率、阳性率、检出率等。在结果分析时，为了便于不同地区的比较，常采用率的标准化方法。

（5）应用流行病学的原理与方法，采用分类、分析、综合、比较和各种归纳推理方法，通过单因素分析和多因素分析的方法来研究分析暴露因素与疾病或健康状况的关联。其中，分析时可采用两种不同的思路：①以是否暴露为分组依据进行比较分析研究；②以是否患病为分组依据进行比较分析研究。

（六）资料分析应该注意的问题

资料分析应该注意的问题如下：

（1）调查资料的可比性。各比较组之间，除了研究因素外，其他相关因素之间均衡可比。例如，要比较甲乙两地某病现患率的差别时，就要求两地人口的年龄构成要基本一致，否则就不具有可比性。如果两地的人口年龄构成不同，则必须进行率的标准化，然后再对标化率进行比较。

（2）患病率的影响因素。患病率的高低除了与发病率有关外，还受许多因素影响，如病程的长短、诊断水平和报告率等，资料分析时，还应注意探讨并说明是否存在这些影响患病率的因素。

（3）结果的解释。现况研究所具备的特征决定了其在确定暴露与疾病的因果联系上受到限制，即只能作为病因研究的线索或假设，至于暴露与疾病之间因果联系的推断，必须进一步用分析性研究或实验性研究等流行病学方法进行验证。

三、现况研究的常见偏倚及其控制

偏倚的种类很多，一般分为三类：选择偏倚、信息偏倚和混杂偏倚。现况研究常见的偏倚有无应答偏倚、幸存者偏倚、回忆偏倚、调查偏倚和测量偏倚等。

（一）选择偏倚

这类偏倚主要见于样本不能代表所要研究的总体，即样本代表性差时就会产生选择偏倚。此类偏倚产生的主要原因是：调查过程中，主观选择研究对象，即选择研究对象具有随意性，将随机抽样当作随意抽样，从而可能破坏了调查对象的代表性。控制方法是切实执行随机化原则，严格按照抽样设计方案选择调查对象。（1）无应答偏倚：调查对象不合作或因种种原因不能或不愿意参加调查，从而降低了应答率所造成的偏倚。若应答率低于 75% 就较难以调查结果来估计整个研究对象的状况。控制方法是针对造成无应答的不同原因采取相应的措施，降低无应答率。例如在调查前加强宣传、动员，激发调查对象的兴趣等。（2）幸存者偏倚：在现况研究中，调查对象均为幸存者，无法调查死亡者，因此不能概括某病的实际现况，带有一定的局限性和片面性。控制方法是对死者家属或了解其病情的人进行调查，获得相关信息。

（二）信息偏倚

在研究实施过程中，获取研究所需的信息时产生的系统误差。信息偏倚可以来自研究对象、调查人员,或者测量的仪器和设备等。(1)回忆偏倚:询问调查对象有关问题时,由于种种原因回答不准确从而引起报告偏倚或调查对象对过去的暴露史或疾病史等回忆不清,特别是健康的调查对象由于没有疾病的经历,而容易将过去的暴露情况遗忘,导致回忆偏倚。控制方法是尽避免回忆比较久远的情况。(2)调查偏倚:调查员有意识地深入调查某些人的某些特征,而不重视或马虎对待其他一些人的这些特征而导致的偏倚,则称为调查偏倚。控制方法是调查前对所有调查员进行统一培训,在调查中统一标准、统一认识、统一方法。(3)测量偏倚:在资料收集、患病等情况的测量中由于测量工具、检测方法不正确,化验技术操作不规范等可导致测量偏倚。控制方法是在调查前和调查过程中不定期对测量仪器进行校准,统一检验方法,制定统一操作规程。

(三)混杂偏倚

在临床流行病学研究中,由于一个或多个混杂因素的影响,歪曲了研究因素和疾病之间的关联,从而错误地估计了两者之间的真实联系。在现况研究中,也要注意混杂因素的存在及其影响程度。

四、现况研究的优缺点

(一)优点

(1)现况研究所需时间短,花费少,比较容易实施。

(2)现况研究可以弥补常规报告资料的不足。

(3)现况研究的样本来自一般人群,而不是到医院就诊的患者,研究结果有较强的推广意义。

(4)现况研究可以一次观察多种疾病及多种相关暴露因素。

(5)现况研究的调查群体内有自然形成的同期对照组,使结果具有可比性。

(二)缺点

(1)现况研究调查时疾病与暴露同时存在,不能直接估计某种致病因素和某病的确切因果联系,即难以区分病因在先还是疾病在先。

(2)因为现况研究调查某一点或一段时间的患病情况,所以只能得到现患率,不易得到发病率。

(3)现况研究不适于调查患病率很低的疾病及其影响因素,因为所需要的样本量很大。

(4)现况研究要求调查在短时间内完成,调查时间一般不宜超过一个月,以使在调查期间所研究的疾病或因素相对稳定不变,但由于调查时间较短,尤其对于大型调查,所获得的资料不够详细可靠。

第三节　现况研究的实例

以无锡市城市社区人群 2 型糖尿病患病现况调查为例。

一、研究目的与类型

该研究的目的是"了解和掌握中国城市社区自然人群 2 型糖尿病患病特点和主要影响

因素"。研究类型是现况研究。

二、研究对象与抽样方法

研究目标人群是江苏无锡市 20 岁以上社区自然人群。采用整群抽样方法,按照居住区内无别墅区、高校家属区、机关家属区和贫民区等特定人群,属普通居民区,以及近 5 年内无城市建设拆迁规划的原则,选择无锡市城区 2 个行政区域(崇安区和北塘区)内的 2 个街道,分别为通江街道和北大街街道,从中抽取 4 个居委会。凡在被选社区内居住满 1 年及以上(包括 1 年)的 20 岁以上居民全部列为调查对象。抽取的 4 个居委会有户籍人口居民基数为 13575 名,实际调查 10810 名,男性为 4389 人,女性为 6421 名,性别比例为 1:1.46,应答率为 80.05%。

三、研究内容和资料的收集、整理与分析

研究内容包括个人一般信息、糖尿病、高血压、冠心病、高血脂、脑卒中、患病史,糖尿病、高血压家族史,吸烟饮酒史、饮食习惯、体力活动(分为职业性和休闲性以及工作紧张)等。问卷调查按照预先告知、检查结果返回,如有患病及时指导就医的原则开展。体检由培训合格的调查员逐一对调查对象测量血压、脉搏、身高、体重、腰围、臀围,并将结果及时记录在调查表中,同时一律用真空负压管抽取调查对象早晨空腹静脉血 5ml,采集的血样保存于专用保温箱,并于 2h 内送达实验室检测。实验室检测时,检测人员接到血样后,立即对血样离心处理,随后将血清用日立 7020 全自动生化仪测定血糖,方法为己糖激酶(HK)参比法。

调查结果显示(表 6-3),20 岁以上人群糖尿病粗患病率为 10.20%,标化患病率为 6.78%,其中现患标化患病率为 4.66%,男女无差异($P>0.05$);新发标化患病率为 2.12%,占总患病率的 26.75%,男性高于女性($P<0.01$);空腹血糖受损标化患病率为 1.85%,男女无差异($P>0.05$)。

表 6-3 社区 2 型糖尿病患病率及性别分布

性别	调查人数（人）	现患糖尿病		新发糖尿病		合计糖尿病		空腹血糖受损	
		例数（例）	患病率（%）	例数（例）	患病率（%）	例数（例）	患病率（%）	例数（例）	患病率（%）
男	4389	329	7.50	143	3.26	472	10.75	109	2.48
女	6421	479	7.46	152	2.37	631	9.83	164	2.55
合计	10810	808	7.47	295	2.73	1103	10.20	273	2.53
标化			4.66		2.12		6.78		1.85
χ^2 值			0.005		7.74		2.38		0.06
P 值			>0.05		<0.01		>0.05		>0.05

在年龄分布方面(表 6-4),以 5 岁为一个年龄组进行分析,现患糖尿病、新发糖尿病和空腹血糖受损随着年龄的增加而上升($P<0.01$),35 岁以上人群糖尿病患病率为 11.20%,现患率为 8.26%。

表 6-4 社区 2 型糖尿病患者年龄分布

年龄组（岁）	调查人数（人）	现患糖尿病		新发糖尿病		空腹血糖受损	
		例数（例）	患病率（%）	例数（例）	患病率（%）	例数（例）	患病率（%）
<30	559	0	0.00	4	0.72	4	0.72
30～34	471	0	0.00	3	0.64	5	1.06
35～39	637	6	0.94	6	0.94	2	0.31
40～44	846	17	2.01	19	2.25	8	0.95
45～49	977	48	4.91	26	2.66	25	2.56
50～54	1417	63	4.45	29	2.05	36	2.54
55～59	1499	86	5.74	43	2.87	36	2.40
60～64	1126	128	11.37	46	4.09	39	3.46
65～69	1037	139	13.40	38	3.66	46	4.44
70～74	999	135	13.51	27	2.70	26	2.60
75～79	787	129	16.39	26	3.30	29	3.68
80～84	321	48	14.95	19	5.92	10	3.12
≥85	120	8	6.67	8	6.67	6	5.00
不详	14	1	—	1	—	1	—
合计	10810	808	7.47	295	2.73	273	2.53
R 值			0.84		0.9		0.87
P 值			<0.01		<0.01		<0.01

据表 6-5 可知，随着 BMI 体质指数的增加，现患糖尿病、新发糖尿病和空腹血糖受损患病率都升高，在超重和肥胖人群中上述糖尿病患病情况均高于人群平均水平。

表 6-5 糖尿病在不同 BMI 人群中的分布

BMI	现患糖尿病			新发糖尿病			空腹血糖受损		
	调查人数（人）	现患病例（例）	患病率（%）	调查人数（人）	现患病例（例）	患病率（%）	调查人数（人）	现患病例（例）	患病率（%）
<18.5	496	21	4.23	498	8	1.61	498	2	0.40
18.5～23.9	496	372	6.68	5580	105	1.88	5580	90	1.61
24.0～27.0	3068	252	8.21	3064	104	3.39	3064	92	3.00
≥27.0	1583	159	10.04	1583	74	4.67	1583	88	5.56
不详	92	4	—	85	4	—	85	1	—
合计	10810	808	7.47	10810	295	2.73	10810	273	2.53
R 值			0.99			0.97			0.97
P 值			<0.01			<0.05			<0.05

　　表 6-6 所示,现患糖尿患病病率排在各种职业前 3 位的是离退休人员、从事家务人员和农民,新发糖尿病患病前 3 位的是从事家务人员、离退休人员和教师,空腹血糖受损患病前 3 名的是离退休人员、待业人员和其他职业人员。

表 6-6　社区 2 型糖尿病患者职业分布

职业	现患糖尿病			新发糖尿病			空腹血糖受损		
	调查人数（人）	现患病例（例）	患病率（%）	调查人数（人）	现患病例（例）	患病率（%）	调查人数（人）	现患病例（例）	患病率（%）
工人	1450	53	3.66	1448	33	2.28	1448	25	1.73
农民	90	6	6.67	91	1	1.10	91	1	1.10
离退休	5881	635	10.80	5876	189	3.22	5876	197	3.35
金融财务	195	1	0.51	195	6	3.08	195	2	1.03
医务人员	67	2	2.99	68	0	0.00	68	0	0.00
科技人员	179	7	3.91	179	2	1.12	179	1	0.56
行政管理	382	15	3.93	382	10	2.62	382	6	1.57
商业服务	472	10	2.12	473	4	0.85	473	4	0.85
教师	98	3	3.06	97	3	3.09	97	0	0.00
学生	63	0	0.00	63	1	1.59	63	0	0.00
从事家务人员	242	19	7.85	242	8	3.31	242	2	0.83
待业	941	32	3.40	941	20	2.13	941	19	2.02
其他职业	693	21	3.03	692	17	2.46	692	14	2.02
不详	57	4	—	63	1	—	63	2	—
合计	10810	808	7.47	10810	295	2.73	10810	273	2.53
χ^2 值			148.91			16.65			33.71
P 值			<0.01			<0.05			<0.01

四、研究结论

　　本次研究提示,糖尿病与年龄、职业等因素有关;超重、肥胖人群中 2 型糖尿病和空腹血糖受损明显高于正常人群;高血糖和肥胖关系密切。无锡市糖尿病患病状况较严重,应针对高危人群开展综合防治工作。

第四节　生态学研究

一、生态学研究概述

(一)概念

生态学研究(ecological study)又称为相关性研究(correlative study),是描述性研究的一种类型,它是以人群或社区为基本单位收集和分析资料,进行暴露与疾病关系分析的研究。疾病测量的指标可以是发病率、死亡率等,暴露也可以用一定的指标来测量,例如不同地区人群的烟草消耗量。生态学研究能通过描述不同人群中某因素的暴露与疾病频率来分析该因素与疾病的关系,但无法得知个体的暴露与效应(疾病)间的关系,例如城市机动车数量的增长与居民肺癌发病率之间的相关性分析。生态学研究是从许多因素中探索病因线索的一种方法,然而提供的信息是不完全的,只是一种粗线条的描述性研究。

(二)用途

生态学研究可以从整体角度提供病因假设的线索。生态学研究通过对人群中某疾病的频率与某因素的暴露状态进行研究,可分析该暴露与疾病之间分布上的关联,提供与疾病发生有关的线索,从而产生病因假设,故生态学常常被广泛应用于慢性病的病因学研究,例如,研究空气污染与肺癌的关系、脂肪摄入量与乳腺癌的关系等。

生态学研究可以初步评价干预措施的效果。如在某人群中推广低钠盐,然后比较推广低钠盐前后人群平均钠摄入水平的变化与人群平均血压值的变化趋势,以评价低钠盐干预的效果。

生态学研究可以应用于疾病监测。在疾病监测工作中,可应用生态学研究来评估监测疾病的发展趋势,为制定疾病预防与控制的策略提供依据。例如,在 1959—1966 年期间,由于发现哮喘死亡与支气管扩张剂销售量同步增长,英格兰和威尔士于 1968 年停止无处方的支气管扩张剂的销售,使哮喘死亡率明显下降。

二、生态学研究的类型

(一)生态比较研究

生态比较研究(ecological comparison study)是生态学研究中应用较多的一种方法,指比较不同人群中某因素的平均暴露水平和疾病频率之间的关系,即比较不同暴露水平的人群中疾病的发病率或死亡率有何区别,了解这些人群中暴露因素的频率或水平,并对疾病的发病率或死亡率做相关分析,从而为病因探索提供线索。例如,通过生态比较研究发现大肠癌在发达国家比发展中国家更常见,可提示人们饮食习惯和环境污染是否与大肠癌发病有关。

(二)生态趋势研究

生态趋势研究(ecological trend study),连续观察一个或者多个人群中平均暴露水平的改变和某疾病的发病率、死亡率变化的关系,或者通过比较暴露水平变化前后疾病频率的变化情况,来判断某因素与某疾病的联系。如心血管病的 MONICA 方案实施结果发现,人群的吸烟率、血压平均水平、血清胆固醇水平的变化与心血管病的发病率和死亡率的变化有显著的相关关系;又如某地在实施了结肠癌序贯筛检等综合防治措施后,十余年的结直肠癌死亡率曲线有一个明显的下降趋势,提示这一综合措施在降低大肠癌死亡率方面是有效的。

(三)混合型研究

在实际实施过程中,常常将上述比较研究与趋势研究两种类型混合使用。生态学研究资料不需要特别的方法。一般在生态学研究中,也可计算相对危险度(RR)、人群归因危险度(PAR)等指标来进行分析。

三、生态学研究的优点与局限性

(一)优点

生态学研究常常可应用于常规资料或现成资料的研究,因而节省时间、人力、物力,很快得到结果。

生态学研究可以综合评价采用多种措施的某项干预规划对人群中疾病的影响。

生态学研究可以发现在个体水平研究中不易发现的意外结果。

对于个体的暴露剂量无法测量的情况,生态学研究是唯一可提供选择的研究方法。如空气污染与肺癌的关系,由于个体的暴露量目前尚无有效的方法测量,故一般采用生态学研究。

当研究的暴露因素在一个人群中变异范围很小时,很难测量其与疾病的关系。这种情况下,更适合采用多个人群比较的生态学研究,如饮食结构与某些癌症的关系研究。

在疾病监测工作中,应用生态学趋势研究可估计某种疾病发展的趋势。

(二)局限性

生态学谬误(ecological fallacy)是生态学研究最主要的缺点。它是由于生态学研究以各个不同情况的个体"集合"而成的群体(组)为观察和分析的单位,以及存在的混杂因素等原因而造成研究结果与真实情况不符。例如,各个国家的淀粉类、脂肪类食物的消耗并不等于实际摄入量,如果在群体水平上分析食物种类消耗量与乳腺癌、胃癌的关系,由此推论"不同种类食物的消耗量不同会影响个体的这两类癌症的发病或死亡的概率",可能会出现生态学谬误。因此,生态学研究发现的某因素与某疾病分布的一致性,可能是两者之间的真正联系,也可能两者间毫无关系。在对生态学研究的结果做出结论时应慎重。

生态学研究缺乏控制混杂因素的能力。生态学研究主要是利用暴露资料和疾病资料之间的相关来解释两者之间的关联性,因此无法在这样的研究中将潜在的混杂因素的影响分离出来。人群中某些变量,特别是有关社会人口学及环境方面的一些变量,易于彼此相关,即存在多重共线性问题,从而影响对暴露因素与疾病之间关系的正确分析。

生态学研究难以确定两变量之间的因果联系。例如,在某些生态学研究中发现口服避孕药与良性乳房疾病危险性呈负相关,这可能是由于患者被诊断出该病后而不再服用避孕药的结果。

生态学研究是非时间趋势设计,疾病与因素的时间关系不易确定,一般采用第二手的常规资料,疾病或暴露水平测量准确性相对较低。

四、生态学研究实例

大气污染是影响人类健康的主要环境危害因素之一。在公认的大气污染物中,颗粒物

［包括可吸入颗粒物（PM10），细颗粒物（PM2.5）］与人群健康效应的联系最为密切。下面是一个具体研究的实例，见图 6-1。

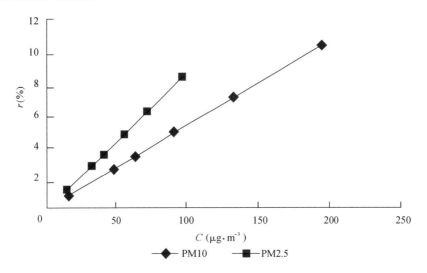

图 6-1　大气 PM10、PM2.5 浓度和日总死亡数百分比变化

　　本研究对上海市 A 城区 2002 年大气 PM10、PM2.5 污染与居民日死亡数进行了时间序列的相关分析。时间为 2002 年 1 月 1 日—2003 年 1 月 20 日，于一年四季采样并计算 PM2.5 24h 平均浓度，采用 Poisson 广义相加模型对上海市 A 城区大气 PM10、PM2.5 的日平均污染浓度与居民日死亡数进行相关回归分析，并控制了时间长期趋势、气象、季节、一周日效应等混杂因素的影响。研究结果发现当大气 PM10、PM2.5 浓度上升 $10\mu g/m^3$ 时，总死亡数分别上升 0.53%（0.22%～0.85%）、0.85%（0.32%～1.39%）。因此，该研究提示大气粗、细颗粒物污染具有潜在的急性人群健康危害，所以降低大气粗、细颗粒物污染的暴露水平能够明显减少非意外总死亡率。

小　　结

　　本章主要介绍了描述性研究的概念、分类、特点和作用，横断面研究的基本概念、研究类型、用途、研究设计与实施、数据分析的基本方法，生态学研究的基本概念、类型及用途等。描述性研究主要用来描述人群疾病或健康状况及暴露因素的分布情况，是流行病学研究方法中最基本的方法。横断面研究包括普查和抽样调查两种类型，两种类型有不同的研究特点。人群调查抽样研究有五种基本抽样方法、样本含量的估计和资料收集方法。生态学研究主要包括生态比较研究和生态趋势研究，生态学研究最主要的缺陷是生态学谬误。

（马依拉、陈坤）

第七章 病例对照研究

病例对照研究是流行病学研究中最基本的方法之一,是探索病因的常用方法。与队列研究相比,病例对照研究所需耗费的时间和费用一般较少,是罕见患者群研究的常用方法。临床医生可以将医院内就诊患者作为研究对象,因而,其成为临床流行病学中常用的研究方法。本章主要从病例对照研究的概念、类型、特点、设计步骤、资料的整理和分析、优缺点以及实例等几方面对病例对照研究进行介绍。

第一节 病例对照研究的概述

一、病例对照研究的概念

病例对照研究(case-control study)首先选择目标人群中符合研究纳入标准的、患某种疾病的患者为病例组,选择未患该病或正常人作为对照组,回顾两组研究对象既往的暴露信息,比较两组人群间暴露率的差别,分析暴露因素与疾病之间是否存在联系。如有统计学联系,再计算病例组与对照组的暴露优势比(odds ratio,OR),用以估计暴露与疾病的联系强度。由于病例组和对照组的暴露信息往往通过研究对象的回顾获得,故其又称为回顾性研究(retrospective study)。

病例对照研究是一种从果到因的研究方法,其基本原理见图 7-1。

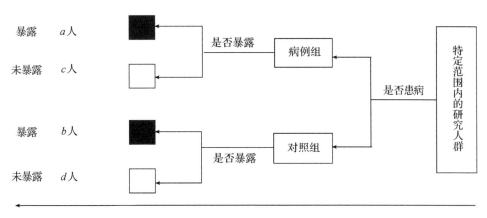

回顾性收集数据资料

图 7-1 病例对照研究的基本原理

在病例对照研究中,研究者主要关心的是病例组和对照组中某些因素的暴露比例,即为 $a/(a+c)$ 和 $b/(b+d)$(图 7-1)。一般而言,如果 $a/(a+c)$ 显著大于 $b/(b+d)$,则说明该暴露因素可能是该疾病的危险因素;如果 $a/(a+c)$ 显著小于 $b/(b+d)$,则可以认为该暴露因素可能是保护性因素。需要注意,一次病例对照研究可以调查多个暴露因素。因此,若只知道某一暴露因素的 $a/(a+c)$ 显著大于 $b/(b+d)$,并不意味着该因素就是我们所寻找的病因,也许其他因素(未找到的或尚未进行调查的)才是致病因素。

二、病例对照研究的类型

根据目标人群的类型,一般可将病例对照研究分为两种,即以人群为基础的病例对照研究(population-based case-control study)和以医院为基础的病例对照研究(hospital-based case-control study)。前者的目标人群为自然人群,研究对象是符合纳入标准的某种疾病的确诊病例和正常人对照;后者的目标人群可以理解为一个特殊人群,即普通人群中凡有病即会来研究所在医院就诊的人群,而对照则为患有非研究疾病的其他患者。

根据病例和对照的匹配情况,可将病例对照研究分为病例与对照不匹配和病例与对照匹配两种类型。

病例与对照不匹配是指分别在研究设计所规定的病例和对照人群中,抽取一定数量的研究对象,一般对照组的人数不少于病例组的人数,另外没有其他特殊的限制与规定。在研究时,应分析两组的某些特征是否存在显著性的差别(均衡性检验)。该类型主要用于遗传流行病学和基因组流行病学。

病例与对照匹配,可以分为频数匹配和个体匹配。匹配(matching)是指对照组的某些特征或因素与病例组保持一致,这样两组进行比较时可以排除匹配因素的干扰。频数匹配(frequency matching)是指匹配的因素在病例组和对照组中所占的比例一致,如病例组中男女性人数相等,80% 是农民,对照组也应该如此。个体匹配(individual matching)是指病例组和对照组以个体为单位进行匹配。每一个病例配一个对照,即为 1∶1 匹配,而一个病例匹配 R 个对照,即为 1∶R 匹配。

三、病例对照研究的特点

(一)根据研究对象是否患有某种疾病分组

病例对照研究是根据研究对象在研究开始时是否患有所研究的疾病,将其分为病例组和对照组。通常在一个普通人群中,病例组的人数相对较少,而对照组的人数非常巨大,故在实际工作中引入了抽样调查的方法。病例组可以是研究人群中的全部病例,也可以是其中的一个随机样本;对照组则通常根据患者的特征从同一目标人群中随机选择一个样本。

(二)是一种从果到因的研究方法,难以证实因果关系

在病例对照研究中,研究者先获得观察的结果,然后再追溯引起这种结果的原因,因此是一种从果到因的研究方法,这样一来,暴露和疾病发生的时间先后顺序难以确定,从而病例对照研究难以证实因果联系。如在对肝癌患者的研究过程中,发现肝癌患者的 HBsAg 的阳性率高于对照组,但由于本研究采用的是病例对照研究方法,不能确定 HBsAg 感染与肝癌的发生顺序,难以证实因果关系。但如果多次病例对照研究的结果存在关联的一致性,则

可作为因果假设验证的证据。

(三)不能计算研究人群的发病率

由于病例对照研究在研究开始时将研究人群分为病例组和对照组,再测量并比较两组间各因素的暴露比例,因而不能计算人群中所研究疾病的发病率。

(四)研究对象由已患有研究疾病的个体和未患有研究疾病的个体组成

在病例对照研究中,研究对象是目标人群中符合研究纳入标准的患某病的患者与未患该病或未患病的对照者,对照可以根据研究目的的不同进行选择。

(五)特别适合罕见病的研究

病例对照研究往往对研究对象的数量没有太大的要求,相对省力、经济,且研究过程中的实施工作也相对比较简便,所以特别适合罕见病的研究。在病例数目一定的情况下,病例对照研究可以扩大对照数目,从而提高研究效率,所以病例对照研究有时甚至是人群罕见病因果研究的唯一手段。

(六)所需时间一般较短

虽然病例对照研究的时间跨度可以很大,甚至可达数十年,但由于暴露资料可通过直接调查患者和对照,让其回忆过去的暴露情况而获得,因此整个研究所需的人力、物力、财力和时间大为节省,研究效率较高,一般调查完成即可获得数据,无须随访,所以开展病例对照研究所需要的时间一般较短。

第二节　病例对照研究的设计

一、明确研究目的和研究方法

根据所研究疾病的分布状况以及已知的相关因素,结合文献,提出该疾病的病因假设。假设要求明确具体。研究假设决定研究目的,根据病例对照研究的特点,可用于检验病因假设,也可用于广泛地探索病因。

选择病例对照研究类型时需要基于本研究的目的,如果研究目的是广泛探索疾病的危险因素,可以采用病例与对照不匹配或频数匹配的方法,这样不影响对匹配因素的评价。如果研究的是罕见病,或可得到的病例数很少(<50 例),则可选择个体匹配的方法,以提高研究的统计效率。按照 Pitman 效率递增公式:$2R/(R+1)$ 计算,1∶1 配对的效率为 1,1∶2 时为 1.3,1∶3 时为 1.5,1∶4 时为 1.6,R 越大,效率越高。但是随着 R 的增加,效率增加的幅度可能小于工作量增加的幅度,一般说来,R 值不宜超过 4。

二、病例的选择

(一)病例的选择原则和来源

病例选择的原则是病例组须代表总体(即产生患者的目标人群)中该病的全部病例。

病例的来源:①病例来自医院,可以是一个或几个医院,甚至是某个区域内的全部医院的住院或门诊已明确诊断的病例。一般这种方法比较经济、省力,研究对象容易配合工作,但这种方法带来的问题是病例的选择可能会出现选择偏倚(selection bias)。②病例来自一般人群,包括社区的监测资料(如疾病发病或死亡的登记报告资料)、普查、人群中的一个随机样本资料等。这种资料代表性好,但不易操作,实际工作中有时难以覆盖到全部的调查对象,且调查对象的配合度不高。

(二)病例的定义

不是任何类型的患者,或同一类型的任何病例都可以进入病例组,组成病例组的病例必须有明确的定义。病例的定义涉及两个方面,即疾病的概念定义和疾病的执行定义。

疾病的概念定义由疾病诊断的条件和标准组成,尽量采用国际通用标准或国内统一的诊断标准,以便和其他研究进行比较。明确疾病的概念定义主要是为了:①防止疾病的错误分类,从而保证研究病例的均衡性;②防止非病例由于误诊而进入病例组,导致研究的病例组稀释,降低研究的效率。

疾病的执行定义是为了判断患所研究疾病的患者中哪些人可以成为合适的病例,所选取的病例应有一定的代表性,且具有暴露于研究因素的可能性。例如,研究某个城区的大肠癌危险因素,则须将来自郊区的大肠癌病例排除在病例组之外。再比如,若研究设计中要求采用新发病例作为研究对象,则在研究开始时的现患患者就不应加入到病例组中。在研究猪肉摄入和某些疾病的关系时,由于宗教信仰不吃猪肉或者本身不吃猪肉的患者就不能纳入到研究中,以免产生偏倚。

(三)病例的类型

病例对照研究通常有如下三种类型的病例可供选择,这三种类型的病例各有优缺点。

1. 新发病例

新发病例(incident case)指研究期间发生并明确诊断的病例。由于从发生到诊断而进入研究的时间甚短,因此,具有下述优点:①新发病例是研究期间内的全部合格病例,不受存活因素的影响;②由疾病引起的变化,如体内代谢产物、生活方式等的改变,不会被误认为是研究疾病的病因;③由于疾病刚刚发生,回忆暴露史比较容易、准确、可靠;④重要的混杂因素信息容易获取。但是,采用新发病例也有缺点,比如对于发病率低的疾病,需要等待较长时间以获得所需数量的病例;对于难以明确发病时间的慢性疾病,新发病例的确定也较困难。

2. 现患病例

现患病例(prevalent case)指人群中已确诊患有某病的患者。对于这种患者,由于患者患病时间较长,其生活方式、心理状态及行为可能发生改变,此时,暴露与疾病发生的前后顺序无法区分,这是采用现患病例必须要注意的问题。另外,现患病例对暴露史回忆的可靠程度要低于新发病例,且也有可能将疾病的后果误认为疾病的病因。然而,获取足够数量的现患病例需要的时间较短,费用也较低,因而在研究罕见疾病病因时常用现患病例作为研究对象。

3. 死亡病例

死亡病例(death case)指研究中在收集暴露史之前已死亡的病例。一种是在没有办法的情况下,作为一个快速的探讨性研究(类似于预试验),或者有关的暴露因素有很详细的历史资料(如病案记录等),才采用死亡病例作为研究对象。另一种采用死亡病例的情况是:当研究人群中的现患病例不足或者已死亡者在暴露分布上与现患病例有严重差别。死亡病例的暴露资料收集往往通过调查死者家属或查阅历史资料而获得。但死亡病例由于是亲属提供信息,准确性较差。在这种情况下,应首先对现患病例或者新发病例自身获得的资料与从其家属或用其他方法获得的资料进行一致性评估,只有不同途径获得的同一内容的资料一致或有高度的相关性,使用死亡病例才不至于降低研究结果的真实性。

三、对照的选择

(一)对照选择的目的和原则

选择对照组的目的是估计在产生病例的人群中暴露的分布情况,避免选择偏倚,缩小信息偏倚,缩小未知或者不能准确测量的变量引起的混杂偏倚,在符合真实性要求和逻辑限制的条件下使统计学的把握度达到最大。因此,选择对照的首要条件是必须从产生病例的总体人群,即可以代表这个病例的源人群(source population),而不是不可能发生该病的人群中选择。

对照选择的原则:①代表性。代表性是指选择的对照要能代表目标人群,即产生病例的人群。②可比性。可比性是指除研究因素(暴露因素)以外,其他有关因素在病例组与对照组间的分布应一致,如年龄、性别等。然而,如果在资料分析阶段能对混杂因素进行控制的话,即使这些因素在比较组间存在差异,也不会影响研究的真实性。③对照需要排除那些与研究疾病或者研究因素相关的其他疾病,如肺癌和支气管炎均与吸烟相关,故在研究过程中不能互为对照。

尤其要注意的是,在以医院为基础的病例对照研究中,对照组所代表的人群往往不能识别,因为其代表的是一组如果患有所研究疾病就一定会去治疗的人群,在选择对照组的时候,应该限制为那些与所研究的暴露没有关联的其他疾病的患者。因此,在以医院为基础的病例对照研究中对照选择原则如下:①对照应由尽可能多的病种组成,以防止某种病种过多而该病种又可能与所研究疾病危险因素相同从而造成偏倚;②不选择当前患有多种疾病的患者;③避免选择所患疾病的影响因素与研究的暴露因素有关的患者;④选择新发患者,避免暴露因素受到病程长短的影响。

(二)对照的来源

首先,要明确对照理论上的来源。前面谈过,病例对照研究是一个固定队列中的全部(或其中一个样本)病例与未患所研究疾病的一个代表性样本之间的比较研究。问题的关键是这个固定队列人群是如何定义的。一般有两种定义方式:①固定人群是指一个普通(一般、自然)人群,如某地区的全体居民。在这种情况下,病例组是这个自然人群中的全部病例或其中一个代表性样本,而该自然人群中未患某病的一个随机样本则是很好的对照组,即所谓的人群对照。这种研究方法,称为以人群为基础的病例对照研究,在这种情况下,容易保证病例和对照来自同一个人群,代表性好,但是实施调查可能较为困难,无应答率较高。②固定人群不是一个自然人群,例如,以医院的住院患者作为病例组时,则产生这组病例的人群,可能不一定是在地域范围等方面相同的自然人群,也就是说,产生病例的人群是根据病例的定义来确定的。此时,选择医院的其他患者就比较合适,更能代表产生病例的人群,这种对照方式称为医院对照。这种研究方法,则称为以医院为基础的病例对照研究。在这种情况下,对照容易选取,研究对象较为配合,应答率和回忆的质量都较高。但这种研究方式最大的缺点是代表性差,选择对照的时候应遵循以医院为基础的病例对照研究中的对照选择原则。

　　总之,首先应弄清楚什么是产生病例的人群,然后再决定采用什么样的对照来源。对照的具体来源很广泛,如亲属、邻居、兄弟姐妹、配偶和朋友等,应根据需要选择对照的类型。选择亲属作为对照,其优点是可比性和合作程度较好,调查容易实施;选择邻居作为对照,则有助于控制社会经济地位的混杂作用;选择配偶作为对照则主要考虑控制环境的影响。有时候可选择不同来源的多个对照,以增加研究结果的可靠性。

四、暴露的确定

　　病例对照研究关心的是疾病的危险因素,着重于比较和评价组间各种危险因素的暴露水平。暴露可以是外源性的,也可以是内源性的。

　　在测量暴露与疾病的联系时,暴露的执行定义将影响对暴露与疾病之间联系的评价。例如,定义是否饮酒时,某研究者将其定义为每日至少饮酒一次并持续 6 个月以上为饮酒;而另一研究者则定义为每周饮酒一次以上并持续 6 个月者为饮酒,那么他们的研究结果肯定不一样。因此,对每一种暴露因素必须有严格的定义,尽可能地采用国际或国内统一的标准,以便相互比较。在自行定义暴露因素时,应对其进行详细的说明。

五、样本量的确定

(一)样本量的影响因素

　　(1)研究的暴露因素在对照组中的暴露率为 p_0,暴露率越低,研究所需要的样本量越大;

　　(2)预期的该因素效应强度,即相对危险度 RR 或是比值比 OR,关联强度越大,研究所需的样本量越小;

　　(3)假设检验第一类错误的概率 α,即检验的显著性水平,α 取值越小,说明本研究的精确度越高,所需的样本量也越大;

　　(4)检验效能($1-\beta$),亦称为把握度,β 为假设检验第二类错误的概率,把握度越大,则所需的样本量也越大。

　　在实际研究中,p_0 和 $RR(OR)$ 一般可通过查阅文献而获得,如果没有可用的文献资料,可采用预调查的方法获得。α 和 β 的值则由调查者根据研究需要确定,一般 α 取 0.05,β 取 0.10。

(二)样本量的计算

　　病例对照研究的样本大小通常采用公式计算,但根据病例和对照的配比情况,应采用不同的公式。

　　1.成组病例对照研究且病例与对照样本数相等时

$$n=\frac{2\overline{p}\,\overline{q}(Z_a+Z_\beta)^2}{(p_1-p_0)^2} \tag{7-1}$$

其中:

$$p_1 = \frac{p_0(RR)}{1+p_0(RR-1)}$$

$$\bar{p} = 0.5 \times (p_1 + p_0)$$

$$\bar{q} = 1 - \bar{p}$$

式中：p_1 为病例组的暴露率；p_0 为对照组的暴露率；Z_α 和 Z_β 分别是与 α 和 β 值相对应的标准正态分布分位数，可查表 7-1 得到。

表 7-1　标准正态分布的分位数表

α 或 β	Z_α（单侧检验） Z_β（单侧和双侧检验）	Z_α（双侧检验）
0.001	3.09	3.29
0.005	2.58	2.81
0.010	2.33	2.58
0.025	1.96	2.24
0.050	1.64	1.96
0.100	1.28	1.64
0.200	0.84	1.28
0.300	0.52	1.04

也可以通过查表 7-2 直接得到 n。

表 7-2　病例对照研究的样本量（未匹配、两组人数相等）

RR	p_0						
	0.01	0.10	0.20	0.40	0.60	0.80	0.90
0.1	1420	137	66	31	20	18	23
0.5	6323	658	347	203	176	229	378
2.0	3206	378	229	176	203	347	658
3.0	1074	133	85	71	89	163	319
4.0	599	77	51	46	61	117	232
5.0	406	54	37	35	48	96	194
10.0	150	23	18	20	31	66	137
20.0	66	12	11	14	24	54	115

（Schlesselman，1982）

例如，拟进行一项病例对照研究，研究吸烟与喉癌的关系，预期吸烟者发生喉癌的相对危险度是 4.0，人群吸烟率为 20%，设 $\alpha=0.05$（双侧），$\beta=0.10$，估计样本量 n。

先求得 p_1：

$$p_1 = \frac{p_0(RR)}{1+p_0(RR-1)} = \frac{0.2 \times 4.0}{1+0.2 \times (4-1)} = 0.5$$

$$\bar{p} = 0.5 \times (p_1 + p_0) = 0.5 \times (0.5 + 0.2) = 0.35$$
$$\bar{q} = 1 - \bar{p} = 1 - 0.35 = 0.65$$

再用公式 7-1 求得 n：

$$n = 2\bar{p}\bar{q}(Z_\alpha + Z_\beta)^2 / (p_1 - p_2)^2 = 2 \times 0.35 \times 0.65 \times (1.96 + 1.28)^2 / (0.5 - 0.2)^2 = 53$$

即每组需要调查 53 人。

如查表 7-2，得 $n = 51$。

2. 成组病例对照研究且病例与对照样本数不相等时

若病例数：对照数 $= 1 : c$，则需要的病例数：

$$n = (1 + 1/c)\bar{p}\bar{q}(Z_\alpha + Z_\beta)^2 / (p_1 - p_2)^2 \tag{7-2}$$

其中：

$$\bar{p} = (p_1 + cp_0)/(1 + c)$$
$$\bar{q} = 1 - \bar{p}$$

式中 p_1 的计算同公式 7-1。对照数 $= c \times n$。

例如，拟进行一项病例和对照比为 $1 : 4$ 的病例对照研究，研究吸烟与喉癌的关系，预期吸烟者发生喉癌的相对危险度是 4.0，人群吸烟率为 20%，设 $\alpha = 0.05$（双侧），$\beta = 0.10$，估计样本量 n。

$$\bar{p} = (p_1 + cp_0)/(1 + c) = (0.5 + 4 \times 0.2)/(1 + 4) = 0.26$$
$$\bar{q} = 1 - \bar{p} = 1 - 0.26 = 0.74$$

再用公式 7-2 求得 n：

$$n = (1 + 1/c)\bar{p}\bar{q}(Z_\alpha + Z_\beta)^2 / (p_1 - p_2)^2$$
$$= (1 + 1/4) \times \frac{0.26 \times 0.74 \times (1.96 + 1.28)^2}{(0.5 - 0.2)^2}$$

则需要病例组 28 人，对照组 112 人。

3. $1 : 1$ 匹配设计

关于 $1 : 1$ 匹配资料的样本量的计算详见第十章。

4. $1 : R$ 匹配设计

关于 $1 : R$ 匹配资料的样本量的计算详见第十章。

六、资料的收集

资料收集的方法多种多样，如查阅已有的记录资料，包括医院病案资料、健康体检资料、出生死亡证明等；各种指标的测量，包括检测患者的体液标本、生物检测、环境测量；问卷调查，包括面对面调查、电话调查、信访等。需要注意的是，病例对照研究中不管是用询问方式还是实验室检测或复查等方式收集的资料，都应是发病之前的病例组与对照组各自过去某些因素的暴露史，即在疾病发生之后去追溯假定的病因。目前病例对照研究中最常用的方法就是问卷调查，在制定问卷的时候，应根据研究需要，确定调查内容，通常涉及被调查者的人口统计学特征、行为生活方式、工作环境、生活环境、社会心理因素、家庭史、疾病史等方面。

第三节　病例对照研究资料的整理和分析

一、病例对照研究资料的整理

(一)原始资料的核查

收集的原始资料必须要逐一进行核查、修正、验收、归档等,尽可能保持资料的完整和高质量。对于不完整的、不符合要求的资料,应尽量予以补充和校正。

(二)原始资料的录入

收集的资料经过适当的编码,输入计算机。为了保证资料录入的准确性,一般采用双录入的方法,并在录入后进行逻辑查错。如对于住院患者来说,其住院日期一定是早于出院日期的,在数据录入后应对其进行核实,如果出现异常情况,应追溯到原始资料,核实后修改数据。

二、病例对照研究数据分析的一般步骤

(一)统计描述

1. 描述研究对象的一般特征是指对研究对象的人数以及一般特征的构成进行描述,包括病例组和对照组的性别、年龄、职业、出生地等的分布。在进行频数匹配时应描述匹配因素的频数比例,以检验所得资料是否符合原始设计的比例要求。

2. 均衡性检验比较病例组和对照组除了研究因素之外的其他特征或因素是否相似或齐同,以判断两组之间的可比性。对于两组间确有显著差异的因素,在分析时应考虑其对其他因素影响的可能。

(二)统计推断

描述暴露与疾病关联强度的常用指标是相对危险度(RR)。相对危险度是指暴露组的发病率与非暴露组的发病率之比,故又称之为率比(RR),其在队列研究中方可求得,具体方法详见第八章。在病例对照研究中,由于不能计算发病率(或死亡率)而不能直接求得该指标,因而用比值比(OR)来代替。比值比是在病例对照研究中表示疾病和暴露之间关联强度的指标,又称作优势比、交叉乘积比。因此,病例对照研究资料的统计推断主要是计算比值比的大小。比值(odds)是指某事件发生概率与不发生概率之比。在病例对照研究中,病例组的暴露比值为

$$\frac{a/(a+c)}{c/(a+c)} = \frac{a}{c} \qquad (7-3)$$

对照组的暴露比值为:

$$\frac{b/(b+d)}{d/(b+d)} = \frac{b}{d} \qquad (7-4)$$

比值比即病例组的暴露比值与对照组的暴露比值之比。

$$比值比(OR)=\frac{病例组的暴露比值}{对照组的暴露比值}=\frac{\frac{a}{c}}{\frac{b}{d}}=\frac{ad}{bc} \qquad (7\text{-}5)$$

OR 的数值范围为从 0 到无穷大的正数,其数值大小的意义与 RR 相同,即 $OR=1$ 说明暴露与疾病危险无关联;$OR>1$ 说明疾病的危险度增加,即暴露与疾病之间为正关联;$OR<1$ 说明疾病的危险度减少,即暴露与疾病之间为负关联。在病例对照研究中,OR 值与真实的 RR 值是存在差别的,要想使两者近似相等,需要符合以下两个条件,其一是疾病在人群中的累积发病率(或死亡率)较低(小于 5%);其二是所选择的研究对象具有较好的代表性。

(三)成组病例对照研究未分层资料的分析

在病例对照研究中,对每一个暴露因素的资料均可归纳成四格表的形式,见表 7-3。

表 7-3　成组病例对照研究未分层资料整理表

暴露情况	病例组	对照组	合计
有	a	b	n_1
无	c	d	n_0
合计	m_1	m_0	n

例如,在 Stewart 对母亲孕期腹部 X 线照射史与出生儿童患癌症关系的研究中,病例组选择的是患癌症死亡的儿童,而对照组选取的是同年出生但未患有癌症的儿童,同时调查两组儿童的母亲孕期腹部有无经过 X 线照射。结果如表 7-4 所示。

表 7-4　母亲孕期腹部 X 线照射与儿童癌症关系的病例对照研究结果

(单位:人)

孕期腹部 X 线照射史	病例组	对照组	合计
有	178	93	271
无	1121	1206	2327
合计	1299	1299	2598

1.两组暴露率的统计学显著性检验

一般可用四格表的 χ^2 检验公式或校正的 χ^2 检验公式来检验病例组与对照组两组的研究因素的暴露率是否有差异及差异的显著性水平。χ^2 检验公式:

$$\chi^2=\frac{(ad-bc)^2 n}{(a+b)(c+d)(a+c)(b+d)} \qquad (7\text{-}6)$$

校正的 χ^2 检验公式:

$$\chi^2=\frac{(|ad-bc|-n/2)^2 n}{(a+b)(c+d)(a+c)(b+d)} \qquad (7\text{-}7)$$

将表 7-4 的数据代入 χ^2 检验公式:

$$\chi^2=\frac{(ad-bc)^2 n}{(a+b)(c+d)(a+c)(b+d)}=\frac{(178\times1206-93\times1121)^2\times2598}{1299\times1299\times271\times2327}=29.77$$

即病例组和对照组儿童的母亲孕期腹部 X 线照射史具有统计学差异。

2.计算暴露与疾病的关联强度

如上所说,病例对照研究中的暴露效应测量指标为 OR,其计算公式如式 7-5。将表 7-4 的数据代入式 7-5,得:

$$OR = \frac{ad}{bc} = \frac{178 \times 1206}{93 \times 1121} = 2.06$$

即孕期有 X 线照射史的母亲,其子女患有癌症的危险性是没有照射史的子女的 2.06 倍,提示母亲孕期腹部 X 线照射史与儿童患癌症有关,是儿童患癌症的危险因素。

3. OR 的可信区间

OR 值是一个点估计,不能全面反映总体 OR 值的情况,需要用样本 OR 值推测总体 OR 值所在的范围,即总体 OR 值的可信区间(confidence interval,CI)。OR 值的 95% 可信区间可以用以下两种方法进行计算。

(1)Miettinen 法:

$$OR_L, OR_U = OR^{1 \pm 1.96/\sqrt{\chi^2}} \tag{7-8}$$

式中:OR_L,OR_U 分别为 OR 的下限和上限。

在用该方法估计时,应用不做连续校正的 χ^2 值为宜,否则,可信区间的范围较宽。

(2)Woolf 法:

基本原理是比值比(OR)的对数(即 $\ln OR$)呈近似正态分布,因此,经对数转换后,可用正态分布的 95% 可信区间计算方法来估计。$\ln OR$ 的方差为

$$\mathrm{Var}(\ln OR) = \frac{1}{a} + \frac{1}{b} + \frac{1}{c} + \frac{1}{d} \tag{7-9}$$

$$\ln OR \text{ 的 } 95\% \text{ CI} = \ln OR \pm 1.96 \sqrt{\mathrm{Var}(\ln OR)} \tag{7-10}$$

应用表 7-4 的数据计算 OR 的 95% 可信区间,以 Miettinen 法为例:

$$OR_L, OR_U = OR^{1 \pm 1.96/\sqrt{\chi^2}} = 2.06^{1 \pm 1.96/\sqrt{29.77}}$$

$$OR_L = 2.06^{1 - 1.96/\sqrt{29.77}} = 1.59$$

$$OR_U = 2.06^{1 + 1.96/\sqrt{29.77}} = 2.67$$

OR 的 95% 可信区间是 1.59~2.67,不包括 1 在内,且大于 1,提示该项研究 $OR = 2.06$ 不是抽样误差造成的,认为母亲孕期腹部 X 线照射史可能是儿童患有癌症的危险因素。

4.归因危险度百分比和人群归因危险度百分比的估计

归因危险度百分比(attributable risk percent,ARP 或 AR%),又叫作归因分值(attributable fraction,AF)或病因分值(etiologic fraction,EF)。AR% 是指暴露者中由于该暴露所导致的危险性占总危险性的百分比。在病例对照研究中,AR% 估算为

$$AR\% = \frac{OR - 1}{OR} \times 100\% \tag{7-11}$$

将表 7-4 的数据代入:

$$AR\% = \frac{OR - 1}{OR} \times 100\% = \frac{2.06 - 1}{2.06} \times 100\% = 51.46\%$$

即在母亲孕期腹部有 X 线暴露史的儿童癌症人群中,51.46% 的癌症是由于其母亲孕期腹部有 X 线暴露所导致。

人群归因危险度百分比(population attributable risk percent,PARP 或 PAR%)是指人

群中某病的发病由于该研究因素所致的比例。在病例对照研究中 $PAR\%$ 计算公式为

$$PAR\% = \frac{p_\beta(OR-1)}{p_\beta(OR-1)+1} \times 100\% \qquad (7-12)$$

式中：p_β 为研究因素在人群中的暴露率，在本研究中，由于当时孕期母亲腹部 X 线照射率无法获得，而对照组的选择与暴露没有关联，所以，p_β 可用对照组的暴露率近似代替。将表 7-4 的数据代入：

$$PAR\% = \frac{p_\beta(OR-1)}{p_\beta(OR-1)+1} \times 100\% = \frac{(93/1299) \times (2.06-1)}{(93/1299) \times (2.06-1)+1} \times 100\% = 7.06\%$$

即如果人群中母亲孕期避免腹部受到 X 线照射，儿童癌症的发生率将减少 7.06%。

（四）成组病例对照研究分层资料的分析

为了分析或控制混杂因素的影响，常常需要按潜在的混杂因素分层后进行分析，即为分层分析。分层分析资料整理后如表 7-5 所示。

表 7-5　病例对照研究分层资料整理表

暴露情况	i 层		合计
	病例组	对照组	
有	a_i	b_i	n_{1i}
无	c_i	d_i	n_{0i}
合计	m_{1i}	m_{0i}	T_i

例如，在研究吸烟与胃癌关系时，发现吸烟是胃癌的一个危险因素，算得 OR 值为 2.54，为了进一步研究吸烟与胃癌的联系是否与性别相关，或者说性别是否为可能的混杂因素，可对其进行分层分析。可按性别分为两组，再分析吸烟与胃癌的关系，如表 7-6 所示。

表 7-6　吸烟与胃癌关系的病例对照研究结果

（单位：例）

是否吸烟	男性			女性		
	病例	对照	合计	病例	对照	合计
吸烟	153	420	573	11	62	73
不吸烟	45	231	276	102	866	968
合计	198	651	849	113	928	1041

1. 先将各层资料分别单独分析（见未分层资料的分析）

将表 7-6 的数据进行计算，可求得：

$$OR_男 = 1.87, \chi^2_男 = 11.26, P < 0.05; OR_女 = 1.51, \chi^2_女 = 1.44, P > 0.05$$

2. 同质性检验

分层分析方法一般都要基于各层是同质的，即要求各层的效应估计值相等。因此，在做分层分析之前应对各层的效应大小是否一致进行检验，判断各层之间的不一致是由于随机误差引起的还是固有的。同质性检验假设效应值在各层之间是同质的，同质性检验一般用 Wald χ^2 检验方法。公式如下：

$$\chi^2 = \sum W_i (\ln OR_i)^2 - \frac{(\sum W_i \ln OR_i)^2}{\sum W_i}, \gamma = 层数 - 1 \qquad (7\text{-}13)$$

式中：$W_i = \left(\dfrac{1}{a_i} + \dfrac{1}{b_i} + \dfrac{1}{c_i} + \dfrac{1}{d_i}\right)^{-1}$，$\ln OR_i$ 为各层 OR 的自然对数。

将表 7-6 的数据代入式 7-13 中：

$$\sum W_i (\ln OR_i)^2 = 12.615, \sum W_i \ln OR_i = 21.237, \sum W_i = 36.669$$

$$\chi^2 = \sum W_i (\ln OR_i)^2 - \frac{(\sum W_i \ln OR_i)^2}{\sum W_i} = 12.615 - \frac{21.237^2}{36.669} = 0.316, P > 0.05$$

结果表明层间 OR 值的差别无统计学意义，可进一步进行分层分析，计算合并 OR 值。

3. 计算合并 OR 值（OR_{MH}）并进行假设检验

计算合并 OR 公式如下：

$$OR_{MH} = \frac{\sum (a_i d_i / T_i)}{\sum (b_i c_i / T_i)} \qquad (7\text{-}14)$$

将表 7-6 的数据代入计算：

$$OR_{MH} = \frac{\sum (a_i d_i / T_i)}{\sum (b_i c_i / T_i)} = \frac{153 \times 231/849 + 11 \times 866/1041}{45 \times 420/849 + 102 \times 62/1041} = 1.79$$

对合并估计值 OR_{MH} 需要进行假设检验，可根据如下公式：

$$\chi^2_{MH} = \frac{[\sum a_i - \sum E(a_i)]^2}{\sum Var(a_i)} \qquad (7\text{-}15)$$

式中：$\sum E(a_i)$ 为 $\sum a_i$ 理论值，

$$\sum E(a_i) = \sum m_{1i} n_{1i} / T_i \qquad (7\text{-}16)$$

$\sum Var(a_i)$ 为 $\sum a_i$ 的方差，

$$\sum Var(a_i) = \frac{\sum m_{1i} m_{0i} n_{1i} n_{0i}}{T_i^2 (T_i - 1)} \qquad (7\text{-}17)$$

将表 7-6 的数据带入上式计算得出：

$$\sum a_i = 153 + 11 = 164$$

$$\sum E(a_i) = \sum m_{1i} n_{1i} / T_i = \frac{198 \times 573}{849} + \frac{113 \times 73}{1041} = 141.56$$

$$\sum Var(a_i) = \frac{\sum m_{1i} m_{0i} n_{1i} n_{0i}}{T_i^2 (T_i - 1)} = \frac{198 \times 651 \times 573 \times 276}{849^2 \times (849 - 1)} + \frac{113 \times 928 \times 73 \times 968}{1041^2 \times (1041 - 1)} = 39.93$$

$$\chi^2_{MH} = \frac{[\sum a_i - \sum E(a_i)]^2}{\sum Var(a_i)} = \frac{(164 - 141.56)^2}{39.93} = 12.61$$

自由度 $v = 1$，$P < 0.05$，表明求出的合并 OR 值 1.79 具有统计学意义。

4. 估计合并 OR 值的 95% 可信区间

计算合并 OR 值的 95% 可信区间公式如下：

$$OR_{\text{L}}, OR_{\text{U}} = OR^{1 \pm 1.96/\sqrt{\chi^2}} \tag{7-18}$$

将表 7-6 的数据代入到上式中，得：

$$OR_{\text{L}}, OR_{\text{U}} = 1.30, 2.47$$

即 OR_{MH} 95% CI 下限为 1.30，上限为 2.47。

该结果表明分层后的 OR_{MH} 为 1.79，较原先未分层的 OR 值 2.54 低，说明性别确实是一个混杂因素，其增加了吸烟与胃癌之间的联系，即导致了正混杂。

5.计算标准化优势比

如果在上述分析中，发现各层的人口学信息等构成很不一致或各层之间的 OR 相差较大，则总 OR 需要进行标准化处理，此时可计算 SMR，公式如下：

$$SMR = \frac{\sum a_i}{\sum \left(\dfrac{b_i c_i}{d_i} \right)} \tag{7-19}$$

本例中不需要计算标准化优势比，现仅为举例将表 7-6 的数据代入上式：

$$SMR = \sum a_i / \sum (b_i c_i / d_i) = \frac{153 + 11}{420 \times 45/231 + 62 \times 102/866} = 1.84$$

（五）病例对照研究等级资料的分析

病例对照研究中常常收集暴露因素的等级资料，对于这类资料，我们可以对其进行暴露因素与疾病的剂量反应关系分析，以增加判断暴露与疾病之间因果关系的证据。等级资料整理后如表 7-7 所示：

表 7-7　病例对照研究等级资料整理表

组别	暴露分级						合计
	0	1	2	3	4	……	
病例	$a_0 (= c)$	a_1	a_2	a_3	a_4	……	n_1
对照	$b_0 (= d)$	b_1	b_2	b_3	b_4	……	n_0
合计	m_0	m_1	m_2	m_3	m_4	……	n

在研究某厂职工饮酒习惯与脂肪肝的关系时，选取经 B 超诊断的 304 例脂肪肝患者作为病例组，并选取 540 名对照，资料整理如表 7-8 所示：

表 7-8　某厂职工不同饮酒等级情况

组别	饮酒量(g/日 × 年)						合计
	<200	200~400	400~600	600~800	800~1000	>1000	
病例(例)	73	73	50	34	26	48	304
对照(例)	259	134	83	31	18	15	540
合计(例)	332	207	133	65	44	63	844
OR 值	Ref	1.93	2.14	3.89	5.12	11.35	

1. 进行 χ^2 检验

对于等级资料,病例对照研究不仅需要检验暴露因素与疾病之间是否存在关联,还要检验不同暴露剂量的效应趋势是否具有统计学意义。首先应检验暴露因素与疾病之间的关系,采用 Pearson χ^2 检验,公式如下:

$$\chi^2 = T\left(\sum \frac{A^2}{n_R n_C} - 1\right) \tag{7-20}$$

式中:自由度 $v=$(行数-1)(列数-1),A 为表 7-7 中的 a_i、b_i,n_R 为表中的 n_1 或 n_0,n_C 为 m_i,T 为表中的 n。将表 7-8 中的数据代入上式:

$$\begin{aligned}
\chi^2 = 844 \times &\left(\frac{73^2}{332 \times 304} + \frac{73^2}{207 \times 304} + \frac{50^2}{133 \times 304} + \frac{34^2}{65 \times 304} + \frac{26^2}{44 \times 304}\right.\\
&+ \frac{48^2}{63 \times 304} + \frac{259^2}{332 \times 540} + \frac{134^2}{207 \times 540} + \frac{83^2}{133 \times 540} + \frac{31^2}{65 \times 540} + \frac{18^2}{44 \times 540}\\
&\left.+ \frac{15^2}{63 \times 540} - 1\right)\\
= &\,90.32
\end{aligned}$$

自由度 $v=5$,$P<0.05$,提示饮酒与脂肪肝的关系具有统计学意义。

2. 计算不同暴露剂量的 OR 值

一般来说,以不暴露或者是暴露等级最低的为参照组,计算其他不同暴露水平的 OR 值,每个暴露水平 OR 值的计算与以上的成组病例对照研究分层资料的分析相同。计算表 7-8 的数据,以<200(g/日×年)组为参照组,$200\sim400$(g/日×年)组、$400\sim600$(g/日×年)组、$600\sim800$(g/日×年)组、$800\sim1000$(g/日×年)组和>1000(g/日×年)组的 OR 值分别为 1.93、2.14、3.89、5.12 和 11.35,表明随着饮酒量的增加,其致脂肪肝的效应也在递增,呈现剂量反应关系。

3. 趋势性 χ^2 检验

进一步验证以上的剂量反应关系是否具有统计学意义,需要对数据进行趋势性 χ^2 检验。常用公式如下所示:

$$\chi^2 = \frac{\left[T_1 - (n_1 T_2 / T)\right]^2}{\mathrm{Var}(a_i)} \tag{7-21}$$

式中:

$$\mathrm{Var}(a_i) = \frac{n_1 n_0 (TT_3 - T_2^2)}{T^2(T-1)}$$

$$T_1 = \sum_{i=0}^{t} a_i X_i$$

$$T_2 = \sum_{i=0}^{t} m_i X_i$$

$$T_3 = \sum_{i=0}^{t} m_i X_i^2$$

X_i 的取值方法为第 i 暴露水平的 $X_i = i$;T 为表 7-7 中的 n。

将表 7-8 的数据代入上式,得:

$$T_1 = \sum_{i=0}^{t} a_i X_i = 73 \times 1 + 50 \times 2 + 34 \times 3 + 26 \times 4 + 48 \times 5 = 619$$

$$T_2 = \sum_{i=0}^{t} m_i X_i = 207 \times 1 + 133 \times 2 + 65 \times 3 + 44 \times 4 + 63 \times 5 = 1159$$

$$T_3 = \sum_{i=0}^{t} m_i X_i^2 = 207 \times 1^2 + 133 \times 2^2 + 65 \times 3^2 + 44 \times 4^2 + 63 \times 5^2 = 3603$$

$$\mathrm{Var}(a_i) = \frac{n_1 n_0 (TT_3 - T_2^2)}{T^2(T-1)} = \frac{304 \times 540 \times (844 \times 3603 - 1159^2)}{844^2 \times (844-1)} = 464.09$$

$$\chi^2 = \frac{[T_1 - (n_1 T_2/T)]^2}{\mathrm{Var}(a_i)} = \frac{(619 - 304 \times 1159/844)^2}{464.09} = 87.52$$

自由度 $v = 5$，$P < 0.05$，说明饮酒量与脂肪肝发生之间的剂量反应关系具有统计学意义。

本例中先对资料进行 $R \times C$ 的 χ^2 检验，比较病例与对照的饮酒量分布是否存在差异，只有存在差异的情况下，才可继续进行趋势 χ^2 检验，以探索饮酒量与脂肪肝发生之间的剂量反应关系。

(六)病例对照研究配比资料的分析

病例对照研究配比资料的分析详见第十章。

第四节　病例对照研究常见偏倚及其控制

偏倚是指由于各种因素的影响，研究结果与真实值之间存在的系统差别。研究设计、实施，以及资料收集、分析等阶段均有可能产生偏倚。关于偏倚详见第四章。在病例对照研究中，主要的偏倚(选择偏倚、信息偏倚和混杂偏倚)都可能发生。

在选择偏倚中，病例对照研究一般会发生入院率偏倚、现患病例-新发病例偏倚、检出症候偏倚、时间效应偏倚等。为控制这些偏倚的影响，在研究的设计阶段，采用随机原则选择研究对象，病例的选择尽量分布在多家医院以及医院相应的多个科室中；在确定病例的纳入标准时，应进行明确规定，如果条件允许，可明确病例为新发病例；对于检出症候偏倚的控制，则一般需要延长收集病例的时间，使检出病例的某些因素的暴露趋于正常；而对于慢性病的病例对照研究中出现的时间效应偏倚，则考虑采用尽量敏感的早期检测技术进行诊断，并计划足够长的观察期来减小偏倚。

在信息偏倚中，由于病例对照研究是一个回顾性的研究，回忆偏倚是最为常见也难以避免的，因为暴露史主要依靠被调查者的回忆获得，一些复杂烦琐的问题很难正确回忆。因此，在调查过程中可以选择客观指标或者不易被人忘记的重要指标进行调查，同时加强询问的技巧和方式，或调查知情人和家属等。此外，病例对照研究中也常常会出现报告偏倚和调查偏倚，对于这种情况应在研究一开始，就对研究对象说明研究的目的和意义，并告知研究对象所有信息都会保密。在调查询问时，可采用敏感问题调查技术，如随机化回答技术等；调查时可以采用盲法调查，并对调查员进行严格规范的训练，统一调查方式。

对于混杂偏倚，在选择研究对象时应对可能存在的混杂因素进行限制；可将混杂因素作为匹配因素对病例和对照进行匹配，确保其在病例组和对照组中保持一致，以消除混杂因素对结果的影响；在分析资料时，可以采用分层分析方法和多因素分析方法予以控制。

第五节　病例对照研究的优点及其局限性

一、病例对照研究的优点

(一)特别适用于罕见病的研究

罕见病的人群发病率低,如果采用队列研究等方法,则需要一个很大的观察样本或等待很长的时间,才能观察到足够多的病例,满足统计分析的需要。这在实际工作中,常常是不可行的。而病例对照研究在研究开始时,病例已经发生,只要找到足够的病例数,或通过增加对照的数量来满足样本量的要求即可进行研究。

(二)相对省时、省力、经济,且易于组织

病例对照研究需要的研究时间较短,人力、物力、财力均比较节省,因此容易得出结果。

(三)一般不会出现失访

由于病例对照研究属于回顾性研究,不需要随访,失访的情况一般不会出现。

(四)一次研究可以探讨多个因素与一种疾病的关系

病例对照研究可以同时研究多个因素与某种疾病的关系,虽然横断面研究等方法也有此特点,但其一般不能提供任何因果关联的证据。对病因未明疾病的致病因素或危险因素的探索,应当首选病例对照研究方法。

(五)对研究对象多无损害

因为病例对照研究是回顾性研究,在获取暴露信息时,通过研究对象的回忆获得,且病例组的研究对象已经发病,对其多无损害。

二、病例对照研究的局限性

(一)检验病因假说的能力不强

在病例对照研究中,信息的真实性难以确保,暴露因素与疾病的时间顺序难以判断,因此,其论证因果关系的能力不如队列研究强。

(二)不能确定暴露组与非暴露组的发病率

一般而言,病例对照研究不具备其目标人群的发病和人口学等背景资料,因此,无法计算按暴露和非暴露分组的发病率,而采用病例组和对照组的暴露比值来估计所研究疾病的危险度,即只能采用 OR 值估计 RR 值。

(三)不适用于人群中暴露比例很低的因素

在病例对照研究中,由于样本量与研究的暴露因素在对照组的暴露率 p_0 有关,如果暴露因素在人群中的暴露比例很低,则需要很大的样本量才能满足研究。

(四)易受偏倚的影响

当选择病例和对照不合理时,如病例组采用医院病例而对照组来自人群,或者采用的现

患患者年代久远而研究疾病的病死率又相当高,等等,均可导致研究对象缺乏代表性,从而产生选择偏倚。信息偏倚中以回忆偏倚和测量偏倚最易介入。回顾调查由于某种原因导致研究对象有倾向性回忆,会使研究结果失真,产生回忆偏倚。如对各项研究因素的定义不明确或测量尺度不合理则会产生测量偏倚。

第六节　实　例

一、研究背景

结直肠癌(CRC)居于常见肿瘤发病率和死亡率的第三位和第五位,大约每年有1360000例新患者被诊断为结直肠癌,同时有694000人死于该病。综合以往的研究发现,结直肠癌的发生是多因素、多步骤的作用过程,以往已对有关代谢酶基因的多态性、环境暴露因素与CRC的关系开展了广泛研究,但尚未有统一的结论。

陈坤等应用分子流行病学方法,以自然随访人群为研究对象,探讨 I 相代谢酶细胞色素 P450 氧化酶 CYP1A1 6235T/C、CYP1A2 734C/A、CYP2E1-1259G/C 和 CYP2E1-1019C/T 各位点多态性与 CRC 的关系,以系统阐明代谢酶基因型多态性与机体 CRC 遗传易感性的关系。

二、方法和结果

浙江省嘉善县是全国县级单位,当地 CRC 调整死亡率最高。1989 年 5 月 1 日至 1990 年 4 月 30 日在该地区进行 CRC 普查,并对普查人群建立基线资料,然后由当地工作人员进行随访。研究时,研究者将 1990 年 5 月至 2002 年 9 月间发生并曾参加 1989—1990 年普查的原发性 CRC 病例 140 例(结肠癌 57 例,直肠癌 83 例)作为病例组,对照在随访队列中随机选取 400 人,排除死亡 16 例和 CRC 患者 1 例,对照组共有 383 人。

通过 Logistic 分析得出表 7-9 所示结果:

表 7-9　I 相代谢酶 CYP 在病例和对照组人群中基因型和等位基因分布

基因	基因型	病例组(%)	对照组(%)	OR 值[*] (95%CI)
CYP1A1 6235T/C	TT	65(46.76)	122(35.88)	1.00
	CT	60(43.17)	165(48.53)	0.83(0.67~1.04)
	CC	14(10.07)	53(15.59)	0.79(0.63~0.99)[#]
	缺失值	1(—)	3(—)	
	C 等位基因	—(31.65)	—(39.85)	

续表

基因	基因型	病例组(%)	对照组(%)	*OR* 值* (95%CI)
CYP1A2 734C/A	CC	19(13.77)	47(13.82)	1.00
	CA	62(44.93)	133(39.12)	1.12(0.81~1.55)
	AA	57(41.30)	160(47.06)	0.99(0.80~1.23)
	缺失值	2(—)	3(—)	
	A 等位基因	—(63.77)	—(66.62)	
CYP2E1-1259G/C	GG	79(56.83)	209(61.83)	1.00
	GC	56(40.29)	121(35.80)	1.14(0.75~1.73)
	CC	4(2.88)	8(2.37)	1.28(0.36~4.52)
	缺失值	1(—)	5(—)	
	C 等位基因	—(23.02)	—(20.27)	
CYP2E1-1019C/T	CC	59(42.75)	164(48.38)	1.00
	CT	68(49.28)	156(46.02)	1.22(0.80~1.86)
	TT	11(7.97)	19(5.60)	1.47(0.64~3.37)
	缺失值	2(—)	4(—)	
	T 等位基因	—(32.61)	—(28.61)	

　　* 调整 *OR* 值(95%CI),采用非条件 Logistic 回归模型,经年龄、性别、BMI、吸烟、饮酒状况等因素的调整;

　　# 表示 *OR* 值有统计学意义,$P<0.05$;缺失值是指未能成功扩增目的基因片段、进行多态分析的个体数,等位基因频率以 1 个个体携带 2 个等位基因计算。

　　以相应的野生型基因为参照,采用非条件 Logistic 回归模型,并对年龄、性别、BMI、吸烟、饮酒等可能的混杂因素进行调整,分析杂合型和突变纯合型基因与 CRC 患病风险。如表 7-9 所示,仅在 CYP1A1 6235T/C 突变纯合型观察到了达到显著性统计学意义的保护效应($OR=0.79$;95%CI:0.63~0.99)。

　　表 7-10 为以 CYP1A 和 CYP2E 酶系采用分层分析方法分析基因—基因的联合效应。结果表明:在 CYP1A2 734A 等位基因存在时,CYP1A1 6235C 等位基因对 CRC 具有保护效应,并有统计学意义($OR=0.53$;95%CI:0.34~0.83)。表 7-11 对 CYP2E1-1259G/C 和 CYP2E1-1019C/T 的分层分析,没有观察到类似效应。

表 7-10　Ⅰ相代谢酶基因—基因联合效应分层分析(一)

基因 1	基因 2	病例数	对照例数	*OR* 值(95%CI)*
CYP1A2 734C/A	CYP1A1 6235T/C			
CC	TT	10	33	1.00

续表

基因 1	基因 2	病例数	对照例数	OR 值(95%CI)*
	TC+CC	9	14	1.66(0.46~6.00)
CA+AA	TT	54	89	1.00
	TC+CC	65	202	0.53(0.34~0.83)#
	缺失值	2	5	

表 7-11　Ⅰ相代谢酶基因—基因联合效应分层分析(二)

基因 1	基因 2	病例数	对照例数	OR 值(95%CI)*
CYP2E1-1019C/T	CYP2E1-1259G/C			
CC	GG	48	142	1.00
	GC+CC	11	20	1.34(0.57~3.12)
CT+CC	GG	30	67	1.00
	GC+CC	49	107	0.97(0.55~1.71)
	缺失值	2	4	

* 调整 OR 值(95%CI),采用非条件 Logistic 回归,经年龄、性别、BMI、吸烟、饮酒状况等因素的调整;

表示 OR 值有统计学意义,$P<0.05$;缺失值是指未能成功扩增目的基因片段,进行多态分析的个体数,等位基因频率以 1 个个体携带 2 个等位基因计算。

三、结论

CYP1A1 6235T/C 等位基因可影响机体 CRC 的遗传易感性,是 CRC 的保护因素,可以降低 CRC 的危险。

小　结

随着病例对照研究的应用范围越来越大,该方法已经成为流行病学研究重要方法之一。在探索疾病病因和危险因素,公共卫生和临床实践中的暴发调查、评价干预措施等方面,病例对照研究有着无可比拟的优势。病例对照研究的关键在于其设计阶段病例和对照的选择,只有经过严密设计,才能控制和减少选择偏倚。尽管如此,由于病例对照研究是回顾性研究,其局限性不能忽视也不可避免,所以,病例对照研究的结果解释也需要慎重。一方面,病例对照研究是一个从"果"到"因"的研究,暴露因素与疾病发生的时间顺序常常难以判定,暴露因素的水平也难以准确估计;另一方面,病例对照研究难以避免的选择偏倚和回忆偏倚,也会对研究的结果产生影响。为了更好地研究,学者们提出了各种衍生类型(巢式病例对照研究和病例队列研究等)以进一步推动分析性流行病学的发展。

(黄秋驰、陈坤)

第八章　队列研究

队列研究（cohort study）又称前瞻性研究（prospective study）、随访研究（follow-up study）和纵向研究（longitudinal study），它和病例对照研究同属于分析性流行病学研究的两个基本类型，主要用于检验病因假设。由于队列研究可以直接观察暴露状态与疾病结局发生的关联，所以，所获得的证据级别要高于病例对照研究。

第一节　队列研究的概述

一、概念

如图 8-1 所示，队列研究是将范围明确的一组研究人群根据其是否暴露于某因素或暴露于该因素的不同水平分为两个或多个亚组，然后随访一定时间，观察和比较组间疾病或研究结局发生率的差异，以检验暴露因素对疾病或研究结局发生的影响。

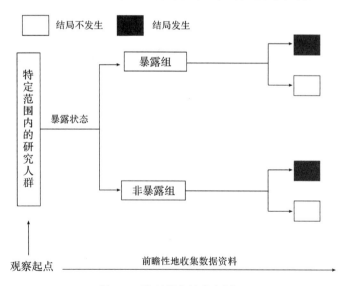

图 8-1　队列研究的基本原理

暴露（exposure）指研究对象曾经接触过某种因素，或具备某些特征，或处于某种状态。暴露因素即为这些因素、特征或状态，如性别、年龄、遗传基因、吸烟、饮酒等。暴露因素亦称研究变量，它既可以是有害的，也可是有益的。如果暴露因素能使不良结局发生的概率增加，则为危险因素（risk factor）；相反，如果暴露因素能使不良结局发生的概率降低，则为保护因素。

二、类型

根据研究对象进入队列的时点及观察终止时点的不同,队列研究可分为三类,即前瞻性(prospective)队列研究、回顾性(retrospective)队列研究和双向性(ambispective)队列研究,基本原理和区别如图 8-2 所示。

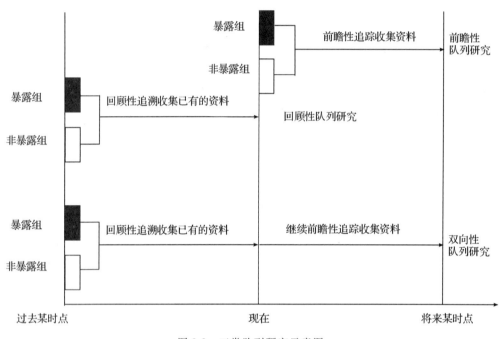

图 8-2 三类队列研究示意图

(一)前瞻性队列研究

前瞻性队列研究又称即时性或同步性(concurrent)队列研究。这种类型的队列研究的设计要点是研究对象的确定与分组是根据研究开始时(现在)的状态,研究的结局需要随访一段时间才能得到,这种设计是队列研究的基本形式。前瞻性队列研究最大的优点是研究者可以直接获得第一手资料,资料的偏倚较小,但随访观察时间较长,人力、物力和时间投入较大,影响可行性。

(二)回顾性队列研究

回顾性队列研究又称历史性或非同步性(non-concurrent)队列研究。该研究的设计要点是在研究开始时暴露和疾病均已发生,研究者不需要像前瞻性队列研究那样等待疾病或死亡的发生。这种设计方法完全依赖于对暴露和疾病的历史记录分析,故历史资料的完整性和真实性决定了这一研究方式的可行性及研究结果的真实性。另外,由于研究者无法对资料最初的积累过程加以控制,并且有关重要的混杂因素的记录往往不全,会使结果产生偏倚。因此,此类队列研究虽然具有省时、省力和在短时间内获得研究结果的优点,但仅适用于历史资料记录完整、准确和可靠的情况。

(三)双向性队列研究

这种研究类型同时具有回顾性队列研究和前瞻性队列研究的性质。其特点是在研究开始时,暴露以及由此引起的短期效应已经发生(如肝功能损伤、先天畸形等),而与暴露有关的远期效应(如癌症、减寿等)尚未出现;或者,即使远期效应已经出现,但由于观察的样本量或人时数不够,需要在回顾性队列研究的基础上继续随访观察一段时间。这种特殊设计最适于评价对人体健康同时具有短期和远期效应的暴露因素。

三、队列研究的特点

(一)根据暴露自然存在的状态分组

队列研究是根据研究对象的每个个体是否暴露于某因素来分组的,而且研究者知道每个研究对象的暴露情况,属于观察法。这种暴露状态是自然存在的,这一点与实验性研究显著不同,后者是由研究者主动将受试者随机分配到处理组和对照组,对两组采用不同的干预措施。

(二)是由因到果的研究

队列研究根据暴露的水平进行分组。队列研究的结果能检验暴露与疾病间的因果关系。例如,在研究开始时测定了所有研究对象的血清胆固醇水平,然后随访一定时间,排除了随机误差和可能的偏倚影响后,仍发现低血清胆固醇者结直肠癌的发病率显著高于血清胆固醇水平正常者,则可做出低血清胆固醇水平与结直肠癌发生之间有关联的结论。由于血清胆固醇的测定在发病之前,故可以排除患病对血清胆固醇水平的影响,研究结果更有说服力。

(三)可计算研究人群的发病率

队列研究的对象不应当包括现患患者,为了在研究开始时排除现患患者,对一些常见的疾病,往往先进行一次横断面研究,同时可用来确定研究对象的暴露状态。之后,队列研究在一定时间内随访暴露组和非暴露组,收集随访期间出现的新发病例,由此计算发病密度、累计发病率以及归因危险度等指标。

(四)研究对象由现在还未患研究疾病但可能患病的个体组成

在队列研究中,被随访观察的每个个体都有可能成为研究疾病的病例。例如,在研究使用雌激素类药物与发生乳腺癌的关系时,不太可能发生乳腺癌的男性人群应被排除在研究对象之外。

(五)适合于罕见暴露因素与疾病关系的研究

研究分组时,如果遇到暴露率低的情况,可通过选择一组特殊暴露人群进行随访,观察其发病情况,这样可提高研究效率。

(六)需要随访

队列研究先有暴露状态(病因),然后要等待病例的出现。等待时间即随访时间,这段时间的长短取决于所研究疾病的潜伏期,或者说是从接触暴露因素到疾病发生的时间长短。

第二节　队列研究的设计与实施

一、明确研究目的

相对于描述性研究和病例对照研究,队列研究的论证强度更高,然而其时间、人力和财力的耗费也更高。在设计阶段,明确研究目的及相应的研究因素和效应指标(研究结局)是科学开展队列研究的必备过程。

(一)确定研究因素

研究因素即暴露因素,是根据研究目的,在参照前期或已有的描述性研究和病例对照研究结果的基础上确定的。暴露因素应明确规定测量的标准和(或)剂量水平,以及暴露的方式。由于队列研究的观察时间一般较长,暴露因素的测量需考虑时间效应,即可采用累积暴露量来表示暴露水平。暴露方式包括短期暴露或长期暴露、直接暴露或间接暴露、持续暴露或间隔暴露等。另外,应同时收集对研究结果具有混杂效应的其他因素和社会人口学特征因素,以获得客观、完整和深入的分析数据。

一般而言,在研究开始前首先必须给暴露因素一个明确的定义,如研究吸烟与肺癌的关系,首先必须明确什么是吸烟。常用的定义是将平均每天吸烟量达到一支以上、时间持续一年以上,或者将一年内吸烟总量达到 180 支以上者定义为吸烟。究竟如何定义暴露因素?一般要从定性和定量两个角度考虑。研究者可以通过查阅文献或请教有关专家,同时结合自己的研究目的、财力、人力和对研究结果的精确度要求等因素,综合考虑后对暴露因素进行定义。

(二)确定研究结局

研究结局即队列研究中需要观察的结果事件,也称结局变量,而不是研究观察期的终止。研究结局的确定应系统全面、客观具体。观察记录的结局变量既可以是终极结果(发病或死亡),也可以是一个连续变化过程的中间变量(如血清学指标的改变);既可以是定性的(发病或死亡)也可以是定量的(如血细胞计数)。在开展队列研究前,应对结局变量的测量设定统一标准,并且在研究实施过程中严格遵守。虽然队列研究往往只能研究一个暴露因素,但可以观察到多种结局发生。因此,在随访过程中,研究者也应收集非预期结局的发生情况。

正如前文所述,队列研究包括前瞻性、回顾性和双向性队列研究,如果在过去某段时间范围内,有关研究对象的暴露和结局发生的历史记录详细完整、准确可靠,则可以考虑开展回顾性队列研究;若历史记录完整,但从过去某个时间点至今,只观察到部分中间结局的发生,则应开展双向性队列研究。

二、确定研究现场和研究人群

(一)确定研究现场

在选择研究现场时,首先要考虑现场人群是否能反映总体人群的特征,其次所在地要有足够数量的符合入选标准的个体。另外,由于观察随访时间较长,为保证后期研究的顺利进行,也应考虑当地的经济和文化教育水平,选择领导重视、群众配合、医疗卫生条件较好和交通便利的地区。

(二)确定研究人群

在队列研究中,研究者要将现患患者和不可能患有所研究疾病的人排除,并且还必须根据研究的目的、暴露的定义等决定研究对象的入选标准。只有满足入选标准者才能被纳入研究。例如,吸烟与肺癌的队列研究,其研究人群的标准是:①汉族;②×城的居民;③开始随访时间为 2013 年;④年龄在 50～54 岁;⑤现在吸烟者或从未吸烟者;⑥还未患过肺癌者;⑦已戒烟者不作为研究对象。

队列研究的基本形式是将研究对象分为暴露组和非暴露组,同时也可根据研究对象的暴露水平差异,将暴露组进一步分为多个亚组(图 8-1)。

1. 暴露组

暴露组由暴露于研究因素的个体组成,其中暴露要有明确的定义,以免导致错分偏倚。

(1)选择暴露人群的原则:在选择暴露人群时,研究者要充分遵循以下原则:①暴露于某因素的人群业已自然存在或即将自然发生;②暴露组人员能提供可靠的暴露史,而且便于随访和观察。

(2)暴露组的来源:主要有自然(一般)人群和特殊人群。若暴露组来源于自然人群,则有以下特点:①用一般人群进行队列研究,则该人群是由暴露于某因素和不暴露于某因素的人组成的,即暴露组和非暴露组来自同一个人群。这种设计的对照组(非暴露组)又称内对照或同期对照。②这类研究能同时研究多种暴露与多种疾病之间的关系,这也是暴露组来自一般人群的最大优点。③这种来源的暴露和疾病(发病率)的资料通常是经个体调查和定期检查获得的,而不是根据历史记录来决定的,并且也可同时收集有关混杂因素的资料,因此,资料的准确性较高。但是,费用和随访的难度一般均较大,失访对研究真实性的影响较为严重。若暴露组来源于特殊人群,则有以下特点:①对于罕见的暴露因素如职业因素或特定环境因素,则应选取经历过这些特殊暴露的人群,如某种特殊职业人群,经受过某种特殊治疗或处理的人等。②采用特殊人群的优点在于:首先,特殊人群具有显著不同于一般人群的暴露特点和经历,因此,疾病在该队列中的发生频率应明显高于一般人群。例如,在石棉与肺癌的队列研究中,石棉厂工人发生肺癌的频率明显高于一般人群,使得随访研究易于进行。其次,特殊人群的暴露特征在一般人群比较少见,故可避免随访一般人群出现非暴露人数众多而暴露组人数不足的情况。因此,特殊人群队列适用于研究暴露因素在一般人群中频率较低的情况。再次,特殊人群的暴露和疾病资料往往有历史记录等资料,因此,易于随访,人力、物力和财力均可有所节省。最后,在进行队列研究时,为了便于有效地收集随访资料,还常选用医学会会员、工会会员等一些专业团体成员或群众组织成员作为研究对象,可以看作是一般人群的特殊形式。该人群常有相同的职业和经历,可增加其可比性。

2. 非暴露组(对照组)

非暴露组由尚未暴露于暴露因素的个体组成,如果同时研究几个因素,则非暴露组由没有暴露于其中任何一个因素的个体组成。

(1)选择非暴露人群的原则:队列研究设立非暴露(对照)组的目的是估计暴露所引起的发病水平。因此,选择非暴露组的原则是除暴露因素以外的其他与所研究疾病有关的因素,应与暴露组尽量相同,即暴露组与非暴露组之间要有可比性,其对研究结果的真实性影响较大。这里所说的可比性因素,是指与研究疾病有关的、暴露因素以外的因素;与研究因素无关的因素在比较组间可以有差异。

事实上,在队列研究中,要获得一个除暴露因素外其他方面均可比的非暴露组(对照组)几乎是不可能的。因此,应注意收集潜在的或已知的混杂因素的暴露情况,并在资料分析阶段加以有效控制。

(2)非暴露组的来源:可与暴露组来源于同一人群,即所谓的内对照;或以一般人群的发病率或死亡率与暴露组进行比较,即所谓的一般人群对照;或选择一个没有暴露因素的特殊人群作为对照,即所谓的外对照;等等。内对照是由与暴露组在同一队列中没有暴露于研究因素的人群组成的。其优点是研究对象来自同一目标人群,基本上可以保证除暴露因素以外的其他因素在各组间的可比性,因而也可以排除其他未知潜在混杂因素的影响。且暴露组和非暴露组同期进行随访观察,有利于随访和收集有关暴露和疾病的资料。内对照从科研设计角度来讲是最合理的,其研究结果对因果关系的解释也最有力。一般人群对照是在某些情况下,队列研究在形式上没有设立对照组,而常常将暴露组实际观察到的死亡数(或发病数)与基于人群死亡率(或发病率)计算的预期死亡数(或发病数)比较,计算 SMR(或 SIR)。一般人群对照适用于暴露组中发病率(死亡率)极高或极低,而一般人群中暴露于研究因素的比例比较低。采用一般人群作为对照的优点是:基于一般人群(一般都很大)计算的发病率、死亡率等资料比较稳定和可靠;一般人群资料是现存的,不需要随访获得,可节约人力、物力和时间。但是,采用一般人群作为对照组要注意其与暴露组的可比性,即与研究因素有关的因素在分布上是否一致;一般人群中诊断和记录疾病的标准和方法是否与暴露组的一致;另外,采用一般人群作对照时的暴露组往往是某一特殊人群,此时应注意健康工人效应(health worker effect)的作用。外对照是指暴露队列以外的一组人群,其在许多方面与暴露组相似但不具有暴露因素的特殊队列。例如,选择一个石棉厂的工人作暴露组以研究石棉与肺癌的关系,则可从不接触石棉的、在其他方面均与该石棉工人队列相似的工厂人群作为对照。如果外对照在许多方面与暴露组显著不同,且这些因素又可能与所研究的疾病有联系,研究结果将很难解释。由于疾病的发病率可能随时间和地点而发生变化,故选择外对照时要注意时间、地区变化的影响。外对照比内对照差,但优于一般人群对照(可比性高,可克服健康工人效应等)。多重对照是指一个队列研究中可同时设立两个或两个以上的对照组。如在采用外对照的同时,又与一般人群进行比较,可增加研究结果推论时的可靠性。也可按不同暴露水平来分成几个亚组,如可将研究人群分为轻、中、重度吸烟和不吸烟几组进行随访观察,其优点是能够分析剂量—反应关系。

三、选择研究队列

按照随访开始后是否有新成员的加入和(或)随访成员的退出,可将研究对象分为固定队列和变动队列。

(一)固定队列

固定队列(fixed cohort)是指在时间和地点上都明确规定的一组人群,在研究开始后,既没有新成员加入到随访人群中,又没有人因为除发病、死亡以外的原因从随访人群中退出,即被随访的成员是固定的。

采用固定队列作为研究对象,首先,要注意一旦个体入选就不能因故从随访中丢失,如前述的例子,当一个随访对象离开了 X 城,也不应该将其从队列中排除出去;其次,由于研究开始后没有新成员加入,其队列的平均年龄随着随访时间的延长而增加;此外,由于发病或死亡,被随访的人数会逐渐减少。

(二)变动队列

变动队列(dynamic cohort)与固定队列相反,在整个随访过程中,有新成员的加入,也可有原有成员的退出。由于自然人群的特点是不断变动更新的,故采用变动队列进行研究,更符合自然人群的特点,且可使随访人群的某些特征如平均年龄等不发生或没有太大的变化。

此类队列研究,常通过计算每个个体所观察的人时(person-time)数,计算发病率(发病密度),具体的人时计算方法请参照第二章中相关内容。

四、样本量的估计

队列研究往往不可能把全部的暴露人群都包括在研究队列中,设计者通常从实际人群中抽取部分样本进行研究。因此应该考虑样本的大小和抽样的方法,抽样方法可参考现况研究。

在队列研究中,影响样本量大小的因素主要有:①一般人群中所研究疾病的发病率 p_0。②暴露组与对照组人群发病率之差(d):$d = p_1 - p_0$,p_1 是暴露组人群的发病率,p_0 是一般人群的发病率,代替对照组人群的发病率。样本含量与 d 成反比,d 值越大,所需要的样本含量则越小。③显著性水平:即 α 值(假设检验时的第一类错误概率),该值越小(显著性水平越高),所需要的样本量就越大,一般 α 取 0.05 或 0.01。④检验效能(power):即假设检验时能够避免假阴性的能力,又称把握度($1-\beta$),β 为假设检验时第二类错误出现的概率,要求的把握度越高,所需的样本含量越大,一般 β 取 0.10。另外,在确定样本含量大小时必须考虑以下两个问题:①暴露组与非暴露组的比例:一般采取 1∶1 的比例,要求对照组的样本含量不少于暴露组的样本含量。②研究对象的失访率:队列研究要求有一定随访时间,在这期间研究对象的失访是不可避免的,因此应适当增加样本含量。一般在公式计算的样本含量的基础上加 10% 作为实际研究的样本量。

可根据公式 8-1 分别估计暴露组和非暴露组所需要的人数或人时数。

$$n = \frac{\left(u_\alpha \sqrt{2\bar{p}\,\bar{q}} + u_\beta \sqrt{p_0 q_0 + p_1 q_1}\right)^2}{(p_1 - p_0)^2} \tag{8-1}$$

式中,p_1、p_0 含义前文已述,其中 $q_1 = 1 - p_1$,$q_0 = 1 - p_0$,$\bar{p} = (p_0 + p_1)/2$,$\bar{q} = 1 - \bar{p}$;u_α 和 u_β 分别为 α 或 β 水平的标准正态离差,可查阅正态分布表获得。

例如,用队列研究探讨人群饮酒与结直肠癌发生风险之间的关联研究。已知非暴露人群发生结直肠癌的发病率(p_0)为 0.0021,估计饮酒暴露的 RR 为 1.5,设 $\alpha = 0.05$(双侧),$\beta = 0.10$,求调查所需的样本量。

利用式 8-1 计算如下:

$$p_1 = RR \times p_0 = 1.5 \times 0.0021 = 0.0032$$
$$q_1 = 1 - 0.0032 = 0.9968$$
$$q_0 = 1 - 0.0021 = 0.9979$$

$$\bar{p}=(0.0021+0.0032)/2=0.00265$$
$$\bar{q}=1-0.00265=0.99735$$

查表得 $u_\alpha=1.96$；$u_\beta=1.282$。

将上述各项数值代入式 8-1 求 n：

$$n=\frac{(1.96\times\sqrt{2\times0.00262\times0.99735}+1.282\times\sqrt{0.0021\times0.9979+0.0032\times0.9968})^2}{(0.0032-0.0021)^2}\approx45600$$

即暴露组与非暴露组各需 45600 人。

五、资料的收集与随访

(一)资料收集

在队列研究的资料收集阶段,最主要考虑的因素是资料收集的准确性和完整性,主要包括暴露信息和结局资料的收集。

1.暴露信息

暴露信息的调查方法主要有查阅历史记录,针对研究对象本人或其他相关人员的访谈或问卷调查,对研究对象的体格检查和实验室检测,以及对研究对象工作或生活环境的调查和检测等。为了能够明确调查对象的暴露状态,在实际调查中应将各种方法有机结合、综合利用。

(1)历史记录:在一些队列研究中,历史记录(常保存于医院、工厂等)可以提供充足的暴露信息,此外还能提供一些社会人口学和混杂因素资料。在某些情况下,历史记录可能是队列研究资料来源的唯一可靠途径。使用历史记录有诸多优点,首先,历史记录能够提供队列内大多数成员的暴露状态信息;其次,由于暴露状态记录是在研究之前,所以能够避免因研究对象的错误分组而导致的偏倚。

(2)访谈或问卷调查:对于一些非常规登记的暴露资料,历史记录所提供的信息不能满足需要。例如,一些暴露因素的细节情况还需要收集,如暴露的等级情况,以及与研究结局有关的混杂因素,如饮食习惯、吸烟、体育锻炼等生活方式。在这种情况下,面对面的访谈或问卷调查对于资料收集极其有用,但要注意可能存在的偏倚。因为在调查过程中研究人员可能会对被调查对象产生诱导,被调查者本人也可能会按照自身的理解而向着研究者期望的方向回答。

(3)体格检查和实验室检测:对于某些暴露和感兴趣的研究因素,如血压和胆固醇水平,单凭医疗记录不能提供充分的信息,此时,需要进行体格检查和实验室检测,但要注意的是,只有对所有研究对象采用同样的检查方式和操作标准,才能确保获取客观无偏倚的资料。

(4)环境因素的直接测量:对于某种环境或职业暴露,研究对象本人通常无法了解其自身对环境污染物或工业有害物的暴露水平,此时依靠工作性质或与污染源的距离来评估暴露水平是最常采用的方法。如果需要确切了解职业或环境暴露水平,则必须进行直接测量。直接测量虽然能够确定目前或将来的暴露水平,但是如果具有健康危害效应的暴露水平发生在研究之前,而研究对象由于变动工作场所等原因改变了目前的暴露状态,就有可能导致对研究效应的错误判断。

在队列研究中,研究对象的暴露状态根据其进入队列时的暴露情况确定,但是在长期的随访过程中,个体或群体的暴露水平或暴露状态都有可能发生改变,如戒烟、调动工作、饮食习惯改变、工厂引进新的除尘通风设备等,这些改变都会导致暴露与效应关联的错误估计。因此,队列研究中应对研究对象的暴露情况进行阶段性重新评估或检测,了解其在整个随访过程中的暴露改变情况,在最后的分析阶段应对整个暴露采取综合考虑,以最终确定暴露与效应的因果关系。

2.结局资料

对于结局资料的收集,其目标就是在整个随访过程中获取每个研究对象的完整、可比和无偏倚的健康效应结局。结局资料的收集方法主要有常规死亡监测、阶段性健康检查等。在实际操作过程中,应将这几类来源的资料联合使用,以保证结局资料获取的完整性和可靠性。研究结局可以是发病或死亡等终点指标,也可以为各种检测或健康指标,不管以何种结果作为研究结局,在对暴露成员和非暴露成员做出结局判断时,都应采用客观标准和相同程序,以避免在两组结局的判断过程中出现偏倚。

对于致死率较高的疾病,队列成员的死亡结局仅从死亡证明即可获取。如果暴露因素的效应以死亡作为结局,那么死亡证明提供的信息是充足而可靠的,但是若以死因特异的死亡率作为研究结局,那么,死亡证明提供的死因信息的可靠性则明显降低,因为记录的死因信息可能会带有死者家属或医生的主观臆断。因此,还应尽可能收集其他的死因证明信息,如尸检结果、主治医师证明、住院记录等,以确保每个研究对象结局判断的正确性。

对于以非致死性终点作为研究结局的队列,研究结局主要通过医生的门诊记录、住院日志、基于人群的疾病登记资料等收集,也可以通过被调查者的自身报告获取。从被调查者自身获取结局资料的优缺点与通过问卷或访谈获取暴露信息的情况相同,为了避免因研究对象对研究目的的自我了解而产生报告偏倚,在问卷或访谈中还应增加额外的信息,如病理报告、住院记录等,以证明自我报告的准确性。

对于某些疾病来说,确切、可靠的结局信息只有通过阶段性体格检查才能获取。尽管这种资料的获取方法相对其他方法来说更费时、成本也更高,但是大大提高了结局判断的准确性和客观性。

(二)随访

随访是队列研究中一项十分复杂却又至关重要的工作,其目的是:①确定研究对象的状态,即明确率的分母信息;②确定终点事件的发生,即明确率的分子信息。在随访过程中获取每个研究对象完整的暴露因素和研究结局是队列研究面临的最大挑战。随访过程中研究对象的失访也是队列研究最主要的偏倚来源,对于失访的研究对象应尽可能弥补,对于未随访到的研究对象应分析其失访原因,以便估计研究结果产生的偏倚及程度。

1.随访开始时间

队列研究随访观察疾病的发病率或死亡率,要求有一个明确的随访开始时间和结束时间,以便计算人时数。如果每个研究个体进入暴露组或非暴露组被随访的时间不一致,则可能使计算的人时数失去意义。随访开始时间的一致并不是要求每个个体进入随访的时间是同一天,而是说,每个个体进入随访是在所研究的暴露与疾病的事件进程中的同一个时点上。例如,观察孕妇感染风疹与新生儿发生先天畸形的研究,其随访开始时间是怀孕期的开始之日,而每个被随访个体开始怀孕的日期则不一定都在同一天。

2. 随访时间

随访时间的长短,主要取决于以下两个方面:①需要观察到多少个病例才能排除机会的作用(随机误差)。所需的病例越多,需要随访的时间也就越长。②研究疾病的潜伏期或从暴露到发病的时间长短。例如癌症等,随访的时间往往很长,乃至终生。

3. 随访内容

随访内容主要包括:①有关暴露的资料;②有关混杂因素的资料;③有关疾病和死亡的资料;④失访、随访队列人口变动资料等。

4. 随访方法

根据观察指标和实际情况采用不同的随访方法,主要有:①收集常规登记资料;②定期调查或检查;③常规资料和定期调查(检查)相结合,以获得完整的资料,保证资料的真实性。

第三节　队列研究的资料分析

队列研究的资料分析,主要是计算各比较组的发病率或死亡率,检验各组的发病率或死亡率是否具有显著性差异,以分析暴露与疾病是否存在关联。如存在关联,则进一步计算有关指标以分析联系的强度;或采用其他的分析方法,以评价混杂因素对联系强度的影响。

一、率的计算

队列研究根据随访队列是固定队列还是动态队列,分别计算累积发病(死亡)率或发病(死亡)密度。计算累积发病(死亡)率时,分母用随访起始的人数;计算发病(死亡)密度时,则分母用人时数。

(一)累积发病率

累积发病率(cumulative incidence,CI)适用于人群流动性小、稳定性好的队列。计算时以队列建立时的观察人数作为分母,以随访过程中出现的新发病例数作为分子,由此得到的率称为该观察期内的累积发病率。当研究结局为死亡时,分子即为观察期内死亡人数,此时计算的率称为累积死亡率。

$$累积发病(死亡)率=\frac{其观察期内的发病(死亡)人数}{同期暴露人数}\times100\% \tag{8-2}$$

(二)发病密度

发病密度(incidence density,ID)适用于队列内观察对象流动性较大的情况,如观察对象进入研究的时间先后不一,各种原因造成的失访,研究对象出现终点结局的时间不同等。由于每个研究对象的随访时间相差很大,以观察开始时的总人数作为分母计算发病(或死亡)率则不恰当。在此种情况下,以人时即观察人数和观察时间的乘积作为分母计算率比较合理。人时的时间单位可以为年、月、日,最常用的人时单位是人年。以人时为单位计算出来的率带有瞬时频率性质,即表示在一定时间内某病发生新发病例的速度,故称为发病密度。该指标亦适用于以死亡为结局的资料,称为死亡密度。

（三）标化比

当研究对象较少且结局事件的发生率较低时，不宜直接计算率，而应以全人口的发病率或死亡率作为标准计算预期发病或死亡人数，再用实际发病（死亡）数与预期发病（死亡）数相比，从而得到标化发病（死亡）比。例如，以死亡作为观察结局，标化死亡比（standardized mortality ratio，SMR）和标化比例死亡比（standardized proportional mortality ratio，SPMR）常用来衡量某特殊暴露人群（如某职业人群）接触某种因素的危害程度，表示某暴露人群的死亡数与一般人群死亡水平相比的情况。如果计算所得比值大于1，说明暴露于某因素的人群死亡危险性比一般人群高，该因素为疾病的危险因素；如果比值小于1，则说明暴露人群死亡的危险性比一般人群低，该因素为保护因素。两项指标意义接近，只是期望死亡数的计算方法不同。

1. 标化死亡比

标化死亡比是研究人群中的观察死亡数与以标准人口（一般人群对照组）死亡率计算的预期死亡数之比，即

$$SMR = \sum a_i \Big/ \sum E(a_i) \times 100\% \qquad (8\text{-}3)$$

式中：a_i 是队列第 i 层的死亡观察数；

$E(a_i)$ 是按标准人口的死亡专率推算的第 i 层预期死亡数。

例如，某职业队列的死亡情况与一般人群（标准人口）死亡率及 SMR 的计算方法如表 8-1 所示。

表 8-1 SMR 计算示例

年龄（岁）	观察人年（人年）①	观察死亡数（人）②	标准人口死亡率（‰）③	预期死亡数（人）④＝①×③
20～25	200	1	1.6	0.3
25～30	1000	3	1.5	1.5
30～45	1500	5	1.7	2.6
合计	2700	9 $\left(\sum a_i\right)$	—	4.4 $\left[\sum E(a_i)\right]$

$$SMR = \frac{9}{4.4} \times 100\% = 204.5\%$$

此计算结果说明，该职业队列的死亡风险是一般人群的 204.5%。

2. 标化比例死亡比

计算 SMR 时常需要计算人年数，计算方法较复杂且常常不易获得。当仅已知死亡原因、死亡年龄（分层变量）与死亡日期，则可以计算 SPMR。SPMR 的公式与 SMR 的公式完全相同，只是计算预期死亡数的方法不同，它是根据一般人群（标准人口）中某病死亡数占全死因死亡数的比重（构成比）来计算的，而不是用死亡率。

例如，表 8-2 是某厂工人随访 10 年期间的总死亡人数和因肺癌死亡的人数，及其 SPMR 的计算表。

表 8-2　*SPMR* 计算示例

年龄（岁）	标准人口中肺癌占全死因的构成比（%）①	随访期间总死亡数（人）②	实际死于肺癌人数 (a_i)（人）③	预期死亡数 $\left[\sum E(a_i)\right]$（人）④ = ①×②
35~45	2.77	292	8	8.1
45~55	3.68	357	14	13.1
55~60	5.19	341	15	17.7
60~64	7.78	305	19	23.7
合计			$56\left(\sum a_i\right)$	$62.6\left[\sum E(a_i)\right]$

$$SPMR = \sum a_i / \sum E(a_i) \times 100\% = \frac{56}{62.6} \times 100\% = 89.5\%$$

此计算结果说明，该职业队列的肺癌死亡数仅是一般人群的 89.5%。

二、显著性检验

由于队列研究通常为抽样研究，在比较暴露组和对照组发病率或死亡率差别时，需进行统计学显著性检验。

（一）*u* 检验

研究的样本量较大，p 和 $1-p$ 都不太小，如 np 和 $n(1-p)$ 均大于 5 时，样本率的频数分布近似正态分布，此时可应用正态分布的原理，即 u 检验方法来检验率的差异是否具有显著的统计学意义。

$$u = \frac{p_1 - p_0}{\sqrt{p_c(1-p_c)\left(\frac{1}{n_1} + \frac{1}{n_0}\right)}} \tag{8-4}$$

式中：p_1 为暴露组的率；p_0 为对照组的率；n_1 为暴露组观察人数；n_0 为对照组的观察人数；p_c 为合并样本率，$p_c = \frac{x_1 + x_0}{n_1 + n_0}$，其中 x_1 和 x_0 分别为暴露组和对照组结局事件的发生数。将求出的 u 值和相应检验水准下的 u 界值进行比较，从而判断两组率的差异有无统计学意义。

（二）其他检验方法

如果率比较低、样本量较小，可采用直接概率法、二项分布检验或 Poisson 分布检验。两组率的差异检验可以利用四格表资料的 χ^2 检验。对于标化死亡比（SMR）的检验，即对所得结果值偏离 1 的检验，可用 χ^2 检验或计分检验的方法。

三、人时的计算

发病密度的计算以人时作为分母，目前人时计算主要采用 3 种方法，即精确计算法、近似法和寿命表法。具体的计算方法详见第二章。

四、危险度的计算

队列研究与其他流行病学研究方法相比，最大优点是可以直接获得发病率或死亡率等指标,从而计算得到暴露组和对照组的率比、率差等,能够更直观、充分地反映暴露因素的效应。

简单的队列研究资料通常整理成如下四格表形式(表 8-3):

表 8-3　队列研究资料整理表

组别	发病	未发病	合计
暴露组	a	b	$a+b=n_1$
非暴露组	c	d	$c+d=n_0$
合计	$a+c=m_1$	$b+d=m_2$	$a+b+c+d=t$

1. 相对危险度

相对危险度(RR)是反映暴露与疾病关联强度的最主要的指标,其本质为率比(rate ratio),即暴露组与非暴露组发病率或死亡率的比值,说明暴露组人群的发病或死亡是非暴露组的多少倍或几分之几。如果 $RR>1.0$,表示暴露组的发病率或死亡率高于非暴露组,该暴露因素为危险因素;如果 $RR<1.0$ 表示暴露组的发病率或死亡率低于非暴露组,该暴露因素为保护因素;如果 $RR=1.0$,表示两组的发病率或死亡率没有差别,该暴露因素与研究结局无关联。

$$RR=\frac{I_e}{I_0}=\frac{a/n_1}{c/n_0} \tag{8-5}$$

式中:I_e 和 I_0 分别代表暴露组和非暴露组的发病(或死亡)率。由式 8-5 计算得出的 RR 值仅代表了一次抽样调查所得到的点估计值。考虑到存在抽样误差,需要进一步计算其 95％可信区间(confidence interval,CI)以推断暴露与研究结局关联的总体范围。计算 RR 值的 95％CI 的方法有很多,常用的有 Woolf 法和 Miettinen 法,此处推荐用简单易行的 Woolf 法。

$$\mathrm{Var}(\ln RR)=\frac{1}{a}+\frac{1}{b}+\frac{1}{c}+\frac{1}{d} \tag{8-6}$$

RR 的 95％CI$=(RR)\exp[\pm1.96\sqrt{\mathrm{Var}(\ln RR)}]$。当 RR 的 95％CI 不包括 1 时,说明暴露与疾病的关联有统计学意义。

2. 归因危险度

归因危险度(attributable risk,AR)又称特异危险度、超额危险度(excess risk)和危险度差(risk difference,RD)。其本质为率差(rate difference),即暴露组人群的发病率或死亡率与非暴露组人群的发病率或死亡率差值的绝对值,说明单纯由于暴露因素引起疾病发生的危险性的大小,或理解为疾病危险性特异地归因于暴露因素的程度。

$$AR=I_e-I_0=\frac{a}{n_1}-\frac{c}{n_0} \tag{8-7}$$

由 $RR=\dfrac{I_e}{I_0}$,进一步推出:

$$AR=RR\times I_0-I_0=I_0(RR-1) \tag{8-8}$$

RR 和 AR 均表示暴露因素与结局事件关联强度的指标,两者密切相关,但其所具有的意义却完全不同。对于 RR 来说,它表示暴露人群与非暴露人群相比发生结局事件的危险性的倍数,代表了暴露因素的危害强度。对于 AR 来说,它表示暴露人群与非暴露人群相比,所增加的结局事件的发生数量,代表了暴露因素的危害程度。因此,前者更具有病因学意义,后者更具有疾病预防与公共卫生学意义。

3. 归因危险度百分比

归因危险度百分比(ARP 或 AR%)又称病因分值(EF)或归因分值(AF),说明暴露组人群中归因于暴露的发病或死亡占全部发病或死亡的百分比,公式如下:

$$AR\% = \frac{I_e - I_0}{I_e} \times 100\% \tag{8-9}$$

或

$$AR\% = \frac{RR - 1}{RR} \times 100\% \tag{8-10}$$

例如,为了研究复方口服避孕药(COC)与脑卒中发病危险性的关系,于 1997 年 6 月至 2000 年 6 月在某地随访比较 44408 名使用 COC 和 75230 名使用宫内节育器妇女的脑卒中发病情况[1],结果见表 8-4。

表 8-4　不同避孕方式妇女脑卒中的发病情况

避孕方式	病例(例)	观察人年(人年)	发病密度
复方口服避孕药	52	129648.6	I_e
宫内节育器	23	216752.6	I_0
合计	75	346401.2	

根据公式 8-5 可得,

$$RR = \frac{I_e}{I_0} = \frac{52/129648.6}{23/216752.6} = \frac{4.01 \times 10^{-4}}{1.06 \times 10^{-4}} = 3.78$$

$$AR = I_e - I_0 = 4.01 \times 10^{-4} - 1.06 \times 10^{-4} = 2.95 \times 10^{-4}$$

$$AR\% = \frac{RR - 1}{RR} = \frac{3.78 - 1}{3.78} = 73.54\%$$

结果中,RR 值表示复方口服避孕药妇女的脑卒中发病风险是使用宫内节育器妇女的 3.78 倍,AR 值表示相比使用宫内节育器,复方口服避孕药使脑卒中发病率增加了 2.95/万,AR% 值表示在服用复方口服避孕药人群中,73.54% 的脑卒中发生归因于复方口服避孕药。

4. 人群归因危险度

人群归因危险度百分比(PAR%)也叫人群病因分值(population etiologic fraction,PEF)。PAR 是指总人群的发病(或死亡)率中归因于暴露的部分,而 PAR% 是指 PAR 占总人群发病(死亡)的百分比。PAR 和 PAR% 的计算公式如下:

$$PAR = I_t - I_0 \tag{8-11}$$

式中:I_t 代表全人群的率;I_0 代表非暴露组的率。

$$PAR\% = \frac{I_t - I_0}{I_t} \times 100\% \tag{8-12}$$

$$PAR\% = \frac{p_e(RR - 1)}{p_e(RR - 1) + 1} \times 100\% \tag{8-13}$$

式中:p_e 表示人群中暴露于某因素的比例,公式 8-13 可以反映 PAR%、RR 及 p_e 三者之间的关。

由上文所述可知，RR 和 AR 说明的是暴露的生物学效应，即暴露因素的效应强度；而 PAR 和 $PAR\%$ 说明的是暴露因素对某一特定人群的危害程度，以及消除这个因素后可能使发病率或死亡率减少的程度，它既与 RR 和 AR 相关，又与该人群中暴露者的比例相关。

继续以表 8-4 中的数据为例，已知全人群中脑卒中的发病率为 2.68/万（I_t），则：

$$PAR = I_t - I_0 = 2.68 \times 10^{-4} - 1.06 \times 10^{-4} = 1.62 \times 10^{-4}$$

$$PAR\% = \frac{I_t - I_0}{I_t} \times 100\% = \frac{1.62 \times 10^{-4}}{2.68 \times 10^{-4}} = 60.45\%$$

从计算结果可知，虽然复方口服避孕药导致脑卒中的 $AR\%$ 为 73.54%，但因人群中只有部分妇女服用复方口服避孕药，因此 $PAR\%$ 仅为 60.45%。

5. 剂量—反应关系的分析

对暴露因素与研究结局之间剂量—反应关系的探讨是研究两者是否存在因果关联的又一有力证据。如果暴露剂量越大，效应关联越强，则暴露作为病因的可能性就越大。其分析方法是：首先计算不同暴露水平的发病率或死亡率，然后以最低暴露水平或对照组作为参照，计算各暴露水平的相对危险度。必要时通过率的趋势检验，以判断剂量—反应关系是否存在。表 8-5 为一个研究人群甘油三酯水平与糖尿病发病风险的例子，从结果可以看出，随着血清甘油三酯含量增加，糖尿病的发病危险也随之增加，表明了两者之间可能存在着剂量—反应关系。

表 8-5　甘油三酯水平与糖尿病累积发病风险的关系

甘油三酯（mmol/L）	观察人数（人）	糖尿病发生数/率（例/%）	RR（95%CI）*
<1.70	4184	441/10.5	1.00
1.70~2.25	698	113/16.2	1.44（1.12~1.83）
>72.26	580	154/26.6	2.40（1.90~3.03）

* 调整了年龄、性别、糖尿病家族史、血糖等因素（王薇、刘静，等 2012）经趋势检验 $P < 0.01$。

第四节　队列研究的常见偏倚及控制

与其他观察性研究一样，队列研究同样无法完全避免偏倚的发生。研究设计、实施，以及资料收集、分析等阶段均可产生偏倚，使研究结果偏离真实情况。

一、选择偏倚

当队列研究中样本人群在某些重要因素或特征方面与其所代表的总体人群存在差异时，即研究人群不是总体人群的一个无偏样本，就会产生选择偏倚（selection bias）。产生选择偏倚的主要原因包括：按既定抽样方法抽取的研究对象中有人拒绝参加；进行历史性队列研究时，由于某些研究对象的信息记录不全或档案丢失导致失访；未能发现的早期患者被错误纳入研究人群；选择某些研究对象或以志愿者作为研究对象时，其健康水平或习惯特征与总体人群存在差异，从而降低了样本的代表性。

在队列研究中，选择偏倚的特殊类型主要有：

1.失访偏倚

失访指在随访研究对象过程中,由于种种原因(移居、外出、不合作或与研究结局无关的死亡等),而未能追踪观察到他们的结局。由研究对象失访所造成的偏倚即为失访偏倚(lost to follow-up bias),是选择偏倚的一种。在队列研究中,通常会有小部分研究对象失访。如果失访率大于10%,则在研究结果的解释和推论时应慎重。判断失访是否引起偏倚及其程度,可以通过比较失访者与未失访者在主要特征上是否有差别进行判断,如无显著差别则可认为偏倚不大。但要获取失访者的特征较为困难,因此应尽量减少失访人数。

2.健康工人效应

健康工人效应(healthy worker effect)是指在研究某些职业暴露因素采用一般人群作为对照时所观察到的一种现象,即表现为该研究队列的死亡率较对照组低。一般来说,这是由于职业工人在招工时就已排除了健康状况较差的人而导致的。为了真实地反映暴露因素与结局(疾病)之间的联系,应避免和控制健康工人效应。主要措施包括:

(1)不采用一般人群作为对照组:在设立对照组时,不采用一般人群作为参照,最好能采用除了暴露因素之外的其他影响因素与暴露组相一致的职业人群作为对照组。

(2)在资料分析时进行校正:例如,调查的期望死亡数乘以一定的校正系数,校正系数是由全国性大企业的工人死亡率与全国人口死亡率相比并取其平均值所得。

选择偏倚的控制工作贯穿于队列研究的设计、实施和分析的全过程。选择研究对象时应尽量按照随机化的原则,制定一套严格的研究对象纳入、排除标准;随访过程中尽可能提高研究对象的依从性;资料分析阶段则要比较志愿者或特殊人群与总人群在基本特征方面的差异,以及比较失访者与继续在访者的基本特征,从而对选择偏倚的产生和大小进行估计。

二、信息偏倚

信息偏倚(information bias)又称观察偏倚(observational bias),也是队列研究常见的一种偏倚,主要发生于暴露和结局信息的收集、测量与分类的过程中。错分偏倚(misclassification bias)是队列研究中一种常见的信息偏倚,它是由于研究对象的暴露和结局状态没有完全正确分类所造成的。选择精确稳定的测量方法,校准实验仪器,规范实验室操作,提高诊断检测水平,尽量采用客观的暴露与结局判断标准,使用盲法收集资料等是防止信息偏倚的重要措施。此外,还应当做好调查员培训,提高询问调查技巧,统一调查方法,并进行有关责任心和诚信度的教育。

三、混杂偏倚

混杂偏倚(confounding bias)是指暴露因素与疾病发生的关联程度受到其他因素的歪曲或干扰,导致研究结果偏离了真实情况。在队列研究中,有时难以根据研究数据直接判断某一因素究竟是混杂因素还是中间变量,这是因为在处于发病风险的人群中,无论是混杂因素还是中间变量,它们均同时与暴露因素有关,也与疾病有关,为疾病的危险因素。因此,在这种情况下,须根据既有的有关该疾病病因学知识进行判断分析。在队列研究中,性别和年龄是最常见的混杂因素。

混杂偏倚可发生在队列研究的各个阶段,因此常用的控制混杂的方法包括:在研究设计阶段,可采用限制条件、匹配的方法。在研究实施阶段,应尽量做到对暴露组与非暴露组对象采用相同的方式进行随访。然而,采用限制和匹配的方法可能会降低样本的代表性,因此,还可在资料分析阶段采用分层分析、标准化方法及多因素分析技术等方法对混杂偏倚进行控制。

第五节　队列研究的优点及局限性

与病例对照研究和实验性研究方法相比,队列研究主要有以下优缺点。

一、优点

(1)检验病因假说的能力强。由于研究对象的暴露状态与结局发生的时间先后顺序明确,通过随访观察获取的资料准确性高,研究结论说服力强,通常可证实两者的因果关系。

(2)可直接而充分地分析暴露因素的效应。队列研究可以通过计算发病率或死亡率,直接得到相对危险度、归因危险度等关联强度指标,从而更直接地反映暴露与疾病之间的关系。

(3)可评价暴露因素与多种疾病的关系。由于队列研究的观察时间较长,因此在随访过程中有可能收集到疾病形成过程各阶段的资料;此外还有可能收集到预期结局以外的其他疾病发生的资料。因此可以分析一种暴露因素和多种疾病之间的关系。

(4)适合于罕见因素的研究。队列研究可评价在人群中暴露率较低的因素,如职业因素暴露对人群疾病或健康的影响。

二、局限性

(1)不适合发病率低的疾病的病因研究。因为此种情况所需的样本量多、实施难度大、不易实现。

(2)组织与后勤工作相当艰巨。队列研究一般研究周期较长,所需要的人力、物力、财力和时间较多,其组织与后勤工作相当繁杂。

(3)失访偏倚对结果的影响较大。由于随访时间较长,研究对象难免会由于各种原因退出研究队列,如搬迁、外出、死亡、不愿继续合作等,如果失访率较高,可能造成的失访偏倚对结果的真实性影响较大。

(4)研究设计要求高且资料分析难度大。由于队列研究成本高,研究设计必须更为严密。同时由于样本量大,随访资料的复杂性高,在一定程度上增加了资料收集和分析的难度。

第六节　巢式病例对照研究

巢式病例对照研究(nested case-control study)是将传统的队列研究和病例对照研究相结合而产生的一种研究设计类型,即首先按照队列研究的设计方法,在一个事先确定好的队列中进行随访观察,然后以队列中的新发病例作为病例组,并在该队列中随机选取符合要求的研究对象作为对照组(多为匹配病例对照研究),再按照病例对照研究的设计方法进行分析研究。在职业流行病学中,一个常用的方法是做嵌入一个职业队列内的病例对照研究。具体原理详见图 8-3。

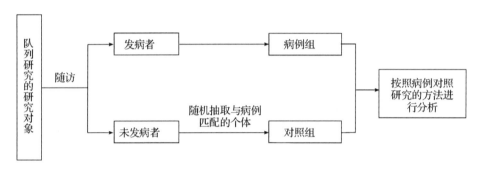

图 8-3　巢式病例对照研究的基本原理图

巢式病例对照研究的实施步骤如下:①确定研究队列;②收集队列内每个成员的相关信息和生物标本;③随访观察一段时间;④确定随访期内出现的所研究疾病的全部病例;⑤为每个病例抽取一定数量的对照;⑥抽取病例组和对照组的相关信息和生物标本;⑦进行统计分析,得出研究结论。

由于巢式病例对照研究兼具队列研究和病例对照研究的设计特点,其具有以下优势:①由于巢式病例对照研究的对照人群产生于该队列人群,可减小对照选择时可能产生的选择偏倚;②因为暴露信息的采集发生在疾病之前,所以可以确定暴露与疾病的时间先后关系,这样在进行病因推断时的证据更充分;③巢式病例对照研究比队列研究更加省时、省力,可以提高研究的效率。

小　　结

队列研究是分析性研究的重要方法之一,其主要目的是比较处于不同暴露状态研究队列的疾病率(常为发病率或死亡率),从而探索暴露与疾病的关系。队列研究通常需要耗费大量人力、物力,失访所造成的偏倚常常无法避免,但相对于其他研究方法,队列研究检验病因假说能力较强,不仅仅有助于了解疾病的自然史,也有助于获得一种暴露与多种结局的联系,其研究结果常被用于疾病预防和健康促进规划的制订。

(顾梦佳、鲍成臻、陈坤)

第九章　实验性研究

医学科学研究的基本方法包括观察法和实验法两类。观察,是在不干预自然的情况下认识自然现象,而实验是对研究对象施加干预措施,发现一些在自然状态下并不显露的现象。随着医学科学研究的快速发展,实验性研究在流行病学中广泛应用。本章节主要从实验性研究的基本概念、设计要点、资料分析和常见类型等方面进行阐述。

第一节　实验性研究的基本概念

一、定义

实验性研究(experimental study)是流行病学研究的重要方法之一,根据随机分配原则,将来自总体的样本(即研究对象)分配到试验组和对照组,分别接受不同的干预措施,通过一段时间的随访观察,然后评价试验组和对照组干预措施效果。

二、类型

根据研究目的和研究对象的不同,实验性研究可分为临床试验、现场试验和社区试验。①临床试验(clinical trial),是以患者为研究对象进行随机分组的实验方法,常用于评价药物或治疗方法的效果。②现场试验(filed trial),是以自然人群作为研究对象,以个体为单位进行随机分组,常用于评价疾病预防措施的效果,例如评价疫苗预防传染病的效果。③社区试验(community trial),是以群体作为研究对象进行抽样、分组和干预,常用于评价某种预防措施的效果,例如,评价食盐加碘预防地方性甲状腺肿的效果,以居民区或村为单位进行分组研究。

三、特点

实验性研究具有以下几个基本特点:

(1)属于前瞻性研究。实验性研究是通过干预措施,必须对研究对象进行一段时间的随访,才能得到观察结局的研究,即干预在前,效应在后,所以属于前瞻性研究。

(2)实验对象的随机分组。实验性研究的分组严格遵循随机化原则来进行,研究对象中的每个个体被分配到试验组或对照组的概率完全均等,由此保证了研究分组时不受研究对象的主观愿望或研究者的心理等因素的影响;随机分配还能使比较组间的某些混杂因素(已知的或未知的)的分布相同,提高了两组的可比性,有助于控制可能的混杂效应,提高了研究的真实性。

(3)干预措施由研究者所控制。实验性研究通常采用双盲法和使用安慰剂,可避免因受试者和实施人员知道分组情况而引入的信息偏倚,因此,能较为客观地反映试验措施的效果。而病例对照研究和队列研究则很难做到这一点,常常需要对研究对象或研究人员掩盖研究假说。

　　总之,由于实验性研究是经过精心设计,并在严格控制的现场实验条件下进行的,分组是随机的,因此,通过实验性研究验证的假设是可靠的。但它往往需要花费较多的时间、人力和物力,并常有医德问题困扰,同时研究对象往往有高度选择性,使得实验性研究的应用受到了一定的限制。

第二节　实验性研究的设计要点

一、实验现场的选择

　　根据实验性研究的分类,现场实验常在社区或某个特定范围内的人群中进行。一个良好的实验现场应该具备以下一些特点:①人口稳定,流动性小,并有足够样本量,实验区的人口统计学特征应与总体一致;②实验性研究的疾病的发病率高且稳定,以期望实验结束时,对照组也有足够的患者数;③评价预防接种效果时,应选择近期内未发生过所要研究疾病流行的地区;④应有较好的医疗卫生条件,如防疫机构健全、疾病登记制度完善、医疗条件较佳等;⑤当地行政领导重视,群众合作。而临床试验的研究对象一般是患者,故通常在医疗机构中进行。

二、研究对象的选择

　　根据研究的具体目的,通过抽样来确定研究对象。选择研究对象时应制定严格的纳入和排除标准,尽量减少偏倚。例如,如果实验性研究的目的是验证病因,其研究对象应是健康人群;如评价疫苗效果,则应是健康人群和该病的易感者,且最近未接受与研究疾病有关的其他生物制品或药物者;如考核药物疗效,则以患者或有效接触者为实验对象。在符合标准的人群中确定哪些人作为实验对象,具体规定实验对象的来源及纳入标准和排除标准时,要考虑实际可行性。确定实验对象时必须考虑的原则如下:

　　(1)选择预期发病率较高的人群。例如,进行呼吸道传染病的预防性试验,宜选婴幼儿、儿童为研究对象。

　　(2)明确研究对象的纳入和排除标准。选择诊断明确的患者,同时对患者的年龄、性别、病情轻重、有无合并症等制定严格的纳入和排除标准,选择符合标准的患者作为研究对象。

　　(3)实验应对人群无害。入选的研究对象,应该从研究中获得收益,如果已知实验对其有害,则不应选为研究对象。因此在用新药进行临床试验之前,要求新药必须进行严格的动物试验,有确实效果、机理明确、完全可靠的新药,才能对患者进行临床试验。

　　(4)要求有较高的依从性。应该选择那些在实验过程中能服从实验安排并能坚持到底者(依从性较高者)作为研究对象。

三、实验性研究的基本原则

　　随机、对照和盲法是实验性研究的三大原则。随机分组是为了提高组间的均衡性,使试验组和对照组具有可比性。设立对照是为了去除非研究因素的干扰作用，从而获得真正反映研究因素的效果。对照是实验性研究的必要条件，没有比较就没有鉴别，而要保证对照的合理性、可比性必须遵循随机化分配的原则。盲法可减少或避免主观因素对试验造成的误差，是资料收集过程中保证资料同质性的重要手段。随机、对照和盲法的有效实施将可保证研究结果的真实性。

(一)随机原则

随机原则是实验性研究的一个重要原则，每个研究对象被分配到试验组和对照组的机会是均等的，不受人为因素的影响和干扰，随机原则能平衡试验组和对照组的混杂因素的分布，使两组具有更好的可比性。常见的随机方法有以下几种：

1.简单随机分组

简单随机分组(simple randomization)常用的方法包括随机数字表或抽签等。简单随机分组的优点是简单易行，但容易造成各组之间的不平衡。当研究数量扩大时，工作量较大。

2.分层随机分组

分层随机分组(stratified randomization)是根据已知对研究结果有影响的因素(如年龄、性别等)，将研究对象分成若干层，然后在各层内进行随机分组，使影响因素在试验组和对照组中均衡可比。其优点是能增加处理组间的均衡性，提高检验效率；缺点是分层不能太多，样本量大时工作量较大。

3.整群随机分组

整群随机分组(cluster randomization)将研究对象以群组(家庭、学校、社区等)为单位进行随机分组，通常在社区干预试验中常用该方法。需注意各组资料之间的可比性。

(二)对照原则

实验性研究中，要正确评价干预措施的效应，需要设立严密的对照，来控制抽样误差和偏倚。常见的对照方式有以下几种：

1.安慰剂对照

安慰剂对照适用于病情较轻，在规定观察期间内病情不致恶化的疾病。试验组和对照组采用相同的常规治疗，试验组加用评价的新药，对照组加用安慰剂，其目的是考核试验药物的疗效与不良反应。

2.标准对照

临床上最常用的一种对照，对照组给予常规或现行最好的治疗方法，适用于已有肯定防治效果的疾病。标准对照常用以判断新药或者新疗法是否优于现行的药物或疗法，或者由于伦理的原因不能使用安慰剂时采用标准对照，以保护对照组患者的健康。

3.空白对照

对照组不给任何处理的对照方式。主要用于较特殊的治疗措施，如外科手术、不良反应明显的试验药物等。

4.交叉对照

交叉对照是一种较为特殊的对照方式，实验过程中将研究对象随机分为两组，在第一阶段，一组人群给予干预措施，另一组作为对照组，干预结束后，间隔一段时间，然后两组对换试验。这样每位研究对象既为试验组又为对照组。但这种对照的第一阶段的干预一定不能对第二阶段的干预效应有影响,因此两个阶段之间有一定时间间隔,这在具体试验中难以保证,其应用受到一定的限制。

5.自身对照

自身对照即试验前后两个阶段以同一人群做对比,如评价某种治疗或预防措施的效果。在试验前,需规定一个足够的观察期限,然后对干预措施实施前后人群的疾病和健康状况进行对比。自身对照可以避免个体差异对结果的影响,所需样本量较少,节约时间和成本。但是自身对照很难保证两个阶段的起点完全一致,可能会影响两个阶段的可比性。

(三)盲法原则

流行病学研究中研究对象和研究者的主观心理因素容易对研究结果产生干扰作用,观察结果时采用盲法可避免该类偏倚,常见的盲法有以下几种:

1.单盲

单盲(single blind)即只有研究者了解分组情况,研究对象不知道自己是试验组还是对照组。其优点是使研究者可以更好地了解观察对象,必要时可及时恰当地处理研究对象可能发生的意外,保护研究对象的安全;其缺点是避免不了研究者带来的主观偏倚,造成试验组和对照组之间的不均衡。

2.双盲

双盲(double blind)即研究者和研究对象均不了解分组情况,而由研究设计者来安排和控制实验。其优点是可避免研究者和研究对象主观因素带来的偏倚,缺点是方法复杂,较难实行,一旦出现意外,很难及时处理。

3.三盲

三盲(triple blind)即不但研究者和研究对象不了解分组情况,而且资料收集和分析人员也不了解分组,从而较好地避免偏倚。其优点基本上同双盲,理论上更优,但实际实施很困难。

四、样本量估计

为保证实验能取得准确的结果,在设计阶段应对研究的样本含量加以估计,即估计两组(试验组和对照组)的效应指标可能获得显著性差异时所需要的最少观察人数。因为样本量太小,样本代表性不好;样本量太大,造成人力、物力和时间上的浪费。

决定样本量的四个基本因素,即:①事件在一般人群中的发生率 p;②研究者估计的两组差异的大小;③检验的显著性水平 α(第一类错误)及检验效力 $1-\beta$;④单侧检验或双侧检验,应先在实验设计中明确。

在进行实验性研究时,资料类型不同,样本量的计算公式也不一样。

1.计数资料中两个率差异比较的样本计算公式

$$n = \frac{[Z_\alpha \sqrt{2\bar{p}(1-\bar{p})} + Z_\beta \sqrt{p_1(1-p_1) + p_2(1-p_2)}]^2}{(p_1 - p_2)^2} \tag{9-1}$$

式中:n 为样本含量;

p_1 为对照组发生率,p_2 为试验组发生率

$$p = (p_1 + p_2)/2$$

Z_α 为 α 水平相应的标准正态离差；

Z_β 为 β 水平相应的标准正态离差。

[例]　某地区某疾病的发病率为 40%，现通过干预措施把发病率降到 20%，设 α 水平为 0.01，β 为 0.05，则每组样本含量为：

$$n=\frac{[2.58\times\sqrt{2\times0.3\times(1-0.3)}+1.64\times\sqrt{0.4\times(1-0.4)+0.2\times(1-0.2)}\,]^2}{(0.4-0.2)^2}=184$$

2.计量资料中两连续变量差异比较的样本计算公式

$$n=\frac{2\sigma^2 Z_\beta^2}{d^2} \tag{9-2}$$

式中：σ 为估计标准差；d 为两连续变量均值之差；Z_α、Z_β、n 同式 9-1。

查表估计样本含量是一种简单而实用的方法，具体方法可查阅统计学书籍。

五、效应指标的选择

不同类型的实验性研究根据研究目的不同，其评价的指标也不同。在临床试验中，主要评价某种药物或疗法的效果，常用的定性指标有治愈率、有效率、生存率、发病率、死亡率及保护率等，各种定量指标有生理、生化、免疫测定指标；而现场试验常用于评价干预措施对一般人群疾病预防和控制的效果，常用保护率、效果指数和抗体阳性率等作为评价指标。一个好的效果评价指标应符合以下条件：①特异性好，并能用客观方法衡量；②要有明确的效果出现的时间标准；③能够定量分析；④灵敏度高且要有实际意义。

六、实验性研究的注意事项

(一)研究对象的排除

指确定实验对象后随机分配前对具体的实验对象进行逐个审查筛选，如有不符合入选标准者必须排除（exclusion）。例如，用某药治疗冠心病的临床试验，研究者按照冠心病诊断标准确诊了一批冠心病的患者，在这些患者中有的年龄太大，有的病情很重，估计难以承受实验，也有的患者虽符合实验条件但不愿参加实验，应给予排除。这样做很可能使实验结果不能推及总体，药物即使有效也只能适用于年龄较轻、症状不太严重的人群。

(二)研究对象的退出

指已经随机分配到试验组和对照组的研究对象，在实验过程中由于各种原因而退出（withdrawal）实验研究。研究对象的退出常有以下三种原因：

1.不合格

不合格（ineligibility）指在入选时未发现其不合格而纳入试验者，但在试验实施过程中发现其不符合实验条件，则需从试验组或对照组中排除。

2.不依从

不依从（non-compliance）指实验研究对象在随机分配后不遵守实验规定相当于退出试验组（或对照组），这种情况应尽量减少。造成不依从的原因大致包括：①试验或对照措施有副作用，研究对象无法坚持；②试验已经产生初步效果，研究对象自动停止；③研究对象对试验不感兴趣或不信服而自行其是。

为了防止和减少不依从者的出现，应注意试验设计的合理性和可行性，试验期限不宜太长,要简化试验措施,特别在事前应对研究对象说明实验研究的意义、规则及预期结果,尽量取得研究对象的合作与支持。

3.失访

失访(loss to follow-up)指实验研究开始以后,研究对象迁走、外出、意外死亡,或受与本病无关的其他疾病干扰或自动退出试验。失访一旦发生,一般无法了解其结局情况。在实验研究中应尽量减少失访人数,如有失访,应尽力补救和追访。从理论上讲,实验研究的失访率不应大于10%。在资料分析阶段,应比较两组中失访率的差异,并分析失访的原因。

(三)预试验

预试验(pilot study)也称预调查(pilot investigation)。为预测实验研究的可行性,在正式实验前,在小范围内进行一次预试研究,以避免大规模实验研究时,由于设计不周,预见性不够,而造成人力与物力的浪费,同时也可通过预试验来改进设计,使得大规模研究实际可行。

(四)伦理

实验性研究以人为研究对象,涉及个人的生命健康与其他权利,必须遵循以下伦理(ethics)道德准则:

(1)知情同意原则。研究者应以口头告知和书面告知的方式将有关试验目的、方法、预期效果、潜在危险及相应处理方法等如实告知研究对象或家属,不得强迫或隐瞒试验信息。

(2)对研究对象无害的原则。根据《世界医学协会赫尔辛基宣言》,治疗性试验的任何药物或措施在应用于人体前必须有实验室或动物实验的相关数据为基础,方能批准开展临床试验。对照组使用安慰剂时,应以不给研究对象带来身心损害为前提。

(3)科学、公正原则。试验设计和实施方案必须有充分的科学依据,尽可能保护好研究对象的隐私、疾病信息。

第三节　实验性研究的资料分析

一、资料分析的原则

实验性研究实施过程中,总有一部分研究对象不按试验要求服药或接受试验措施,甚至退出试验,这些情况在试验组和对照组中均可发生。因此在资料分析时,必须考虑到上述情况,分析步骤如下:

(1)重新分析两组间非试验因素的均衡情况,如果与随机分组后的分布无显著差别,则可以认为中途退出的试验对象对研究资料的影响不大;

(2)对各种研究结局资料按试验组与对照组分别整理;

(3)对资料进行统计分析,计算各组的发生频率或均数和标准差,并进行组间差异的显著性检验,具体方法详见医学统计学书籍。

二、实验性研究资料的分阶段统计分析

如果所进行的试验观察时间很长,或者出于医学伦理上的考虑,研究者很想收集了一些资料就进行分析,然后决定是否有必要继续观察下去。这时,研究者除可采用特殊的设计方案外,还可以采用如下的固定样本分阶段统计分析法。

首先,研究者要决定样本的含量,然后决定整个试验将分成几个阶段来进行。例如,将一已知样本量的研究对象分成四个阶段来收集和分析资料,其一般过程如下(图9-1):

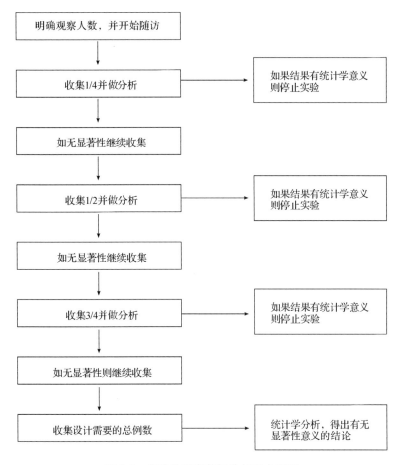

图 9-1　实验性研究数据分析基本过程

然而,由统计学知识知道,对于随机变量,观察到的人数越多,检出显著性差异的可能就越大。在固定样本分阶段资料分析中,每个阶段做检验的显著性水平取决于整个试验观察所要求达到的全部显著性水平,以及对结果分析的次数(即阶段数)。表9-1为全部显著性水平为 0.05 和 0.01 时,不同阶段数应采取的显著性水平。

表 9-1　分阶段显著性检验的显著性水平

阶段数	全部显著性水平	
	$P=0.05$	$P=0.01$
1	0.05	0.01
2	0.03	0.0056
3	0.02	0.0040
4	0.017	0.0031
5	0.012	0.0027
10	0.011	0.0017
25	0.0067	0.0011

例如,将试验过程分为 4 个阶段,如果在每个阶段未达到显著性结果就停止实验。因此,必须采用比一般显著性检验水平小的 P 值,若该试验全部资料将在 $P=0.05$ 水平上评价,则各个阶段的显著性检验必须在 $P=0.017$ 水平上进行。

这种固定样本分阶段统计分析法的优点是,把试验分为几个阶段,如果结果出现显著性意义,则在任何阶段结束时就停止收集资料,结束试验。

第四节　实验性研究的常见类型

一、随机同期对照试验

随机同期对照试验(randomized concurrent controlled trial,RCT)是严格按照随机分配的方法,将符合要求的研究对象分为试验组和对照组,同时分别规定其治疗措施和安慰剂或不给予任何措施,在观察一定期限后,用统一的客观效应指标比较两组的结果,得出试验结论。

随机同期对照试验主要用于临床治疗性试验和预防性试验研究,以评价某种疗法或措施的效果,在特定的条件下也可用于病因学的因素效应研究。在临床试验中,由于很难得知患者总体的情况,故很难做到随机抽取样本。临床试验通常只强调随机分配而不注重随机抽样。与其他临床试验比较,RCT 有以下优点:①随机化分组消除在分组时可能存在的偏倚;②随机化分组可使除被研究的干预措施外,凡是影响效果的因素在试验组和对照组中能均衡分布(如年龄、性别等),从而获得较正确的结论;③用统计学进行显著性检验时,RCT 分组更适用于卡方检验和 t 检验,不需要用复杂方法去校正。

二、交叉设计试验

交叉设计试验(cross-over design)是将符合要求的研究对象随机分配成甲、乙两组,然后分两个阶段应用两种不同(A、B)的试验措施,在第一阶段甲组采用 A 措施,乙组采用 B 措施,经一定时期的随访观察,记录其试验效应,经适当的洗脱期后,第二阶段中相互交换试验措施(甲组采用 B 措施,乙组采用 A 措施),再进行观察,最后比较试验结果(图 9-2)。

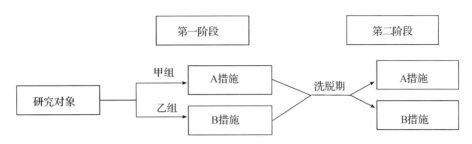

图 9-2　交叉设计试验的基本过程

交叉对照试验不仅有组间对照,而且有自身前后对照,使每个研究对象或先或后都接受了试验措施或对照措施的处理,消除了组间差异和个体差异,减少了两组的变异情况,从而使试验结果较真实和可靠。交叉对照试验特别适用于慢性疾病的对症治疗药物效果的研究,如支气管哮喘、溃疡病、冠心病的心绞痛,以及抗高血压药物的筛选,有时也用于预防性药物的效果评价。

鉴于各种急性感染病变以及那些不能停止治疗(休止期或洗脱期)让病情恢复到第一阶段治疗前情况的疾病,如心力衰竭、昏迷、休克或肿瘤、外科手术切除,则不能应用自身交叉对照试验,故交叉对照试验的应用范围受到限制。

三、前-后对照研究

前-后对照研究是同一个病例分前后两个阶段分别接受两种不同的试验措施(或治疗方法),然后比较两种措施效果。由于受试对象必须要经过两个阶段的两种不同的试验措施,受试对象的病种一般为慢性复发性的疾病。根据受试对象可以同病例也可以是不同的病例,前-后对照研究可分为自身前-后对照研究和非同期病例前-后对照研究两种类型。

(一)自身前-后对照研究

自身前-后对照研究(before-after study in the same patient)研究对象系同一病例,让其接受前后两个阶段、两种不同的试验措施,然后比较两种试验措施的效果差异。因为是同一病例,故前后两个阶段中不需要分层,但第一阶段和第二阶段的观察期(或用药期)必须相等,两阶段之间应有一定的洗脱期。

自身前-后对照研究多用于反复发作的慢性疾病的治疗措施的评价。如在第一阶段已治愈的研究对象则不可能也不需要再做第二阶段的治疗,不能作为自身前-后对照研究的对象,则作为退出处理,不宜统计分析其结果,只需要对完成第一阶段和第二阶段治疗措施的研究对象的观察资料进行统计分析。

(二)非同期病例前-后对照研究

非同期病例前-后对照研究(before-after study in different patient)又称历史性对照研究(historical controlled trial),是以本人或他人过去某一时期的同类病例的研究结果作为对照。第一阶段系回顾性资料作为对照组,第二阶段以现在开始的前瞻性资料作为试验组。研究对象为非同期的住院患者,前后资料也不是来自于同一批患者。这种研究对象多用于临床治疗效果的研究,由于不是同期病例,为增加两者的可比性,应做好前后比较病例的分层与匹配设计。这种类型的设计,实质是临床对照试验(CCT),而非随机同期对照试验(RCT),其研究结果常受多种因素的影响,研究真实性不够理想。

四、序贯试验

序贯试验(sequential trial)是指试验前不规定样本量,研究对象按进入的先后顺序随机被分配到试验组和对照组,每得到一个或一对受试者的试验结果及时判定并绘在序贯图上,当累计曲线一旦触及"有效"或"无效"界限,能做出结论性判断时,则停止试验的设计方法。序贯试验的优点是样本量较小,节省人力、物力,符合临床实际,适宜于尽快且较准确地获得试验结果,常用于药物筛选及药理试验;缺点是不适用于慢性病研究和多因素分析,而且显著性检验的效率较低,限制了序贯试验的应用范围。

序贯试验包括开放型和闭锁型两类。开放型试验不预先确定最大试验样本量,视逐一试验结果随时终止而进行分析总结。闭锁型则预先确定最大样本量,在逐一试验过程中由研究者自行确定样本量。序贯试验亦可按资料性质分为质反应序贯试验和量反应序贯试验两类。质反应序贯试验的观察指标是以"阳性"与"阴性"、"有效"与"无效"等来表示的;而量反应序贯试验的指标是以连续变量来表示的,如脉搏、血压、体重等。

以质反应开放型单向序贯设计为例,入选门诊心电图证实的阵发性室上性心动过速患者,治疗方法为间羟胺 10mg(以生理盐水 20ml 稀释)缓慢静脉注射,密切观察血压和心电图变化,如血压升高 180/100mmHg 以上仍未复律或出现严重不良反应则立即停止。根据试验要求规定用药后转为窦性心律率 $P1 > 80\%$ 则认为间羟胺有效,即刻转为窦性心律率 $P2 < 30\%$ 则认为间羟胺无效。本例中,$P1 = 80\%$,$P2 = 30\%$,同时规定 $\alpha = 0.05$,$\beta = 0.05$。根据试验标准 $P1$、$P2$、α、β 值查表可以得出药物有效和无效的两边界限方程式:$U：Y = -1.32 + 0.56n$;$L：Y = 1.32 + 0.56n$;U 为上限,代表试药有效界线,L 为下限,代表试药无效的界线。按照以上两个方程在坐标轴上绘制序贯图(图 9-3)。横坐标 n 表示试验病例数,纵坐标表示治疗有效的病例数。将每例确诊患者注射间羟胺后的疗效在图上做试验线。如遇有效病例则向上对角线绘线,否则水平绘线。

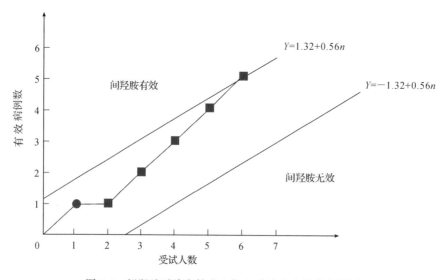

图 9-3　间羟胺对阵发性室上性心动过速疗效的序贯图

从以上的序贯试验图可以看出,试验进行到第 6 例时,试验线接触有效边界线,试验结束,接受有效的假设,可以认为间羟胺对阵发性室上性心动过速的治疗有效,其中有效 5 例,无效 1 例,说明该药转复阵发性室上性心动过速有效率可达 83.3%。

小　结

实验性研究是流行病学研究的重要方法之一,也是临床研究的重要方法之一。实验性研究是指根据研究目的,将研究对象随机分为试验组和对照组,分别接受不同的干预措施,随访观察一段时间,比较两组某些结局的差异。实验性研究也称为实验流行病学,主要分为三类:临床试验、现场试验和社区试验。实验性研究的三个基本原则包括随机化分组、设立对照和盲法。常见的实验性研究包括随机同期对照试验、交叉设计试验和序贯试验等。

（王建炳、陈坤）

第十章　配比设计及应用

在病例对照研究、队列研究和实验性研究中,都设立一组人群作为对照组。设立对照组的目的是消除非研究因素对结果的影响。要达到这个目的,要求这些非研究因素在各比较组间分布一致,即均衡。有均衡性才有可比性。有许多方法可以提高组间可比性,如限制(restriction)、随机化和配比(matching)等方法。采用限制措施会降低样本代表性,增加选择偏倚的可能性。随机化分组一般只有在实验性研究中才能实施,但是当某混杂因素的分布变异较大时,随机化分组的效果也不佳。而配比研究是控制主要非研究因素作用的另一种有效方法,在病例对照研究、队列研究和实验性研究中都可使用。

第一节　配比的概念和方法

一、配比的概念

配比是一种选择对照的方法,根据指示对象(病例组、暴露组或试验组等)的主要非研究因素的分布状况,选择相应的对照人群,使得对照组人群在这些因素(配比因素)上的分布与指示对象一致,即这些非研究因素分布均衡。因此通过配比,可以增加比较组之间(如病例组与对照组)的可比性,控制外部因素,消除非研究因素的作用,也可以提高研究效率。

配比因素选择要慎重。一旦某因素作为配比因素后,就无法分析该配比因素与疾病的关系。常见的配比因素有年龄、性别、居住地、出生地、社会经济状况、民族、病情轻重、疾病类型等。但在一项研究中,配比因素不要太多,条件也不要太苛刻,否则会造成对照选择困难。如果配比变量与研究因素有关或者配比因素过多,使得对照组与指示组在各方面过多一致,导致所研究因素也趋于一致,而最终影响研究结果,这种情况称为配比过度(overmatching)。配比因素的数量不宜过多,一般小于等于 4 个。

二、配比的类型

配比有两种类型:频数配比(frequency matching)和个体配比(individual matching)。

(一)频数配比

频数配比又称群体配比或成组配比。在选择对照时,要求对照中配比因素的分布与指示对象(病例组、暴露组或试验组等)中的分布整体(频率)上一致。例如病例对照研究中病例组男性患者占 65%,那么在选择的对照组中,男性比例也要求为 65%。这种选择对照设计方法的病例对照研究称为成组设计的病例对照研究(grouped case-control study)。

(二)个体配比

个体配比即根据每一个病例组、暴露组或试验组的配比因素分布情况,选择与该病例配比因素分布相同或相近的对照(1 个或 R 个),组成对子。病例和对照以个体为单位进行配比,如以 $1:1$、$1:2$、$1:3$、$1:4$、$\cdots 1:R$ 的比例配比(R 为每个病例所配比的对照数量),这种设计方法的病例对照研究又称为配比病例对照研究(matched case-control study),其中 $1:1$ 配比又称为配对(paired),即配对的病例对照研究。R 值的大小与统计学功效(研究效率)有关,可用公式 10-1 计算。

$$2R/(R+1) \tag{10-1}$$

R 值与统计学功效关系见图 10-1。R 与统计学功效呈正相关,例如采用 $1:3$ 配比的研究效率,其统计学功效比 $1:1$ 设计增加 50%。但是当 $R>4$ 以后,所增加的统计功效已不明显,而此时样本量却很大,浪费人力、物力与财力。因此一般病例对照研究中取 $R\leqslant 4$。

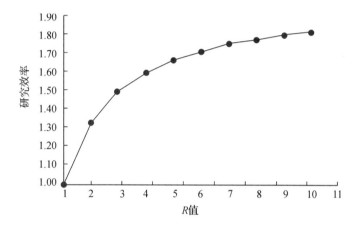

图 10-1　R 值与研究效率的关系

注:以 $1:1$ 的病例对照研究研究效率为 1。

　　一般地,R 值的选择可以参照以下原则:如果病例样本来源较为容易,采用 $1:1$ 配对设计可以在相同样本数的条件下,获得较高的统计学效率。而且 $1:1$ 配对设计的数据分析也较为简单。对于发病率较低的疾病甚至是罕见病,由于病例数量受限,而对照样本来源广泛,可以扩大对照组的数量或增大 R 值。这样在同样病例数的条件下,可通过扩大对照的数量提高研究效率,因此,可以采用 $1:R$ 配比病例对照研究方法。

第二节　配比设计资料分析

　　由于配比的条件和方法的差异,采用不同配比设计的资料,分析方法也不同。现以病例对照研究为例,说明配比设计资料分析方法。频数配比的分析方法见病例对照研究部分。以下主要介绍个体配比($1:1$ 和 $1:R$)数据分析方法。

一、1:1 配对病例对照研究的数据分析

　　配对病例对照研究设计中,按照匹配的条件,每个病例与其相应的对照组成对子,在数据分析时,也以对子而不是个人形式出现。根据每对对子中病例和对照的暴露情况(有或无),有 4 种形式的对子:①病例和对照均有暴露的对子数为 a;②病例无暴露,对照有暴露的

对子数为 b；③病例有暴露，对照无暴露的对子数为 c；④病例和对照均无暴露的对子数为 d。根据上述结果，可以把资料整理成表 10-1。

表 10-1　配对资料整理模式表

对照	病例		合计
	有暴露	无暴露	
有暴露	a	b	$a+b$
无暴露	c	d	$c+d$
合计	$a+c$	$b+d$	n

1.显著性检验

采用配对 χ^2 检验，即 McNemar 公式：

$$\chi^2 = \frac{(b-c)^2}{b+c} \tag{10-2}$$

当 $b+c<40$ 时，应采用校正公式 10-3，

$$\chi^2 = \frac{(|b-c|-1)^2}{b+c} \tag{10-3}$$

2.计算比值比(OR 值)

$$OR = c/b(t \neq 0) \tag{10-4}$$

3.OR 值的 $95\%CI$

$$OR^{(1\pm1.96/\sqrt{\chi^2})} \tag{10-5}$$

[**例**]　调查了 93 对男性食管癌患者和对照人群的吸烟情况，结果见表 10-2。

表 10-2　93 对男性食管癌患者和对照人群的吸烟史

（单位：人）

对照	食管癌		合计
	吸烟	非吸烟	
吸烟	55	6	61
非吸烟	26	6	32
合计	81	12	93

$$\chi^2 = \frac{(b-c)^2}{b+c} = \frac{(6-26)^2}{26+6} = 12.5$$

自由度 $v=1, P<0.01$，

$$OR = c/b = 26/6 = 4.33$$

$$OR^{(1\pm1.96/\sqrt{\chi^2})} = 4.33^{(1\pm1.96/\sqrt{12.5})} = 1.92 \sim 9.76$$

本例分析结果表明，男性吸烟者患食管癌的危险性是非吸烟者的 4.33 倍，95% 的可信区间范围为 1.92～9.76。

注意，配对设计的病例对照研究资料一般不能拆成成组资料进行分析，否则会降低研究的效率。

二、1∶R 的配比病例对照研究的数据分析

对于 1∶R 的配比病例对照研究,根据每对对子中病例和对照的暴露情况(有或无),有多种形式的对子。这类调查数据结果可以整理成表 10-3。

表 10-3　1∶R 的配比病例对照研究资料整理表

病例	R 个对照组中暴露的人数					
	0	1	2	3	…	R
暴露	$n_{1,0}$	$n_{1,1}$	$n_{1,2}$	$n_{1,3}$	…	$n_{1,R}$
非暴露	$n_{0,0}$	$n_{0,1}$	$n_{0,2}$	$n_{0,3}$	…	$n_{0,R}$
合计	T_0	T_1	T_2	T_3		T_R

1. 显著性检验

$$\chi^2_{MH} = \frac{\left[\sum_{r=1}^{R}(R-r+1)n_{1,(r-1)} - \sum_{r=1}^{R} r\, n_{0,r} \right]^2}{\sum_{r=1}^{R} T_r r(R-r+1)}, 自由度 = 1 \tag{10-6}$$

$$T_r = n_{1,r-1} + n_{0,m} \tag{10-7}$$

2. OR_{MH} 值及 95%CI 的计算

$$OR_{MH} = \frac{\sum_{r=1}^{R}(R-r+1)n_{1,(r-1)}}{\sum_{r=1}^{R} r n_{0,r}} \tag{10-8}$$

OR 可信区间:

$$OR_{MH}^{(1 \pm Z_a/\sqrt{\chi^2})} \tag{10-9}$$

[例]　采用 1∶4 配比设计的病例对照研究方法探讨雌激素使用与子宫内膜癌的关系,结果见表 10-4。

表 10-4　雌激素使用与子宫内膜癌 1∶4 配比资料计算表

病例	有暴露史的对照数				
	0	1	2	3	4
有暴露	3	17	16	15	5
无暴露	0	4	1	1	1

分别计算 χ^2_{MH}、OR_{MH} 及其可信区间

$$\chi^2_{MH} =$$

$$\frac{\{[(4-1+1)\times3+(4-2+1)\times17+(4-3+1)\times16+(4-4+1)\times15] - (1\times4+2\times1+3\times1+4\times1)\}^2}{1\times7\times4+2\times18\times3+3\times17\times2+4\times16\times1}$$

$$= 30.75$$

$$OR_{MH} = \frac{4\times3+3\times17+2\times16+1\times15}{1\times4+2\times1+3\times1+4\times1} = 8.46$$

OR_{MH} 95％可信区间为：$OR_{MH}^{(1\pm1.96\sqrt{16})}=4.00\sim17.91$

研究结果表明,雌激素使用与子宫内膜癌有关。

三、条件 Logistic 回归模型分析配比资料

对于配比设计特别是 1：R 设计的资料,资料整理和 χ^2 检验都比较复杂,而且也不能控制除了配比因素以外其他混杂因素的影响。可以采用条件 Logistic 回归模型分析。

条件 Logistic 回归模型分析配比资料时,将每个配对或配伍组视为一个层,通常我们不探讨层间的差别。条件 Logistic 回归模型用条件似然函数替代一般似然函数。在构造条件似然函数时考虑了层因素的作用,但在最后的模型中消去层因素的参数,从而减少了模型中要估计的参数,降低了样本量的要求。具体原理参见医学统计学相关内容。条件 Logistic 回归模型中参数的估计方法一般采用最大似然估计法,参数和模型的检验方法和非条件 Logistic 回归模型相同。采用统计学软件如 SPSS 数据整理的基本格式如表 10-5 所示。

表 10-5 1：R 配比资料 Logistic 回归模型分析的数据格式

对子号	对子内编号	时间 1=病例,2=对照	分组 1=病例,0=对照	研究因素			
				X_1	X_2	$\cdots$	X_m
1	0	1	1	X_{101}	X_{102}	$\cdots$	X_{10m}
1	1	2	0	X_{111}	X_{112}	$\cdots$	X_{11m}
1	2	2	0	X_{121}	X_{122}	$\cdots$	X_{12m}
1	$\cdots$	2	$\cdots$	$\cdots$	$\cdots$	$\cdots$	$\cdots$
1	R	2	0	X_{1R1}	X_{1R2}	$\cdots$	X_{1Rm}
$\cdots$	$\cdots$	$\cdots$	$\cdots$	$\cdots$	$\cdots$	$\cdots$	$\cdots$
n	0	1	1	X_{n01}	X_{n02}	$\cdots$	X_{n0m}
n	1	2	0	X_{n11}	X_{n12}	$\cdots$	X_{n1m}
n	2	2	0	X_{n21}	X_{n22}	$\cdots$	X_{n2m}
n	$\cdots$	2	$\cdots$	$\cdots$	$\cdots$	$\cdots$	$\cdots$
n	R	2	0	X_{nR1}	X_{nR2}	$\cdots$	X_{nRm}

一般地,条件 Logistic 回归模型的统计分析往往采用 Cox 模型来处理。处理过程如下：

(1)把疾病分组作为虚拟生存状态变量,并定义"病例"为"1","对照"为"0"。

(2)给每个记录赋值一个虚拟生存时间(time)。如默认"病例"为"1","对照"为"0"。

(3)把研究因素作为分析协变量,配比的对子号作为分层变量。现以表 10-4 数据为例,用 SPSS 软件说明条件 Logistic 回归模型分析方法。数据录入格式如图 10-2 所示。

	对子号	分组	时间	雌激素使用	变量
1	1	0	2	0	
2	1	0	2	0	
3	1	0	2	0	
4	1	0	2	0	
5	1	1	1	1	
6	2	1	1	1	
7	2	0	2	0	
8	2	0	2	0	
9	2	0	2	0	
10	2	0	2	0	
11	3	1	1	1	
12	3	0	2	0	
13	3	0	2	0	
14	3	0	2	0	
15	3	0	2	0	

图 10-2　条件 Logistic 回归模型分析数据表

　　按上述方法采用 Cox 模型分析,以数据库中的"时间"作为模型中的时间变量,"分组"作为状态并定义"1＝事件","雌激素使用"为协变量,"对子号"为层变量,见图 10-3。

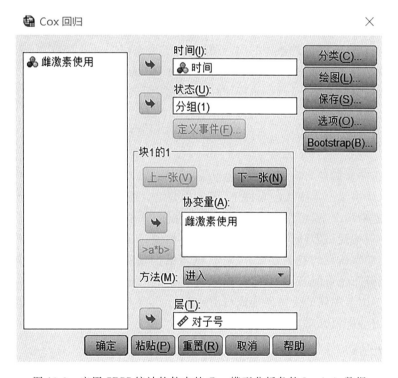

图 10-3　应用 SPSS 统计软件中的 Cox 模型分析条件 Logistic 数据

程序执行后,得到如图 10-4 所示结果。

方程中的变量	B	SE	Wald	df	Sig.	Exp(B)	95% CI 用于 Exp(B)	
							下部	上部
雌激素使用	2.074	.421	24.284	1	.000	7.955	3.487	18.148

图 10-4　SPSS 软件中 Cox 回归模型分析条件 Logistic 结果

上述分析表明,雌激素使用与子宫内膜癌的 OR 值为 7.95,95%CI 为 3.487～18.148。

第三节　配比的应用

为了使比较组间有可比性,以控制主要非研究因素的作用,配比设计方法可以用在病例对照研究、队列研究和实验性研究之中。

一、病例对照研究

病例对照研究经常采用配比设计来选择对照组。例如研究吸烟与冠心病的关系时,年龄、性别和居住地都可能是混杂因素。在研究设计时,先选择符合条件的冠心病患者作为病例,然后根据每一个病例配比因素的特点,选择同性别、同一年龄段和同样居住地的非冠心病病例作为对照,使这些因素在病例组和对照组中的分布相同或类似,从而能排除这些因素的混杂作用。

对于发病率低或者罕见的疾病的病因研究,由于可获得的患者数量少,采用同数量的对照,研究效率较低。如果采用配比方法,而且扩大对照的数量(如 1∶4),可以在相同病例数量的条件下,提高研究效率。因此,采用 1∶R 配比的病例对照研究适合少见病甚至是罕见病的病因研究。

二、实验性研究

随机化分组是实验性研究常用的分组方法。但是,如果研究对象在主要的混杂因素分布上差别较大、样本量不是很大的条件下,随机化分组后得到的实验组和对照组的均衡性有可能不好。在这种情况下,可以考虑配比设计。在随机化对照试验中,要比较 A、B 两种药物的效果时,一般把受试者随机地分成两组,一组给予 A 药,另一组给予 B 药,然后进行随访观察(详见实验性研究的有关章节)。若受试者的性别和年龄等因素变异较大,即使随机分组后,两组间分布也可能有差别,会影响可比性。此时可用配比设计,即将性别、年龄段、疾病严重程度等因素相同的受试者配成对子或配伍组,然后随机地确定每一组的处理措施。具体设计方案可参阅第九章。

三、队列研究

例如研究吸烟与肺癌的关系,选择吸烟人群作为暴露组,然后根据每一个吸烟者的混杂因素的特征,去选择相应的非吸烟者,组成对子。例如,若性别是可能的混杂因素,那么在挑选对照时,选择与吸烟者性别相同的非吸烟者组成对子,就可控制性别对研究结果的影响。

第四节　配比的特点

一、配比的优点

(1)配比可使指示组与对照组在非研究因素分布上有均衡性,提高组间的可比性,有效地控制混杂作用。

(2)配比研究还能提高研究的效率,即所需的样本含量比同条件下成组设计小。如在病例对照研究中配比设计的样本含量可用公式 10-10 来估计。

$$n = \frac{\left[Z_\alpha \sqrt{(1+1/R)\overline{p'q'}} + Z_\beta \sqrt{p_1 q_1 + p_0 q_0/R} \right]^2}{(p_1 - p_0)^2} \tag{10-10}$$

式中:n 为所要估计的对子数。Z_α,Z_β 为相对 α 与 β 的正态离差(可查相关统计表),R 为对照数。p_1 和 p_0 分别为病例和对照各自的暴露比例,$q_1 = 1 - p_1$,$q_0 = 1 - p_0$,$p' = (p_1 + R p_0)/(1+R)$,$q' = 1 - p'$。

例如在一病例对照研究中,某危险因素在病例和对照中的暴露率分别为 56% 和 30%,即($p_1 = 0.56$,$p_0 = 0.3$),当 α 取 0.05,β 取 0.10 时,成组比较的样本含量(见第八章)约需 $72 \times 2 = 146$ 例,而 1:1 配对研究时只需 54 对(108 例)就够了。因此,配对研究比非配对研究的效率要高,同时也说明采用不同的研究设计方法,就应采用相应的样本估计公式来计算所需的样本含量。

二、配比的局限性

配比虽能消除混杂因素等非研究因素的影响,但配比也有局限性。

1.可能会损失信息

例如在横断面研究时采用配比设计有可能会损失许多信息,因为横断面研究起始时并没有分组,而待资料收集完成后进行配比,就会使许多未配上的研究对象的资料失去利用价值,因此既有人力、物力等的浪费,也可能使样本失去了对总体的代表性。又如配比设计时,每一对子中若有一个无测量结果,则该对子中其余对象均无效。所以,应当根据实际需要来使用配比。

2.配比过度

将不是混杂因素的因素当作配比变量往往会导致配比过度。由于这种因素可能只是与暴露或与疾病有联系,从而导致研究的效率下降。实际工作中,确定何种因素为混杂因素而用以配比,有时会发生困难。此外,在分析性研究中,配比因素若与研究因素有相关关系,虽然配比变量数并不多,但仍会使研究因素的分布在比较组间趋于一致而掩盖研究因素与疾病之间的真实联系。

3.配比增加了分析的复杂性

非配比的资料,可以用简单的方式进行分层分析。而配比后的资料很难以简单的分层分析法来控制那些没有配比的其他混杂因素,必须用特殊分析方法(如条件 Logistic 回归模型分析)来控制那些配比的和未配比的因素的影响。

小　结

配比设计是医学研究中常见的设计方法。配比是一种选择对照的方法,根据指示对象(病例组、暴露组或试验组等)的主要非研究因素的分布状况,选择相应的对照人群,使得对照组人群在这些因素(配比因素)上的分布与指示对象一致,即这些非研究因素分布均衡。因此通过配比,可以增加比较组之间(如病例组与对照组)的可比性,控制外部因素,消除非研究因素的作用,也可以提高研究效率。配比分为频数配比和个体配比。按照对照的数量,个体配比又分为 $1:1$ 的配对和 $1:R$ 的配比设计。扩大对照组人数可以在同样指示对象样本数(如病例数)的前提下提高研究效率。

(朱益民)

第十一章　诊断试验方法的评价

　　诊断试验包括病史了解、症状和体征资料分析、实验室检查（如生化、病原学、免疫学、血液学、病理学等）、仪器检查（如 X 线检查、超声诊断、CT、ECT 和核磁共振）等。疾病诊断是一项比较复杂的过程，因为每个受检对象的基本特征均不相同，临床医师在进行疾病诊断的时候，可能包含错误，如漏诊和误诊。临床决策（decision-making）是一个基于概率分析的过程。用于临床疾病诊断的试验方法很多，而且随着科学技术，特别是医学、分子生物学、电子与计算机技术的发展，越来越多的新试验方法被应用于临床诊断。然而任何诊断试验都不是完美无缺的，都会受到各种条件的影响和限制，在临床实践应用中往往具有局限性和片面性。作为临床医生，都必须考虑下列问题：一个试验方法用于某种疾病诊断的真实性和可靠性如何？ 如试验结果异常，对疾病的诊断价值有多高？ 试验结果正常对排除疾病的判断价值又如何？ 有哪些因素会影响试验结果？ 这不仅对推广一个新的诊断试验十分必要，而且对快速、准确地诊治患者，提高临床决策能力是非常重要的。了解诊断试验评价的一些基本原则有助于临床医生在医疗实践中更好地选择和应用这些试验，对不同的试验结果做出合理的解释和正确的诊断。

第一节　诊断试验评价的基本程序

诊断试验评价的基本程序是与某病诊断的金标准做盲法和同步比较。其基本步骤如下：

一、确立金标准

　　要评价一个新的诊断试验方法的优劣，首先要确定一个参照标准，即金标准（gold standard）。所谓金标准是指某种疾病标准诊断方法，也是当前医学界公认的、诊断某病的可靠方法，应用该标准能较正确区分患/具有某种疾病的人和不具有该病的人。不同疾病有不同的金标准，常见的金标准有病理学检查（组织活检和尸体解剖）诊断肿瘤、外科手术发现结石诊断胆结石、特殊的影像学诊断如冠状动脉造影诊断冠心病。对于有些诊断困难的疾病可以采用现今公认的方法，如综合诊断方法或长期随访病例观察所得到的结果，作为金标准。要评价一个试验方法，金标准的选择是非常重要的。一项新诊断试验的准确程度只有在金标准评价的患者组和非患者组中进行考核，才能得到正确的评价。

二、选择研究对象

　　在诊断试验方法评价中，研究对象包括两组，一是被金标准确诊的病例组，另一组是金标准证实无该病的人群，即对照组。所有的研究对象都要有代表性，病例组和对照组都应代表各自的总体。病例组应包括该病的各种临床类型（轻、中、重）、病期（早、中、晚）、典型和不典型病例以及具有并发症等的患者。病例代表性影响评价结果的普遍性以及临床推广的意义。对照组人群应是证实无该病的人群,不仅包括正常人群,也应包括来自非研究疾病的其他病例,尤其是与该疾病易混淆而在临床上需要鉴别诊断的疾病。年龄、性别等因素应与病例组有可比性。

三、样本大小

作为一个样本研究,诊断试验评价也要有足够的样本量。诊断试验评价的样本含量可用下列公式估计:

$$n = \frac{U_a^2 p(1-p)}{\delta^2} \tag{11-1}$$

式中:p 为试验的预期特异性或灵敏度,δ 为容许误差,α 为第一类误差的概率,U_a 值由 U 界值表可查得。

四、同步评价

用被评价的诊断试验方法对所有的研究对象进行同步检查,采用盲法(double blind)观察。盲法观察的目的在于消除由于研究对象心理情绪上的波动或异常影响试验结果,避免由于试验者主观意愿而影响试验结果。在诊断试验评价时,研究者的愿望是新试验比旧试验好,如没有采用盲法观察,试验者就有可能自觉或不自觉地对患者或非患者的试验结果做出不同的判断。例如对同样一个可疑阳性结果,对患者则易倾向于阳性,而对非患者则易判为阴性,从而导致对新试验评价过高。

五、诊断价值评价

如试验结果是定性资料,可以把试验结果整理成表 11-1 的形式。

表 11-1　诊断试验方法评价

试验结果	金标准		合计
	有病	无病	
阳性	a(真阳性)	b(假阳性)	$a+b$
阴性	c(假阴性)	d(真阴性)	$c+d$
合计	$a+c$	$b+d$	n

第二节　诊断试验评价的内容和指标

对一个诊断试验方法评价应包括多方面内容,除了安全性以及是否简便快速、经济外,技术指标的评价主要包括两个方面,即真实性(validity)和可靠性(reliability)。

一、可靠性的评价

可靠性也称为可重复性(repeatability)或精确性(precision),指一项试验在相同条件重复试验获得相同结果的稳定程度(stability)。影响一项试验结果可靠性的因素有：

1.试验方法和仪器设备以及试验条件

试验方法、设计原理、仪器设备以及所用试剂的稳定性以及试验条件，如温度、湿度等可使检查结果产生系统误差。

2.研究对象的生物学变异

研究对象的生物学变异包括两个部分：不同研究对象由于性别、年龄等因素的差异，某个指标的检测结果往往不一定相同，即个体间的变异；同一个体在不同时间与条件下的测量结果也存在变异，如一个人一天24h血压值不完全相同，这是个体内的变异。

3.观察者的测量变异

观察者的测量变异也包括两个部分：不同观察者对同一批样品(或样本)进行检查，其测量结果可能有所差异，这种变异称为观察者间变异；而同一观察者在不同时间测量相同的样品，其结果也可能存在差异，称为观察者内变异。

要提高一项试验方法的可靠性可以通过试验方法的标准化(统一的试验条件和观察方法、相同的判断标准、观察者的培训等)来减少系统误差。同时确定研究对象的同质基础，如观察时间统一在饭前或饭后，是否需要空腹等以减少个体变异。

试验方法的可靠性可通过测量变异的大小来评价，具体指标有：

1.变异系数

某项试验的结果是计量数据时，可以用变异系数来反映试验方法的可靠性。变异系数的计算方法如下：

$$CV=标准差/算术均数 \tag{11-2}$$

2.符合率或一致性

符合率：当某试验的结果是计数资料时，可以用符合率和Kappa值来表示。对于表11-1中的结果，符合率指试验结果与金标准结果一致性(真阳性＋真阴性)的人数占受试者总人数的百分率，即

$$符合率=\frac{真阳性＋真阴性}{受试总人数}=\frac{a+d}{a+b+c+d}\times100\% \tag{11-3}$$

调整符合率：符合率受研究对象纳入时病例组和对照组数量大小等因素影响，因此一般用调整符合率来评价试验方法的可靠性：

$$调整符合率=\frac{1}{4}\left(\frac{a}{a+c}+\frac{d}{b+d}+\frac{a}{a+b}+\frac{d}{c+d}\right)\times100\% \tag{11-4}$$

Kappa值：表示两种试验的结果的一致性程度。在表11-1中，观察一致率：

$$p_\circ=\frac{a+d}{n} \tag{11-5}$$

机遇一致率：
$$p_c=\left[\frac{(a+b)(a+c)}{n}+\frac{(c+d)(b+d)}{n}\right]/n \tag{11-6}$$

$$Kappa=\frac{p_\circ-p_c}{1-p_c} \tag{11-7}$$

Kappa值范围为0～1。Kappa值越高表示一致性程度越好。一般认为，Kappa值在0.75～1为一致性高；0.4～0.74为一般；小于0.39为一致性差。

二、试验方法的真实性评价

真实性是指测量值与实际值的符合程度。对于计数资料,检查结果与金标准相比,有四种情况,见表 11-1:

正确结果:①真正有病的人中试验结果阳性(真阳性);②无病的人中试验结果阴性(真阴性);

错误结果:①真正有病的人中试验结果阴性(假阴性);②无病的人中试验结果阳性(假阳性)。

一项试验方法检查得到正确结果愈多,则该试验的真实性愈高。评价试验方法的真实性包括两个方面,即对有病和无病的识别能力。主要评价指标有:

1. 灵敏度(sensitivity,Se)

$$灵敏度(Se)=\frac{真阳性}{真阳性+假阴性}\times100\%=\frac{a}{a+c}\times100\% \tag{11-8}$$

式 11-8 为在真正有病的人中,试验结果阳性的百分率,即真阳性率。灵敏度表示试验方法对疾病的检出能力。灵敏度越高,说明试验方法对疾病检出能力越强,患者漏诊机会越少。一个理想试验的灵敏度是 100%。

与灵敏度相对的是漏诊率。

$$漏诊率=假阴性率=1-灵敏度=\frac{假阴性}{真阳性+假阴性}=\frac{c}{a+c}\times100\% \tag{11-9}$$

2. 特异度(specificity,Sp)

$$特异度(Sp)=\frac{真阴性}{真阴性+假阳性}\times100\%=\frac{d}{b+d}\times100\% \tag{11-10}$$

特异度是指在无病的人中试验结果阴性的百分率,即真阴性率。特异度表示试验方法对无病的检出能力。特异度越高,说明对无病的判断能力越强,无病的人被误诊机会越少。一个理想试验特异度为 100%。与特异度相对的是误诊率。

$$误诊率=假阳性率=1-特异度=\frac{假阳性}{假阳性+真阴性}\times100\%=\frac{b}{b+d}\times100\% \tag{11-11}$$

3. 似然比(likelihood ratio,LR)

$$LR=\frac{真阳性率}{假阳性率} \tag{11-12}$$

一项诊断价值高的试验,应当是真阳性率(灵敏度)高而假阳性率低。两者的比值称为诊断试验的似然比。一项试验的似然比越大,试验的诊断价值越高。

4. Youden 指数

Youden 指数(Youden's index)也称正确指数。灵敏度和特异度是反映一项诊断试验的两个基本指标,两者之和减去 1,即为 Youden 指数。

$$Youden 指数=灵敏度+特异度-1=\frac{a}{a+c}+\frac{d}{b+d}-1$$

$$=1-漏诊率-误诊率 \tag{11-13}$$

Youden 指数越大,试验的真实性也越高。

[**例**]　评价甲胎蛋白试验诊断肝癌的价值,以肝穿刺作为金标准。试验结果见表 11-2。

表 11-2　甲胎蛋白诊断肝癌的评价

(单位:人)

甲胎蛋白试验结果	肝癌(肝穿刺)		合计
	有病	无病	
异常	205	31	236
正常	29	37	66
合计	234	68	302

$$灵敏度 = (205/234) \times 100\% = 87.61\%$$
$$特异度 = (37/68) \times 100\% = 54.41\%$$
$$漏诊率 = 1 - 灵敏度 = 1 - 87.61\% = 12.39\%$$
$$误诊率 = 1 - 特异度 = 1 - 54.41\% = 45.59\%$$
$$似然比 = (205/234)/(31/68) = 1.92$$
$$Youden 指数 = 灵敏度 + 特异度 - 1 = 0.8761 + 0.5441 - 1 = 0.4201$$
$$调整符合率 = \frac{1}{4}\left(\frac{205}{236} + \frac{205}{234} + \frac{37}{66} + \frac{37}{68}\right) \times 100\% = 71.24\%$$
$$符合率 = (205 + 37)/302 \times 100\% = 80.13\%$$

5.受试者工作特征曲线

受试者工作特征曲线(receive operator characteristic curve,ROC 曲线)是以灵敏度为纵坐标,假阳性率(1-特异度)为横坐标作图所得的曲线。该曲线可以反映灵敏度与特异度之间相互关系,见图 11-1。在同一种试验方法中以 ROC 曲线中最接近图左上方的点为诊断临界点,如图 11-1 左图中 A 点。以这一点为标准,Youden 指数最高。在对两种方法进行比较时,可用 ROC 曲线下面积的大小直观比较诊断方法的好坏。ROC 曲线下面积越大,说明该方法越好,如图 11-1 右图中 A 方法比 B 方法好。

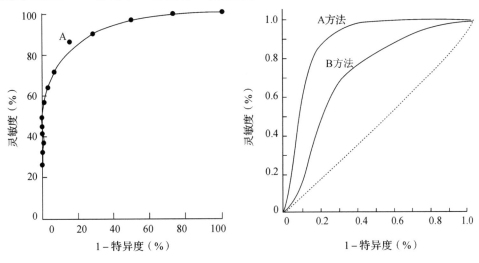

图 11-1　受试者工作特征曲线示意图

6.不同诊断水平对灵敏度、特异性的影响

同一试验方法的不同诊断标准影响灵敏度和特异性。在大多数情况下,某种指标在患者和非患者中的分布并不是完全分离的,例如血糖水平的分布见图 11-2。

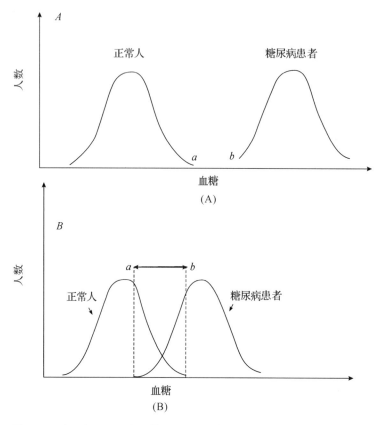

图 11-2　在理想(A)和实际情况(B)下正常人和糖尿病病人的血糖分布

在理想情况下,糖尿病患者和非患者血糖水平的分布如 A 曲线所示。以在 $a \rightarrow b$ 之间的任一点作为诊断标准,则不会发生漏诊和误诊。但是在实际情况下,血糖的分布如 B 曲线所示。糖尿病患者和非患者之间的血糖水平在 $a \rightarrow b$ 间有重叠,也就是说,在此范围内,既可能是糖尿病患者,也可能是非患者。如以 a 虚线处血糖水平为标准,则灵敏度高,漏诊少,但是特异度低,误诊多。如以 b 虚线处的血糖水平为标准,则刚好相反,即特异度高,误诊少,而灵敏度低,漏诊多。表 11-3 说明不同诊断水平对灵敏度和特异度的影响,随着血糖诊断水平的提高,灵敏度下降,而特异度不断提高。

表 11-3　不同血糖标准时血糖试验的灵敏度、特异度

血糖水平(mg/100ml)	灵敏度(%)	特异度(%)
80	100.0	1.2
90	98.6	7.3
100	97.1	25.3
110	92.9	48.4

血糖水平(mg/100ml)	灵敏度(%)	特异度(%)
120	88.6	68.2
130	81.4	82.4
140	74.3	91.2
150	64.3	96.1
160	55.7	98.6
170	52.9	99.6
180	50.0	99.8
190	44.3	99.8
200	37.1	100.0

因此,就同一诊断试验来说,灵敏度和特异度是矛盾的。要提高试验方法的灵敏度,必然要损失部分的特异度,反之亦然。

三、真实性评价结果的统计学推断

诊断试验研究为一个样本研究,所得灵敏度、特异性、Youden 指数均为样本值,因此存在抽样误差。从样本值来推断总体值,须进行统计推断。不同方法的比较应排除抽样误差,进行统计学检验。这些指标的统计学推断和统计学检验方法,见表 11-4 和表 11-5。

表 11-4 诊断性试验指标的参数估计

样本指标	标准误	可信区间	
灵敏度(Se)	$S_{Se} = \sqrt{ac(a+c)^3}$	$Se \pm U_a S_{Se}$	(11-14)
特异性(Sp)	$S_{Sp} = \sqrt{bd(b+d)^3}$	$Sp \pm U_a S_{Sp}$	(11-15)
粗一致性(CA)	$S_{CA} = \sqrt{(a+b)(b+c)/N^3}$	$CA \pm U_a S_{CA}$	(11-16)
Youden 指数(YI)	$S_{YI} = \sqrt{\dfrac{ac}{(a+c)^3} + \dfrac{bd}{(b+d)^3}}$	$YI \pm U_a S_{YI}$	(11-17)

表 11-5 诊断性试验研究的假设检验

适用情况	检验假设(H_0)	计算公式	
两个试验的总一致性比较	两方法总体粗一致性相等	$U = \dfrac{\vert CA_1 - CA_2 \vert}{S_{CA_1 - CA_2}}$, $S_{CA_1 - CA_2} = \sqrt{S_{CA_1}^2 + S_{CA_2}^2}$	(11-18)
两个试验的 Youden 指数比较	两方法总体的 YI 值相等	$U = \dfrac{\vert YI_1 - YI_2 \vert}{S_{YI_1 - YI_2}}$, $S_{YI_1 - YI_2} = \sqrt{S_{YI_1}^2 + S_{YI_2}^2}$	(11-19)

如应用血清铁蛋白(SF)和血清原卟啉(ZPP)试验法进行铁缺乏症的临床诊断。以骨髓涂片铁染色检查作为诊断缺铁的金标准,确诊为缺铁性贫血 50 例,非缺铁性贫血 78 例。结果见表 11-6,试比较两试验的 Youden 指数的优劣。

表 11-6　SF 和 ZPP 法诊断缺铁性贫血的结果

试验方法	检测结果	金标准		合计（例）
		缺铁（例）	非缺铁（例）	
SF(ng/ml)	<30	47	3	50
	≥30	3	75	78
ZPP(ng/gHb)	≥14	28	10	38
	<14	22	68	90
合计		50	78	128

SF 法：　　　　　　　灵敏度＝(47/50)×100%＝94%

特异性＝(75/78)×100%＝96%

Youden 指数＝94%＋96%－1＝0.90

ZPP 法：　　　　　　　灵敏度＝(28/50)×100%＝56%

特异性＝(68/78)×100%＝88%

Youden 指数＝56%＋88%－1＝0.44

从 Youden 指数看，SF 法要高于 ZPP 法。但这是两个样本值的差别，是由于两个方法的总体 Youden 指数不同，还是由于抽样误差所引起的，需进行假设检验。

H_0：SF 法的总体 Youden 指数与 ZPP 法相同。

$\alpha=0.05$，并根据公式计算如下：

SF 法的 Youden 指数方差：

$$S_{YI_1}^2 = \frac{47\times75}{(47+75)^3} + \frac{3\times3}{(3+3)^3} = 0.043608$$

同理，ZPP 法的方差：$S_{YI_2}^2 = 0.008866$。

$$S_{YI_1-YI_2} = \sqrt{S_{YI_1}^2 + S_{YI_2}^2} = \sqrt{0.043608+0.008866} = 0.23$$

$$U = \frac{\left|YI_1-YI_2\right|}{S_{YI_1-YI_2}} = \frac{\left|0.90-0.44\right|}{0.23} = 2.04$$

查 U 值表 $U_{0.05}=1.96$，$U>U_{0.05}$，$P<0.05$，按 $\alpha=0.05$ 水准拒绝 H_0，即 SF 法与 ZPP 法总体 Youden 指数不同，SF 法较优。

四、临床参考值的确定

参考值(reference value)是指正常人体在解剖、生理、生化上的正常水平以及人体对各种试验的正常反应值。这里的正常人是指没有得所检查疾病的人。确定参考值的方法有很多，主要有以下几种。

1. 统计学方法

以一定样本量的正常人为研究对象，测定某项生理、生化指标，制定频数分布表。若此分布符合或基本符合正态分布，则可按正态分布规律确定参考值范围。$(1-\alpha)\times100\%$ 正常值范围：

$$\overline{X}\pm U_\alpha S \qquad\qquad (11-20)$$

式中：$\overline{X}$ 为均数，S 为标准差，U_α 为发生第一类错误 α 的 U 界限。若参考值范围采用双侧，

取 U_α 值;若取单侧,则取 $U_{2\alpha}$ 值。

若频数分布表呈明显偏态分布,则可用百分位数法确定参考值范围。

双侧时,$(1-\alpha)\times 100\%$ 正常值范围为:

$$P_{\alpha/2}\sim P_{1-\alpha/2} \qquad (11\text{-}21)$$

若取单侧,大于某限值为异常,则 $(1-\alpha)\times 100\%$ 参考值范围为:

$$0\sim P_{1-\alpha} \qquad (11\text{-}22)$$

若取单侧,小于某限值为异常,则 $(1-\alpha)\times 100\%$ 参考值范围为:

$$>P_\alpha \qquad (11\text{-}23)$$

式中:P_α 为第 α 百分位数。

但是统计学方法将正常和异常的界限定在 95% 位数上,这一人为界限意味着疾病患病率为 5%,这显然与实际情况不符;统计学的异常程度与临床疾病之间并没有必然关系。例如收缩压低于 100mmHg,血浆肌酐 0.3mg/dl 都是在 95% 以外的异常值,但不一定有临床症状;在同一正常值范围内疾病的危险性可能相差较大。如在正常值范围(150~250mg/dl)内的血清胆固醇,从低值到高值冠心病危险性增加三倍。

制定参考值首先必须保证研究对象的同质性,研究对象能代表所确定的总体。而且研究对象要具有足够的样本含量,一般来说,研究参考值范围的样本量须在 100 人以上。

2.危险度决定法(临床界限)

按疾病各种危险因素的危险度决定正常值范围。即使一项指标(如血清胆固醇水平)在正常值范围内,发生某种疾病的危险性也会有较大差别。因此可从预防角度出发,用危险度决定法确定正常值范围。如根据调查,血尿酸水平与痛风的患病率如图 11-3 所示,尿酸在 7mg/dl 或以下不会发生痛风,超过这一数值发生痛风的危险性上升,如超过 9.0mg/dl,则无一幸免。因此最有意义的界限值应为 8.0~9.0mg/dl(相当于 99% 位数)。危险度决定法在样本量足够的前瞻性队列研究基础上,能够较确切地反映该地区人群某种指标的正常值范围。

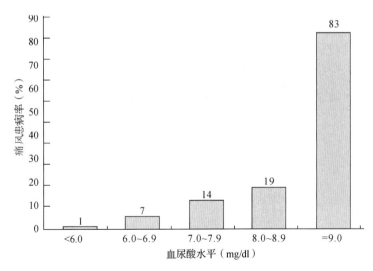

图 11-3　不同血尿酸水平与痛风患病率的关系

3.预后界限

有些指标在统计学或临床上都认为是正常的,但发现预后也有危险性。如 50 岁男性收缩压 150mmHg 是常见的,无临床症状不能认为是患者。但这种人冠心病发作的危险性比同龄正常血压者约高 2 倍。因此从预后角度出发,50 岁男性正常血压值可能比 150mmHg 还要低。但该法由于患者反应性不同,较难得到一个统一的标准。

4.实用界限

根据研究的需要,人为地规定"病例"和"非病例"或正常与异常的截断值。以灵敏度最大,特异度最高,Youden 指数最大为理想。但是实际上对于同一试验方法,灵敏度和特异度是相矛盾的。在实际工作中应综合考虑灵敏度、特异度对研究目的的重要程度,来确定正常与异常的截断值,或以 Youden 指数的最大值为截断值。确定诊断标准的原则有:①对于一些严重疾病,如果能及早诊断则治疗效果好,否则后果严重。在这种情况下,诊断标准应稍低,以提高试验的灵敏度,使疾病能够尽可能地诊断出来,减少遗漏。②对于疗效不理想,确诊和治疗费用较贵或假阳性结果会导致患者精神和肉体上的痛苦或危害的,如肿瘤患者实施放疗或化疗、HBsAg 的筛查等,可提高使诊断标准,以提高试验的特异度。③当漏诊和误诊的重要性相等时,诊断标准可定在 Youden 指数最大处。

第三节　预测值

在已知试验结果(阳性或阴性)的条件下,有无疾病的概率称为试验的预测值(predicative value,PV)。当使用某试验对一个人群进行检查时,仅了解其灵敏度和特异性是不够的,还必须了解试验结果阳性的人中,患有这种疾病的概率,即为阳性预测值(positive predicative value,PPV);以及试验结果阴性的人中,不患该病的概率,称为阴性预测值(negative predicative value,NPV)。

$$阳性预测值 = \frac{真阳性}{试验结果阳性人数} \times 100\% = \frac{a}{a+b} \times 100\% \tag{11-24}$$

它表示试验结果阳性者可能有该病的概率,阳性预测值越高,诊断价值越高。

影响阳性预测值的因素有试验方法本身(灵敏度和特异度)以及患病率。当患病率为 2% 时,不同灵敏度、特异度对阳性预测值的影响见表 11-7。

表 11-7　患病率为 2% 时,不同灵敏度、特异度的阳性预测值

特异度(%)	灵敏度(%)						
	50	60	70	80	90	95	99
50	2.0	2.4	2.8	3.2	3.5	3.7	3.9
60	2.5	3.0	3.4	3.9	4.4	4.6	4.8
70	3.3	3.9	4.5	5.2	5.8	6.1	6.3
80	4.8	5.8	6.7	7.6	8.4	8.8	9.2
90	9.2	10.9	12.5	14.0	15.5	16.2	16.8
95	17.0	19.7	22.2	24.6	26.9	27.9	28.8
99	50.5	55.0	58.8	62.0	64.7	66.0	66.9

表 11-7 显示,在患病率为 2％时,当特异度为 95％时,灵敏度由 50％升至 99％时,阳性预测值由 17.0％升高到 28.8％;当灵敏度为 95％时,特异度由 50％升至 99％,阳性预测值由 3.7％升高到 66.0％,即在患病率固定不变的条件下,特异度的改变对阳性预测值的影响比灵敏度改变更大。

患病率对预测值的影响更大。受试人群的患病率越低,试验阳性预测值越低,阴性预测值越高;反之,患病率越高,阳性预测值越高,阴性预测值越低。例如有一试验方法,特异性为 95％,灵敏度为 99％,分别对患病率 1％、2％和 10％的人群进行检查,人群的阳性预测值分别为 16.7％、29.0％和 68.8％,见表 11-8。阳性预测值与被检人群的预期患病率呈正相关。

表 11-8　灵敏度为 99％、特异度为 95％的诊断试验在不同
患病率的人群检查的阳性预测值

项目	患病率		
	1％	2％	10％
(1)试验人数	1000	1000	1000
(2)确实有病人数	10	20	100
(3)确实无病人数	990	980	900
(4)试验阳性人数	10(9.9)	20(19.8)	99
(5)试验假阳性人数	50(49.5)	49	45
(6)总阳性人数	60	69	144
(7)阳性预测值	10/60＝16.7％	20/69＝29.0％	99/144＝68.8％

前列腺酸试验诊断前列腺癌的灵敏度为 70％,特异度为 90％,若用于不同患病率人群的检查,阳性预测值差别很大。对一般人群检查,阳性预测值只有 0.4％,但对临床触及前列腺结节者进行检查,阳性预测值可达到 93.0％,有非常高的诊断价值,见表 11-9。

表 11-9　酸性磷酸酶试验诊断前列腺癌的阳性预测值

检查人群	患病率(1/10 万)	阳性预测值(％)
一般人群	35	0.4
男性,75 岁以上者	500	5.6
临床触及前列腺结节者	50000	93.0

第四节　提高试验效率的方法

提高诊断试验效率的主要方法有以下几个方面:

1.选择合适的方法和指标

尽量选择客观的指标,指标测量采用标准化的方法,对计量数据选择恰当的截值点。

2.选择患病率较高的人群进行检查

对患病率高的人群进行检查,可以获得较高的阳性预测值。可通过下列途径选择试验人群:

(1)设立专科门诊:专科门诊的设立,使患有同类疾病的患者集中就诊于相应的科室,各专科门诊就诊人群的患病率就相对提高了。此外,通过各级医院逐级转诊患者,也可使其患病率提高。

(2)选择高危人群:如果有冠心病家庭史、年龄大于 45 岁、肥胖者去检查冠心病,则这些人群患病率必然比一般人群高。

(3)选择有特殊临床表现的人群:特殊的临床症状、体征、病史特点的选择,必然会影响试验人群的患病率。例如有胸膜炎的女性,同时有小腿肿痛,并有口服避孕药史,其患肺栓塞的可能性比没有上述特点的妇女要高得多。

3.联合试验

单一的灵敏度或特异度不能满足要求时,可以采用联合试验,以提高试验方法的灵敏度或特异度。联合试验有两种方式:并联(平行)试验和串联(系列)试验。

(1)并联(平行)试验(parallel test):指同时做几项试验,只要有一个试验结果阳性,结果即判为阳性,见表 11-10。

并联试验可以提高灵敏度,但会降低特异度。在临床工作中,当某病需要一种灵敏度很高的诊断试验,而目前尚无一种试验可以满足要求时,可采用几种试验进行并联试验,以提高灵敏度。

(2)串联试验:又称系列试验(serial tests),在串联试验中,只有每项试验结果均为阳性,最后结果才判为有病,见表 11-10。显然采用串联试验可以提高特异度,但灵敏度会下降。

表 11-10 联合试验结果判断

试验 A 结果	试验 B 结果	并联试验	串联试验
＋	＋	＋	＋
＋	－	＋	－
－	＋	＋	－
－	－	－	－

[例] 尿糖和血糖试验中,用不同的联合方式对灵敏度和特异度的影响见表 11-11。

表 11-11 联合试验筛选糖尿病

试验结果		糖尿病患者(例)	非糖尿病患者(例)
尿糖	血糖		
＋	－	14	10
－	＋	33	11
＋	＋	117	21
－	－	35	7599
合计		199	7614

各试验结果见表 11-12。

表 11-12 尿糖、血糖及联合试验的灵敏度、特异度

方法	灵敏度(%)	特异度(%)
血糖	75.38	99.58
尿糖	65.83	99.59
并联	82.41	99.45
串联	58.79	99.73

第五节 疾病筛检

一、筛检的概念

筛检(screening)是指应用快速的试验、检查或其他方法找出未被识别的疾病早期或临床前期患者或缺陷患者(即表面健康的疾病早期或临床前期的患者)的一种主动的卫生保健措施。筛检试验不同于诊断试验,其区别见表 11-13。筛检是从健康人群中早期发现可疑患者的一种方法,并不是对疾病做出诊断。筛检结果阳性者或可疑阳性者需要做进一步检查,进行诊断和必要的治疗。因此筛检是二级预防,即早期发现、早期诊断和早期治疗的措施。

表 11-13 筛检试验与诊断试验的区别

项目	筛检试验	诊断试验
对象	健康人或无症状的患者	患者或筛检阳性者
目的	把可能患病的个体与可能无病者区分开	进一步把患者与可疑有病但实际无病的人区分开
要求	快速、简便、高灵敏度,尽可能发现所有可能的患者	准确性和特异性高,真实可靠,诊断结果具有权威性
费用	低廉	较高
处理	筛检阳性者须做进一步诊断试验进行确诊	阳性者需进行严密观察和及时治疗

一般的健康普查、常规体检及定期体检在一定意义上也可以认为是疾病的筛检。

二、筛检的原则

筛检应充分考虑以下一些筛检原则:

(1)所要筛检的疾病应是重大的公共卫生问题,且经有效治疗后能恢复健康,或能有效延长寿命。

(2)筛检检查出患病的时间到患者出现症状的时间,即领先时间(lead time)要足够长。如领先时间太短(如胰腺癌),则筛检的意义不大。

（3）如果欲筛检的疾病患病率甚低，查不出几个真正的患者，则不值得做筛检。此时可考虑选择高危人群来做筛检，以提高检出率。

（4）应选择灵敏度、特异度均高的试验方法，或者考虑两种试验方法联合应用。筛检所用诊断试验方法的特异度过低，查出很多假阳性者，特别是在患病率低时，将造成下一步处理的重大负担；而灵敏度过低，则遗漏的病例太多（假阴性者多），达不到筛检的目的。

（5）筛检方法应安全、可靠，且使用方便、费用低，能为受检者接受。

（6）还要考虑阳性结果（不一定是真患者）对受试对象的心理压力。

三、筛检的评价

关于试验方法的真实性和可靠性的评价见本章第二节。筛检效果的评价可以从收益、筛检的生物学效果和卫生经济学效益等方面进行。

（一）收益

收益（yield）也称收获量，指经筛检后能使多少原来未发现的患者得到诊断和治疗。为了提高收益，可以选择高危人群，选用高灵敏度的试验方法，进行联合试验等。

（二）筛检的生物学效果评价

通过比较筛检和未筛检人群的病死率、死亡率和生存率或生存时间，对筛检的生物学效果进行评价。

（1）病死率：筛检后，该病的病死率是否下降。

（2）死亡率：比较筛检与未筛检人群该病的死亡率的差异，来评价生物学效果。但死亡率指标受到观察时间长短的影响。

（3）生存率和生存时间：这是评价筛检生物学效果较好的指标。但是，使用该指标评价时，要消除领先时间的影响。领先时间是指通过筛检试验，在慢性病自然史的早期阶段，如症状出现前，提前做出诊断，从而赢得提前治疗疾病的时间，见图 11-4。领先时间偏倚是指筛检诊断时间和临床诊断时间之差，被解释为因筛检而延长的生存时间。如在图 11-4 中，$t_3 = t_1 + t_2$，说明筛检实际上无效。只有当 $t_3 > t_1 + t_2$ 时，筛检才有效。

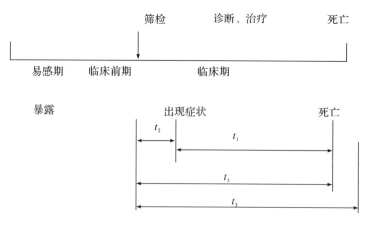

图 11-4　领先时间偏倚示意图

(三)卫生经济学效果评价

(1)成本效果分析(cost-effectiveness analysis):分析实施筛检计划的投入费用与获得的生物学效果。估计每发现一例病例的平均成本包括直接与间接成本、预后的改善情况(如生存时间),以此计算成本效果的比率,如每延长一年生存所消耗的成本。

(2)成本效益分析(cost-benefit analysis):分析实施筛检计划的投入费用与获得的经济效益的比值,以货币单位来计算。

(3)成本效用分析(cost-utility analysis):分析实施筛检计划投入的费用与获得的生命质量的改善。

小　结

本章主要介绍了试验方法评价的基本程序。试验方法的评价包括可靠性和真实性评价。可靠性评价指标主要有变异系数、一致性和 Kappa 值。真实性评价指标包括灵敏度、特异度、Youden 指数、ROC 曲线下面积等。本章探讨了不同截断值与真实性指标的关系,试验方法的预测值及其影响因素,临床上提高诊断价值的策略,还简要介绍了疾病筛检的概念、疾病筛检实施的原则和筛检效果评价内容与指标。

(朱益民)

第十二章 临床疗效评价

随着医学日新月异的发展,大量新药或新疗法不断涌现,为临床医生确定治疗方案提供了更多的选择。临床医生的根本任务是有效地防治疾病,其在选择和确定治疗方案时,往往首选经临床疗效研究证实有效的疗法,这预示着临床疗效评价的重要意义。近年来,国内外有关临床疗效的研究日益增多。临床疗效评价应用临床流行病学的理论与方法,通过科学的研究设计和测量、分析,旨在对药物、新疗法等防治措施的疗效和安全性进行严谨、公正和客观的评价,比较不同疗法的优劣,从中选出最佳药物或疗法,以提高患者的治愈率,降低致残率和病死率,延长患者的寿命及提高生存质量。

第一节 临床疗效评价概述

临床疗效评价一般包括对药物、手术、治疗方法等的评价,目的是评价药物、手术、治疗方法等的安全性和有效性,是临床科研工作的重要组成部分。在评价临床疗效时,必须以经过严谨设计的研究获得的结果作为判断依据。体外实验和动物实验不足以证实药物等在人体内的安全性和有效性,因此,临床疗效评价必须在人体进行。临床试验与临床观察是临床科研的两大基本方法。临床试验以人(患者或健康志愿者)为研究对象,施加某种干预措施对临床各种防治措施进行评价。与临床观察相比,临床试验更具优势,即:①可以将现实生活中、在时间上复杂的多因果联系分解成一系列简单的因果联系;②可以人为地控制条件,把空间上的多因果关系孤立为单因果联系,从而去除混杂因素的作用。

临床疗效评价多采用临床试验。临床试验除需保障人体安全性外,还需确定试验的最佳目标,如缓解症状、治愈疾病、预防并发症等。在临床疗效评价的药物中,新药占大部分。新药临床试验分为四期,Ⅰ期临床试验为初步的临床药理和人体安全性评价,Ⅱ期临床试验为有效性及安全性初步评价,Ⅲ期临床试验为扩大的多中心试验,Ⅳ期临床试验为新药上市后应用研究阶段。根据各期临床试验结果,可对新药在人体内的安全性和有效性做出评价。

第二节 临床疗效评价的研究类型

临床疗效评价的研究类型可分为两种,一种为观察性研究,另一种为实验性研究。主要方法简述如下:

一、观察性研究

在实验性研究较难实现的情况下,如研究对象拒绝参与、实验性研究费时费力、违背伦理学要求等,可采用观察性研究进行临床疗效评价。观察性研究评价临床疗效的方法主要有横断面研究、病例对照研究、队列研究等。

(一)横断面研究

横断面研究的论证强度较低,此研究方法多见于某种新疗法的预试验,为临床疗效评价的进一步研究提供线索。如研究某种药物治疗某种疾病的效果,可通过观察使用该药物后疾病的治愈率来确定该药物的疗效。

(二)病例对照研究

以较少发生并发症的某疾病为例,采用病例对照研究评价临床疗效时,将发生并发症的患者纳入病例组,未发生并发症的患者纳入对照组,比较两组患者曾接受某药物或治疗方法的情况。如果病例组接受某药物或治疗方法的频率高于对照组,可认为此药物或治疗方法有效。

(三)队列研究

在患有同一疾病的人群中,将那些已接受某药物或治疗方法的患者纳入暴露组,未接受此药物或治疗方法的患者纳入非暴露组,随访观察一定时间,比较两组患者的结局,如治愈情况、死亡情况或并发症发生情况等,以此来判断此药物或治疗方法的效果。

上述研究方法的论证强度由强到弱依次为队列研究、病例对照研究、横断面研究。

二、实验性研究

实验性研究是临床疗效评价的有效方法,论证强度高于观察性研究,其中临床试验主要以患者为研究对象,以个体为单位进行分组施加干预措施,进行前瞻性观察。临床试验按受试者接受干预措施或对照的设置方式,可分为随机对照试验、非随机同期对照试验、自身前后对照试验、交叉试验、序贯试验等。上述研究方法各有特点,其中随机对照试验严格按照临床试验的随机、对照、盲法原则进行,并且有严格的纳入、排除标准及统一的观察指标。因此,随机对照试验的结果真实性和可靠性较高,是目前临床疗效评价论证强度最高的方法,被广泛应用于临床研究中。

第三节　随机对照试验

正确、客观地评价临床疗效,是临床试验成功的关键之一。目前随机对照试验(random control trail,RCT)普遍被认为是临床疗效评价的最佳方法。

一、基本原理

按随机化分组方法将受试者分配到试验组与对照组,使非研究因素在组间尽可能保持一致,按试验设计要求分别给予试验组和对照组相应的处理措施,在相同条件下随访观察一段时间后,比较和评价两组的疗效差别。

二、用途

(1)主要用于临床上新药或新疗法的疗效评价,为临床决策提供科学依据。

(2)用于疾病预防措施研究,评价某种预防措施的效果。

(3)用于疾病预后评估研究,分析某些预后相关因素对疾病进程和转归的影响。

三、特点

(1)随机化分组和盲法的应用可消除某些偏倚,以保证研究结果的真实性。

(2)试验组与对照组的研究同步进行且组间条件基本一致,以保证组间的可比性。

(3)人为控制研究因素,将外部因素的影响降到最低。

四、设计要点

(一)明确研究目的

每项临床试验都有相应的研究目的,如明确某新药是否有效、某新药与老药相比是否更有效、药物是否安全等。研究目的要求明确而具体,一项研究最好能具体解决一个问题,切忌涉及问题太多而影响研究质量。

(二)选择研究对象

根据研究目的确定对研究对象的要求,选择合格的研究对象。首先确定患者的来源,在一般情况下,研究对象都从特定的机构或其特定的科室就诊者中选择。如选择在某一大医院进行试验,就会使得研究对象由于就诊动机相似有可能产生偏倚,从而影响结果的真实性。另一种方法是将一定地区、一定时期内发生的全部患者作为目标人群,并从中选择研究对象。该法具有偏性小,能利用该地区已有的各种资料等优点。然而,以全部患者为研究对象,随机抽样进行疗效评价并非易事,因此,有必要协同多个机构,此即为多中心研究。但多个机构参与研究,可能因机构间患者质和量的差异而影响研究质量。因而必须制订一个统一的研究计划或规则,且参与研究的机构医疗水平要尽量统一。

1. 诊断标准、纳入与排除标准

诊断标准应尽可能选择公认的金标准,一般由相关学科的全国性或地方性学术会议确定。为保证研究对象主要因素的同质性和可比性,应制定纳入与排除标准。在排除标准中,应特别注意不宜参与研究的情况(如孕妇),以避免试验中已知和未知因素对研究对象的伤害。此外,纳入标准不宜过严,排除标准不宜过多,以保证获得足够的样本量及具有代表性和适用性的研究结果。

2. 病情轻重和病型

疾病有轻重,且病型不同临床过程亦很不相同。因此,即使同一疾病的疗效也会有所不同。一般地,重症和极重症患者多不能充分反映临床疗效;而轻症者对药物反应性好或有自愈倾向,也不适于作为疗效评价的研究对象。按疾病的轻重和(或)病型进行分级比较,能使比较组间均衡可比,从而有利于控制相关因素对结果的影响。

3. 新、旧病例

一般来说,采用新发病例(尚未治疗)便于疗效的评价研究。旧病例从发病以来由于受各种因素的干扰,可能影响疗效的判定。然而,仅用新发病例,则需要长时间地等待以获得足够的病例数。对于旧病例,可以一时停药,再以作用原理完全不同的药物继续投药,有时对疗效评价试验并无影响。但是,对于旧病例,即使考虑了其背景因素的影响,在判定疗效时还是需要格外小心。

4. 患者的依从性

在进行疗效评价试验前,必须向患者说明研究计划和试验药物的性质,在取得同意后方可进行试验研究。即使患者已同意参与研究,一旦出现对患者不利的征象时也应立即停药,改换有效的治疗方法。在这种情况下,肯合作的患者也可能因其选择性导致偏倚的出现,往往不利于疗效的判定。因此,疗效评价试验应尽量选择依从性较好者作为研究对象。

(三)确定样本含量

一般受试者越多,结果的可信度越高,但大样本的获得需要许多机构的参与,试验时间延长,且患者随着时间也有可能发生某些变化,导致偏倚的产生。

样本过大会造成人力、物力和时间的浪费,而样本过小易导致统计学显著性检验结论的错误,因此,在研究设计阶段应对样本含量加以估计以获得合理的样本含量及保证研究质量。影响样本含量的主要因素有治疗前后疾病的发生率、第一类错误(α)和第二类错误概率(β)等。资料性质不同,样本量的估计公式也不同,具体可参阅相关章节及专著。

(四)随机化分组

随机化分组是保证组间具有可比性的关键,可提高研究结果的准确性。随机指研究对象被分配到试验组和对照组的概率相等。随机化的原则包括:①研究者和研究对象不能事先知道分组情况或研究者不能事先决定研究对象将被分到何组接受何种处理;②根据上一研究对象的分组情况,研究者和研究对象无法推测下一研究对象的分组情况。常用的随机化方法有简单随机化、区组随机化和分层随机化。现简述如下:

1. 简单随机化

按照完全随机化的原则,将患者随机分配到试验组和对照组。简单随机化的优点是两组的条件一致性强,可以减少或控制混杂因素的作用,出现的结果可直接归于药物或疗法的作用,并可评价其作用的大小。但缺点是当受试者数量较少时,分配到各组的病例数可能不等,如组间病例数差异较大,有必要再次经随机化原则调整。

2. 区组随机化

为使组内特征分布均衡,可根据研究对象进入试验的时序先后,分成例数相等的若干区组,再用简单随机化方法将每一区组内的病例分配到试验组和对照组。区组随机化的优点是每一区组内的病例数相等,克服了简单随机化两组病例数不平衡的缺点,并可根据试验要求设计不同的随机化区组。如多中心试验时,每个中心可有各自的随机化区组。

3. 分层随机化

某些因素如年龄、性别、病情轻重等与疗效密切相关时,最好是预先按这类因素分层后再用简单随机化方法分组。这种方法也可按诸如年龄、病情轻重等影响疗效的因素逐一选择对照的办法(配比设计)来进行分组。分层随机化可使层内特征分布均衡,大大增加试验组与对照组间的可比性。同时,减少了样本量,提高了研究效率。但分层不可过多,因分层过多会对研究对象的选择造成困难而使样本量增大,反而降低了研究效率。

(五)对照的设置

设置对照是临床试验的基本原则之一。严密、合理的对照有助于提高研究结果的真实性和可靠性。部分自限性疾病可以自然转归,所以无法确定转归是否归于治疗效果。然而,根据实施某疗法的试验组和未实施某疗法的对照组的比较,可确定真实疗效,使疗效评价更加准确可靠。同时,对照的设置可排除非研究因素的干扰。但仍不能像动物那样使两组之间除研究因素(药物)之外完全同质,所以尽量使两组研究对象的年龄、性别、民族、病情轻重、疾病的诊断、分期等主要影响因素分布一致,即应尽量使对照组在对疗效有较大影响的因素上与试验组保持一致。对照组和试验组除处理因素不同外,其他因素基本一致,从而保证组间均衡可比。常见的对照方法简述如下:

1.标准对照

临床试验中最常用的一种方法,以常规或现行公认有效的最佳药物或治疗方法为对照,以此确定新药或新疗法是否优于现行药物或疗法。这种方法适用于已有有效的治疗方法的疾病。

2.安慰剂对照

安慰剂指没有任何药理作用的物质,常用的物质有淀粉、乳糖、生理盐水等。安慰剂的外观、气味、口感、剂型等应尽量与试验组药物保持一致,且对人体无害。药物具有特异效应和非特异效应。使用安慰剂的目的有两个:第一,因为不能使用有效的疗法,所以把对疾病没有直接作用的药(如胃肠药、维生素类等)或完全没有药理作用的物质(如淀粉、乳糖、生理盐水等)作为安慰剂;第二,是为了平衡对照组研究对象心理因素的影响,排除非特异效应的干扰,观察在人体内真正的药效,这是临床试验中真正意义上使用安慰剂的目的。安慰剂适用于病情较轻或目前尚无有效治疗手段的疾病。在使用安慰剂的过程中可能涉及一定的伦理学问题,因此临床试验应合理使用安慰剂。

3.空白对照

对照组不给予药物或治疗措施,一般适用于患者病情较轻、病情长期稳定无危险性的情况,或病死率较高而目前尚无有效治疗方法的疾病如恶性肿瘤。这种方法简便易行,但因非盲造成心理差异影响结果的可靠性。

4.交叉对照

将研究对象分为两组,第一阶段,一组先给予新疗法,另一组为对照。经过一定时间的洗脱期后,两组交换治疗措施。设置此对照的目的在于研究药物应用先后顺序对疗效的影响及寻找药物最佳配伍方案。这种方法可消除由于试验顺序带来的偏倚,而且样本少,可比性较好。但这种方法要求受试者病情变化不能太大,药物处理效应不能太久,以免影响后一阶段的效应。

(六)盲法的应用

在临床试验中,医生方面或患者方面的精神、心理因素的影响常常存在且有时影响较大,继而对疗效评价造成干扰。盲法可降低外部因素对研究结果的干扰,在实施治疗措施、随访观察及资料的处理分析中均可采用盲法。盲法包括单盲、双盲和三盲,具体选择何种盲法依设计而定。

在实施过程中,应用盲法可能涉及一定的伦理学问题,如盲法与受试者的知情同意、安全性和公正性等基本权利之间的矛盾。研究者应重视临床试验的科学目的与受试者的伦理道德要求之间可能的矛盾。临床试验应合理应用盲法,且应在伦理审查委员会的监督下进行。

1.单盲

单盲指受试者对所实施的治疗方法或是否为安慰剂完全不知道,而研究者知道,因此可避免来自受试者的偏倚,且能保障受试者的安全性,但单盲难以避免研究者方面的偏倚。单盲适用于以受试者主观感受为疗效判断依据的试验。

2.双盲

双盲指研究者和受试者对所实施的治疗方法或是否为安慰剂是完全不知道的。双盲可避免研究者和受试者主观方面带来的偏倚。实施双盲有必要设立一名管理者,其除了不实施治疗任务外,参与整个试验的设计、药物(疗法)的分配等工作。双盲适用于由研究者根据受试者主观感受判断疗效的试验。

3.三盲

三盲指研究者、受试者和试验管理者或资料分析者都不知道分组情况。理论上讲,三盲可消除各方面主观因素带来的偏倚,但对安全性要求较高,在执行时难度较大。三盲适用于受研究者、受试者和试验管理者影响的试验。

4.盲法的实施步骤

(1)药物编盲:试验所用药物需特殊配制,外观、包装相同且口感和气味相似,由不参与临床试验的人员根据产生的随机数对药物进行编码、分配。

(2)受试者分组编码:根据产生的随机数对受试者进行随机分组及编码。

(3)保留盲底:一式两份密封,分别由研究负责单位和药物注册申请人保存。每个盲底中有三个信封,包括药物编码盲底、第一次揭盲盲底和第二次揭盲盲底。

(4)准备应急信件:信件密封由研究者保存,信件内包括受试者编号及所用药物名称,便于紧急破盲,即在紧急情况下医生能知道患者所用药物以便进行抢救。应急信件一经打开不可恢复。

(5)揭盲:分次进行。在数据库锁定后,第一次揭盲公布分组情况。在数据分析完成形成报告后,第二次揭盲公布药物或疗法。全部盲底泄露则预示着试验失败,需重新设计临床试验。

(七)效应指标的确定

临床疗效评价中效应指标依研究目的而定,对最终确定临床疗效至关重要。药物或治疗措施引起的效应主要包括疗效及药物不良反应,可结合专业知识,从科学性、客观性和可行性等方面选择恰当的指标加以度量。如对于慢性病或高死亡率疾病,最终目标是延长患者生命或改善患者生存质量,常用的指标可为死亡率或发病率。

疗效评价的效应指标一般可分为短期、中期和远期效应指标,短期或中期效应多属物理或生理化学现象,远期效应多属症状、预后等临床现象,见图12-1。

药物 —第1步→ 短期或中期效应 —第2步→ 远期效应

例1：降压药——→血压下降——→高血压症状消失

预防中风、心脏病

预后改善

例2：降血糖药——→血糖值下降——→症状消失

预防血管并发症等

预后改善

例3：降胆固醇药——→血清胆固醇值下降——→阻止动脉硬化症进展

预防心绞痛、心肌梗死

预后改善

图12-1　疗效评价中的效应指标

（八）观察期限的确定

根据研究目的确定观察期限，一般将达到试验终点所需的最长时间定为观察期限，但可根据治疗反应调整试验进程。当试验终点比预期出现快，且研究结果确实可信时，可减少样本量，缩短观察期限。反之，达到预期终点时间时，组间差异不显著，可增加样本，适当延长观察期限，如差异仍不显著，不可无限制延长观察期限，而应下结论结束试验。

（九）观察结果的记录和整理

基本项目如年龄、性别、单位、治疗开始时间及病型、病期、既往史、并发症、临床检查所见等都应有详细记录，以便资料分析时能检验均衡性和判断是否存在偏倚。对于试验中的失访者应和受试者同样对待，并且应查明失访的原因，以评价可能引起的偏倚。此外，应注意核实资料的完整性和真实性，便于进一步分析。

（十）统计分析与结果解释

资料最好由与治疗无关的人员进行汇总和分析。通过试验组和对照组的比较来分析结果，同时也应对药物的不良反应做出评估分析（详见第十三章）。如果采用分层（配比）随机分配双盲试验，则试验中可能的偏倚已基本得到控制。

1. 临床意义

临床意义多指组间差异有无临床价值，可结合专业知识进行判定，尚无明确的标准。临床意义除直接考虑疗效大小外，有时也需考虑药物的价格、不良反应等。如果两组疗效相近，但试验组用药不良反应少，价格低廉，也可说明其具有临床意义。

2. 统计学意义

采用统计学方法检验组间的疗效差异。显著性检验是将试验组和对照组（来自同一总体）置于无效假说（即无疗效）之下，把本来无差异判为有差异的可能按显著性水平（α 为 0.01 或 0.05）进行探讨。显著性检验帮助判断组间差异有多大可能性单纯来自机遇的影响。统计学显著性意义并不代表临床疗效差异的大小，只代表差异存在的真实性。

综上所述，由于未知因素的影响，不管统计分析结果有无显著性，都必须结合临床意义，充分考虑后加以判断。

五、优缺点

(一)优点

(1)可比性好,随机化分组使组间均衡性较好,能减少或控制混杂因素的作用。

(2)随机、对照、盲法三大原则保证研究结果真实可靠。

(3)明确的诊断标准及严格的纳入和排除标准保证研究结果的可重复性。

(二)缺点

(1)研究对象的选择较严格,应用和结果的代表性受一定限制。

(2)不适用于罕见病的疗效分析,因难以保证足够的病例数。

(3)涉及伦理学问题。

六、影响疗效评价的因素

影响疗效评价的因素主要来自研究者、受试者及试验用的仪器、设备、试剂等。时间对疗效评价的影响也不应被低估,对有自愈倾向的疾病判定疗效时要慎重。

(一)选择偏倚

选择偏倚是指入选与未入选的研究对象由于某些特征上的差异所导致的系统误差,控制的方法是严格掌握纳入和排除标准,并采用随机抽样和随机分组等。

(二)信息偏倚

信息偏倚是指在获取研究对象相关信息、观察测量的过程中产生的系统误差,可由仪器未校正、试剂不符合要求、研究者操作的误差和受试者主观的误差等原因引起。控制的方法有试验前校正仪器、规范操作规程等。

(三)沾染

对照组的受试者额外地接受了试验组的治疗措施,从而夸大了对照组的疗效,降低了组间的疗效差异。对于沾染较好的控制方法是盲法。

(四)干扰

试验组或对照组的受试者额外地接受了与治疗措施相似的其他处理措施,导致疗效的夸大。如果试验组受试者接受了其他处理措施,则引起试验组疗效提高而使组间疗效差异增大。如果对照组受试者接受了其他处理措施,则引起对照组疗效提高而使组间疗效差异减小。盲法可控制干扰对试验的影响。

(五)退出

在随访观察过程中,由于各种原因,研究对象从试验组或对照组中退出。退出的主要原因如下:

(1)不合格。在随访观察过程中,发现部分研究对象不符合纳入标准或从未接受过治疗措施,可使其退出。

(2)不依从。不依从指研究对象在随机分组后,不遵守试验所规定的要求。针对不依从的情况,在设计阶段可选择依从性高的研究对象;在试验开始后,研究者应与研究对象保持密切联系,尽量缩短观察期限。

（3）失访。失访指研究对象因迁移或与本病无关的其他疾病死亡等造成对研究对象未能随访到研究终止时间。在试验过程中应尽量减少失访，一般要求失访率不超过 10％。出现失访时应尽量通过电话、访视等方法调查失访原因。

第四节　其他研究方法

一、非随机同期对照试验

非随机对照试验与随机对照试验的设计方案类似，试验组和对照组分别接受不同的干预，同时进行随访观察，但是两组受试者的分配并非按照随机化原则。CCT 适用于对某一新疗法开展初步临床疗效评价，也适用于多中心临床试验。非随机同期对照试验的优点是可在较短时间内获得足够的样本量，并较快地获得研究结果。缺点是难以保证组间结果的可比性，论证强度显著低于随机对照试验。

二、自身前-后对照试验

自身前-后对照试验指同一受试者先后接受试验与对照两种不同治疗措施，最后对前后两次观察结果进行分析比较的一种设计方案。如同一受试者先用 A 药，经过一段洗脱期后用 B 药，或者用安慰剂代替 B 药。先接受何种治疗措施可采用随机化方法决定。两阶段试验完成后，将前后试验结果进行分析比较。参与自身前-后对照试验的受试者需完成两阶段的试验才能纳入结果分析，仅接受前后治疗措施中一种的受试者按退出处理，不纳入统计分析。

本设计方案的优点是每个受试者都以自身为对照，可消除个体差异，节省样本，节约时间和成本，且受试者接受试验和对照两种措施，公平性较好，在一定程度上避免了伦理学问题。缺点是如果观察期过长，可因病情改变而难以保证前后两阶段起点的可比性。且适用范围有限，仅适用于慢性病对症疗法的研究，不适用于急性病的疗效研究。此外，洗脱期过长可能影响患者的及时治疗，且难以消除时间因素对疗效的影响。

三、交叉试验

交叉试验分成两阶段进行。首先按随机化原则将受试者分成两组，在第一阶段，一组作为试验组，另一组作为对照组。经过一定时间的洗脱期后，在第二阶段交换两组的处理措施，即原试验组改为对照组，原对照组改为试验组。两阶段试验完成后，将前后观测的两次试验结果进行分析比较。两组受试者先接受何种处理措施可采用随机化方法决定。采用交叉试验的一个重要前提是第一阶段的疗效不能对第二阶段的疗效造成影响。如果受试者在第一阶段已被治愈，则无法逆转到第一阶段治疗前状态，也就无法进入第二阶段。因此，足够长的洗脱期十分必要，洗脱期的长短可根据相关文献或预实验来确定。

本设计方法的优点是既有自身前后对照，又有组间对照，消除了个体差异。同时可减少一半的样本量，节约了时间和成本，且较少涉及伦理学问题。缺点是适用范围有限，仅适用于病情稳定、病程较长的慢性病，不适用于不可逆转或治疗时间过长的疾病。也可因随访观察时间过长,受试者前后状态发生改变而造成偏倚,同时各个受试者由于偶发事故而发生干扰的机会增高。就药效本身而言,先行药的遗留效果或先用某药而可能形成的顺序效果,也会产生干扰作用。

四、序贯试验

序贯试验是在试验前不固定样本含量,按患者就诊的先后次序随机地将患者分配到试验组或对照组。每试验一个或一对受试者后,便及时对试验结果进行分析,一旦达到统计学上的显著意义,即可停止试验并下结论。

序贯试验的设计类型主要包括三类。第一类开放型和闭锁型,前者事先不确定最大样本量,后者事先确定最大样本量。第二类单向和双向,前者比较 A 药优于 B 药或 A 药不优于 B 药,后者则比较 A 药优于 B 药或 B 药优于 A 药及 A 药与 B 药无差别三种结论。第三类质反应和量反应,前者的观察指标是计数资料,后者的观察指标是计量资料。在临床上,部分观察指标介于质反应和量反应之间,可按实际需要转为质反应或量反应。如将疼痛程度分为 5 级,每级记 1 分,此记分法可作为量反应指标。

在进行序贯试验时应首先确定试验标准,如有效率、无效率、第一类错误的概率(α)、第二类错误的概率(β)等。序贯试验需绘制序贯试验图,即由两条或两条斜行直线作为上、下限构成的一个试验区域,该斜线是根据试验要求推算出的直线方程。序贯试验图的横坐标为受试者的人数,纵坐标为有效人数。试验开始后将每次结果在相应位置上做好标记,有效者沿对角线向斜上走一格,无效者横向走一格,各标记间用线连接以表示试验结果的趋向。当连点线触到上方的斜线(上限 U 线)时试验即可停止,并下结论有效;当连点线触到下方的斜线(下限 L 线)时试验停止,并下结论无效。当 $\alpha = 0.05$ 时,下有效结论的正确率为 95%;当 $\beta = 0.05$ 时,下无效结论的正确率为 95%。

本设计方法的优点是简便易行,符合患者陆续就医的临床实际。同时,可根据上一步的结果调整下一步试验方案,既避免了因样本过少而无法下结论,也避免了因盲目增加样本而延长观察期限。并且随时可以分析做出判断,一旦确定无效或有效就立即停止试验,可节约样本量和及时下结论。一个设计良好的序贯试验比一般试验方法节省 30%～50% 的样本量。缺点是不适用于急性烈性传染病与传播速度快的非烈性传染病的研究,因序贯试验为逐个试验,逐个分析,不利于传染病疫情的控制;不适用于慢性病的疗效研究,因疗程长,无法很快地获得结果,导致观察周期延长;不适用于多中心临床试验;回答问题单一。

第五节 临床试验的分期

临床疗效评价很大一部分是针对新药的。根据我国的《药品注册管理办法》,新药指未曾在我国境内上市销售的药品,对已上市药品改变剂型、改变给药途径、增加新适应证的药品亦按新药管理。我国将中药和西药均分成五类,第一、二、三类新药需进行临床试验,第四、五类新药需进行临床验证。药物的临床试验必须经过国家食品药品监督管理总局批准,且必须执行《药物临床试验质量管理规范》。药物临床试验分为四期,即Ⅰ、Ⅱ、Ⅲ和Ⅳ期临床试验,各期临床试验有各自的特点及目的。

一、Ⅰ期临床试验

在人体进行新药研究的起始期，一般在健康志愿者中进行，也可包括部分轻症患者，要求受试人数在 20 例以上。Ⅰ期临床试验是初步的临床药理学和人体安全性评价试验，目的是观察人体对新药的耐受程度和药物代谢动力学，为制订Ⅱ期临床试验给药方案提供依据。

Ⅰ期临床试验应按试验要求选择受试者，一般以自愿为原则，选择经体格检查无严重心、肺、肝、肾功能不全的健康成年人。儿童、孕妇、哺乳期妇女一般不作为受试者。

二、Ⅱ期临床试验

Ⅱ期临床试验是正式临床试验，属于治疗作用初步评价阶段，要求病例数在 200 例以上。其目的是初步评价药物对目标适应证患者的治疗作用和安全性，为Ⅲ期临床试验研究设计和给药剂量方案的确定提供依据。

Ⅱ期临床试验的研究设计应由临床药理研究人员和医生共同制订，根据具体的研究目的可采用多种形式，包括随机盲法对照试验。

(一)病例选择

受试病例有明确的临床诊断，试验方案中有明确的纳入和排除标准。此外，受试病例有必要的化验检查及其他检查结果，一般选择住院患者。

(二)随机、对照与盲法

要求对照组患者在数量上、病情轻重和病型等方面与试验组相似，并采用随机化分组，保证组间均衡性良好。此外，为避免医生和患者主观因素对药物疗效造成的影响，宜采用盲法。

(三)结果的观察

观察并判断疗效，疗效一般分 4 级，即痊愈、显效、有效、无效。各级的判断标准应有明确定义，且依病种而定。

三、Ⅲ期临床试验

Ⅲ期临床试验为扩大的多中心试验，治疗作用的确证阶段。多中心临床试验指由一个单位总负责、多个单位合作、按同一试验方案同时进行的临床试验。Ⅲ期临床试验目的是进一步验证药物对目标适应证患者的治疗作用和安全性，评价利益与风险关系，最终为药物注册申请的审查提供充分的依据。试验一般应为具有足够样本量的随机对照双盲试验。试验中心应不少于 3 个，病例数不少于 300 例，罕见病不少于 100 例。各试验中心的试验组病例数一般不少于 20 例，每组病例数的比例与总样本的比例大致相同，可采用按中心分层的随机化分组方法实现，以保证各中心齐同可比。

多中心试验必须在统一组织领导下，各试验中心执行一个研究方案，并依此指导整个试验。多中心试验中要求各中心研究人员明确目的，采用相同的试验方法。试验前人员统一培训，试验过程应有质量控制措施。一般需要成立专门的委员会或小组，对各试验点执行情况进行质量监控。

四、Ⅳ期临床试验

Ⅳ期临床试验是新药上市后应用研究阶段,要求病例数在 2000 例以上。其目的是考察在广泛使用条件下的药物的疗效和不良反应(尤其是罕见的不良反应),评价在普通或者特殊人群中使用的利益与风险关系以及改进给药剂量等。一般在新药试验生产后两年内进行。

新药上市后的临床试验可认为是新药临床试验的最后阶段,内容包括扩大的临床试验、特殊对象的临床试验和补充临床试验。①扩大的临床试验:针对主要适应证进行随机对照试验,对新药的安全性和有效性进一步评价。②特殊对象的临床试验:在新药上市前的临床试验中,老人、儿童、孕妇等不作为受试对象。新药上市后针对这些特殊人群设计试验方案,评价新药的安全性和有效性。③补充临床试验:针对上市前临床试验考察不全面的新药,在试生产期按新药审批要求补充进行临床试验。

小　结

医学的进步有赖于临床研究,临床疗效评价作为临床研究的重要部分,对指导临床工作具有重要意义。临床疗效评价多采用临床试验,根据研究目的可设计不同的试验方案,其中以随机对照双盲试验的论证强度最高,其结果也最具重复性和合理性。可从多方面评价一个临床疗效研究设计的好坏,如研究对象有无严格的纳入和排除标准、是否随机分组、对照的设立是否合理等。

目前,临床医生、流行病学家和生物统计学家密切合作,发展了一系列较为科学有效的临床疗效评价方法,提高了临床疗效评价的真实性和可靠性。

(蒋曦依、陈坤)

第十三章　药物不良反应研究

　　尽管药物在预防、治疗疾病等过程中发挥着重要作用,但它也可能带来危害。20世纪,国内外发生了许多药害事件,比如普萘洛尔引起"眼-耳-皮肤-黏膜"综合征、曲格列酮引起肝功能衰竭和四咪唑引起迟发性脑病等事件。作为药害事件的一种类型,药物不良反应在社会各界的关注度正快速升温。本章针对药物不良反应的定义、分类、因果判断和评价方法、流行现状和影响因素,以及其常见的研究方法等内容,结合"反应停致海豹肢畸形"这一实例对其进行简单介绍。

第一节　概　述

　　临床治疗在临床工作中占有重要地位,疾病一旦被诊断,就要考虑治疗问题。除了手术、理疗、放疗等治疗手段,临床上采用最多的就是药物治疗。在关注药物疗效的同时,临床工作者不能忽视药物的不良反应。

一、药物不良反应的定义

　　广义的药物不良反应(adverse drug reaction,ADR)指使用药品后引起的任何不良事件,其中包括药物滥用、蓄意给药、超剂量给药、意外给药等引起的用药者不适或对用药者有害的事件。

　　1977年,世界卫生组织(WHO)制定的药物不良反应定义为在预防、诊断、治疗疾病或调节生理机能过程中,正常用法用量的药物引起的有害的和与用药目的无关的反应。

　　我国作为WHO的成员国,在药物不良反应的监测中同样遵循WHO的定义。2004年,国家食品药品监督管理总局发布《药品不良反应报告和监测管理办法》,其中规定药物不良反应为合格药品在正常用法用量下出现的与用药目的无关的有害反应。

二、药物不良反应的分类

　　在临床实践中,药物不良反应产生的原因以及导致的器官病变多种多样。按照药物不良反应产生的原因、临床表现或是发生机理,人们将其分为以下几类。

(一)按产生原因或临床表现分类

　　按照药物不良反应的产生原因或临床表现,可将其分为副作用、药物的毒性作用、继发反应、撤药反应、后遗反应、药物依赖、过敏反应、特异质反应、致癌作用、致畸作用和致突变作用。

(二)按发生机理分类

　　按药物不良反应的发生机理,可将其分为A型不良反应、B型不良反应和C型不良反应。

A 型不良反应称为剂量相关的不良反应,通常由于药理作用过强所致,一般呈剂量依赖型,发病率高而死亡率低,如抗凝血药引起的出血、苯二氮䓬类引起的嗜睡和普萘洛尔引起的心动过缓等。

B 型不良反应为剂量不相关的不良反应,它通常与药物的添加剂、增溶剂、赋形剂、稳定剂、着色剂以及化学合成过程中的杂质有关,一般与药理作用无关,发病率低而死亡率高,包括药物过敏反应和特异性遗传素质反应,如青霉素引起的过敏性休克、氟烷引起的恶性高热等。

C 型不良反应指那些不能简单归于 A 型或 B 型的反应,一般出现在长期用药后,潜伏期长,难以预测。

三、药物不良反应的判断和评价

药物不良反应的判断与评价是国家监督管理部门采取药物警戒措施的重要依据。因此,使用适当的方法对药物不良反应进行因果关系的判断和评价十分重要。

(一)药物不良反应因果关系评价准则

药物不良反应作为药物流行病学的重要内容,其因果关系的评价准则也应遵循流行病学中因果关系的推断准则,即时间先后性、关联强度、剂量—效应关系、关联的一致性、特异性和合理性。详细内容已在本书第五章中叙述。

在这些原则的基础上,应进一步结合药物不良反应的实际情况,具体问题,具体判断。第一,该事件是否满足"服药先于反应"的条件,即开始用药的时间和发生不良反应的时间是否存在先后顺序。如果满足该条件,也要观察两者间隔的时间长短是否合理,因为各种药物不良反应的潜伏期长短不一,应根据具体情况进行判断。第二,此不良反应是否符合该药物已报道的不良反应类型。如果符合,有助于因果判断;反之,亦不能轻易否定,因为许多药物的不良反应尚未完全探明。第三,该不良反应是否与患者同时在用或曾经用过的其他药物有关。理论上药物的相互作用或与其他疗法的相互作用也可能引起不良反应的发生。因此,在询问患者时,应详尽地了解其曾用药、曾用疗法、合用药品及合用疗法等情况。第四,减少用药剂量或停药后,不良反应是否减轻或消失。第五,再次使用药物后是否出现同样的不良反应。该条准则的本意是开展预期的再暴露试验,但对于严重的不良反应,一般伦理上是不允许的,所以该类信息只能从患者的既往史中得知。

(二)药物不良反应因果关系评价方法

尽管目前仍无国际统一的药物不良反应因果评价方法,但各种方法遵循的原则都大致相同。评价方法具体阐述如下。

1.总体判断法

总体判断法指凭临床经验做判断的方法,即评估者在脑海中罗列出可能引起药物不良反应的因素,并根据其重要性进行排序,最后得出该药物引起不良反应的可能性大小。

2.推理法

推理法指通过依次回答一系列已设定的标准化问题以推理出结论,包括 Karch 和 Lasagna 法、UMC 法等。

Karch 和 Lasagna 所提出的标准为:①不良反应是在服药后还是在服药时发生的;②是否符合该种药物的不良反应;③停药后是否有所改善;④再次使用时是否重复出现和得到再

次治疗;⑤不良反应能应用已知疾病的特征和其他治疗解释。依据符合以上五项条件的多少,判断为肯定、很可能、可能、条件和可疑(表 13-1)。

表 13-1　Karch 和 Lasagna 法

肯定	很可能	可能	条件	可疑
时间顺序合理	时间顺序合理	时间顺序合理	时间顺序合理	不符合前述各项标准
与已知的药物不良反应相符	与已知的药物不良反应相符	与已知的药物不良反应相符	与已知的药物不良反应相符	
停药后反应停止	停药后反应停止	患者疾病或其他治疗也可造成这样的结果	不能合理地以患者疾病来解释	
重新用药反应再现	无法用患者疾病来合理解释			

乌普萨拉监测中心(Uppsala monitoring centre,UMC)根据药物和不良反应的关系程度,运用综合分析方法,将药物不良反应的因果关系分为肯定、很可能、可能、不太可能、未评价和无法评价六个等级。目前我国使用的因果关系评价方法即属于此类。

3. 概率法

常见的概率法有贝叶斯不良反应诊断法(Bayesian 法)。该法通过复杂的计算,探讨可疑药物引起不良反应的概率是否比其他因素引起的概率大,它将药物不良反应的评价由定性评价阶段带入了定量评价阶段。但由于该法计算烦琐、复杂,在常规工作中难以应用。

4. 记分推算法

记分推算法指按照相关的标准化问题进行打分,最后按照总分的高低判定药物与不良反应的关系(表 13-2)。

表 13-2　记分推算法

问题	是	否	不知道	记分
a. 该反应以前是否已有报告	+1	0	0	
b. 本例 ADR 是否在使用所疑药物后出现	+2	−1	0	
c. 所疑药物停用后,使用特异的对抗剂后不良反应是否改善	+1	0	0	
d. 再次使用所疑药物,ADR 是否再出现	+2	−1	0	
e. 是否有其他原因(除药物之外)引起这种反应	−1	+2	0	
f. 当给安慰剂后这种反应是否能再出现	−1	+1	0	
g. 血(或其他体液)的药物浓度是否为已知的中毒浓度	+1	0	0	
h. 增大药物剂量,反应是否加重;减少药物剂量,反应是否减轻	+1	0	0	
i. 患者以前用相同或类似的药物是否也有相似的反应	+1	0	0	
j. 该不良反应是否有客观检查予以确认	+1	0	0	

注:总分≥9 分,肯定有关;总分 5～8 分,很可能有关;总分 1～4 分,可能有关;总分≤0 分,可疑。

第二节　药物不良反应的流行特征及影响因素

回顾历史,我国的药物不良反应事件时有发生,如四咪唑与迟发性脑病、氨基糖苷类与药物耳聋、苯甲醇与臀肌挛缩症、亮菌甲素与急性肾衰竭,以及克林霉素磷酸酯葡萄糖注射液所致的不良反应等,这些事件都酿成了不小的危害。因此,关注药物不良反应的流行特征及影响因素,有利于尽早采取有效措施,最大限度地降低危害。

一、我国药物不良反应的发生现状

我国的药物不良反应数据主要来源于全国药物不良反应监测体系。通过对这些数据的描述,人们将初步了解我国药物不良反应的流行特征,为进一步寻找药物不良反应的影响因素提供线索。

(一)时间分布

随着新药物的不断研制、人们安全用药意识的不断提升以及药物不良反应监测系统的不断完善,我国的药物不良反应事件发生情况也随之波动。据文献统计,我国 1915—1990 年间共有 22397 人发生药物不良反应事件,涉及相关药品 1165 种。其中,中药引起不良反应的病例数为 2788 例,死亡 104 例;西药引起不良反应的病例数为 19609 例,死亡 374 例。1989 年,我国药物不良反应监测体系初步建成。自此以后,全国药物不良反应病例报告数逐年增加,尤其以 2000 年后最为明显。2000 年,我国药物不良反应报告数为 4700 多份。2001—2005 年的报告数分别为 7718、17000、36852、70050 和 173000 份。2009—2013 年,报告数进一步增加,依次为 638996、692904、852799、1200000 和 1317000 份,呈逐年上升趋势。经逐年累计,全国药品不良反应监测系统 1999—2013 年收到的《药品不良反应/事件报告表》近 660 万份。

(二)空间分布

我国幅员辽阔,不同地区的药物不良反应也不尽相同。1998—2005 年,上海市共报告药物不良反应 11596 份。江苏省 2002 年、2003 年的药物不良反应报告分别为 1111 和 2050份。同一时期,福建省 2004 年药物不良反应报告 5053 份;安徽省 2004 年的报告为 2064份。除了省份间的差异外,同一省份各地级市的药物不良反应发生情况也不同,如 2005 年山西省晋城、运城、太原、临汾、晋中、吕梁、朔州、忻州、长治、大同和阳泉等 11 个地级市的药物不良反应报告数分别为 1206、796、522、394、219、122、106、105、94、87 和 80。

(三)人群分布

不同年龄、性别的人群在身体机能、生理活动等方面存在差异,因此服用药物后发生的不良反应也可能不同。2011 年全国的药物不良反应病例中,<1 岁的病例有 19419 例(2.3%),1~4 岁的病例有 39726 例(4.7%),5~14 岁的病例有 38524 例(4.5%),15~44 岁的病例有 368440 例(43.2%),45~64 岁的 264588 例(31.0%),以及≥65 岁的 122102 例(14.3%)。其中,各年龄段严重药物不良反应的病例数分别为 743 例(2.3%)、1306 例(4.0%)、1300 例(4.0%)、11212 例(34.5%)、11152 例(34.4%)和 6739 例(20.8%)。相较其他年龄段人群,

中老年人发生严重药物不良反应的比例增加。2013 年药物不良反应病例的年龄构成比基本与 2011 年一致,依次为 2.7%、3.4%、4.6%、38.3%、33.2% 和 17.8%。

上海作为药物销售的主要市场之一,其人群的药物不良反应发生情况也备受关注。2009 年,上海共收到药物不良反应报告 24292 份,其中 3848 份来自≤17 岁人群。在这些报告中,共发生药物不良反应 4430 次,平均 1 个孩子发生 1.5 次不良反应。≤1 月龄、2～23 月龄、2～5 岁、6～12 岁和 13～17 岁的人群报告数(药物不良反应发生次数)分别为 76 份(男 35 次、女 56 次)、1642 份(男 1074 次、女 674 次)、901 份(男 629 次、女 412 次)、769 份(男 590 次、女 373 次)和 460 份(男 312 次、女 275 次)。

二、药物不良反应的影响因素

临床治疗中,同一药物的不良反应多种多样;同一不良反应也可由不同的药物引起;同一病患人群服用相同药物后,有些达到疗效未出现不良反应,但有些却出现严重的不良反应。因此,药物、机体、不良反应三者相互作用、相互影响。研究三者之间的关系,有利于指导临床安全用药,减少药物不良反应的发生。

(一)药物自身的因素

药物自身的药理作用、药物组成等因素往往决定了机体对该药的反应。因此,药物不良反应也常常由该类因素引起。

1. 药理作用

当大剂量、长时间使用某一药物时,该药的药理作用通常表现过强,不可避免地引起一系列不良反应。如长期大剂量使用糖皮质激素后,患者会出现"满月脸、水牛背"等皮质功能亢进的临床症状。

2. 药物杂质

由于原料不纯、生产工艺欠完善等原因,药物在生产过程中可能混入某些微量杂质,且制剂也常常加入赋形剂等。此外,药物在储存过程中也可能产生某些化学产物,引起不良反应的发生。比如,胶囊的染料常会引起固定性皮疹,四环素储存过程中的降解产物也会引起范可尼综合征等。

(二)机体自身的因素

在临床应用中,相同药物引起的不良反应往往千差万别。除了药物自身因素外,这些迥然不同的不良反应也通常与用药人群密切相关。

1. 年龄

不同年龄段的人群生理机能不同,对药物的吸收、分布和清除能力存在差异,对药物的敏感性和耐受性亦不同。

新生儿出生时胃内 pH 值为 6～8,数小时后 pH 值下降至 2,随着黏膜的发育胃酸升高,到 3 岁稳定到正常人水平。新生儿胃内排空时间长达 8h,6 个月后达到成人水平。上述情况影响了药物的吸收、转化,如新生儿对青霉素、氨苄西林比成人吸收完全,分别为 60% 和 30%,对丙咪嗪、氯硝西泮的吸收也较成人为快。因此,新生儿抗生素过敏的发生率较高。此外,由于新生儿皮肤单薄、含水量高,经皮肤吸收药物的能力很强,曾有新生儿防腐药如六氯酚神经中毒的报告。

随着年龄的增长,老年人的器官功能和代偿能力逐渐衰退,如肾脏的分泌和过滤功能减弱、肾小球的过滤率明显降低等。这些衰退的情况增加了老年人对药物的敏感性,如使用肝素后容易有出血倾向,服用药物后易发生过敏症状等。相较其他年龄段人群,老年人因药物过敏的住院率高,但发生严重过敏反应的症状(如史蒂芬斯-强森综合征、中毒性表皮坏死松解、药物超敏综合征等)的频率却比较低。

2.性别

因两性生理机能不同,女性药物不良反应的发生率通常高于男性,如保泰松和氯霉素引起的粒细胞缺乏症、氯霉素引起的再生障碍性贫血。此外,首次药物过敏咨询人群中,男女性别比为1∶2;女性的药物过敏自我报告率远高于男性。女性人数多于男性的情况也发生在因药物过敏住院的病例中。

3.遗传

由于携带丰富多样的遗传信息,不同种族人群对药物的不良反应亦有相当的差别,如对可卡因的散瞳作用反应,黄种人和黑种人均比白种人弱;白种人服用甲基多巴后发生溶血性贫血的概率比黄种人、黑种人高。即使携带同一遗传多态性,不同种族人群发生同一类药物不良反应的危险性也不一。如图 13-1 所示,不同种族携带 HLA-B * 35 等位基因者(与不携带者相比)服用奈韦拉平后发生的皮肤不良反应的危险性不同。

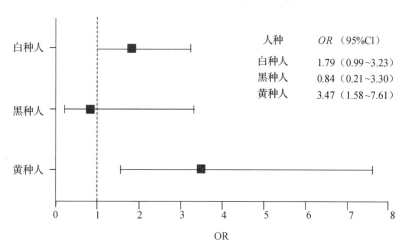

人种	OR （95%CI）
白种人	1.79 （0.99~3.23）
黑种人	0.84 （0.21~3.30）
黄种人	3.47 （1.58~7.61）

图 13-1　HLA-B * 35 与奈韦拉平引起皮肤不良反应的关联

此外,即使种族相同,不同个体对同一药物的不良反应并不一致,最主要的表现为症状的不一致。举例来说,携带 HLA-A * 3101 等位基因的北欧白种人服用卡马西平后,发生不良反应的症状不一且各症状的发生风险也不同,如发生史蒂芬斯-强森综合征/中毒性表皮坏死松解(SJS/TEN)的风险远大于发生斑丘疹的风险。

(三)用药方式

用药方式与药物的吸收、分布也密切相关。氟喹诺酮类药物是一类全合成的抗菌药物,包括环丙沙星、诺氟沙星、左氧氟沙星等。该类药物抗菌谱广、抗菌活性强,在临床中应用广泛。随着应用的增多,其引起的不良反应也逐渐增加,包括寒战、高热、恶心、胸闷等。引起这些不良反应的给药途径包括静脉注射、口服、滴眼和滴鼻,比例分别为77.94%、14.71%、4.41%和2.94%。相较其他给药途径,静脉注射更易引发不良反应。

除了给药途径外,减药或停药也可引起不良反应。停药后,最常见的不良反应为反跳现象,即长时间服用某种药物后突然停药,原来疾病的症状复发并加剧的现象,如:长时间使用后突然停用阿片类药物可致流泪、鼻涕和腹背疼痛;长时间使用后突然停用抗惊厥药可致癫痫发作频率增加;长时间使用后突然停用糖皮质激素或减药过速时则会产生肾上腺功能不全等。

第三节　药物不良反应的研究方法

药物不良反应的研究包括上市前研究及上市后研究。上市前研究主要侧重药物的安全性评价和有效性评价,而上市后研究则为药物的再评价,对不良反应的关注度较上市前更高。

一、上市前的药物不良反应研究

顾名思义,新药指的是未曾上市销售,且药物结构、药物组成及药理作用不同于现有药物的药物。新药上市前必须完成临床前研究以及临床研究,并通过国家食品药品监督管理总局的评价与审批。新药评价的主要内容包括安全性评价和有效性评价。

(一)新药临床前研究

新药临床前研究主要经历药动学研究、药效学研究和毒理学研究三个阶段。新药临床前研究首先需确认新药的化学结构或组分、制备工艺、制剂处方等。此后,新药进入药动学研究和药效学研究,旨在阐明药物作用的靶器官、对机体主要系统的影响以及在机体内的处置规律等。第三阶段是毒理学研究,它主要提供药物安全剂量范围、药物全身性毒性、药物局部应用的毒性、药物特殊毒性及药物依赖性等信息,是药物安全性评价的重要内容。

(二)新药临床试验

新药临床试验的目的是了解新药用于人体的有效性和安全性,一般分为Ⅰ、Ⅱ、Ⅲ和Ⅳ期临床试验。新药上市前,要求进行Ⅰ、Ⅱ和Ⅲ期临床试验,上市后进行Ⅳ期临床试验。

新药上市前的Ⅰ、Ⅱ和Ⅲ期临床试验侧重观察药物的有效性和安全性。Ⅰ期临床试验是在大量细胞实验或动物实验的基础上,将新药开始用于人体的试验。它一般不设对照组,受试对象主要为健康志愿者,意在初步评价药物的安全性,了解新药在人体的耐受性和药动学(药代动力学),以制订安全有效的给药方案。该过程侧重安全性和有效性评价,较少涉及不良反应评价。Ⅱ期临床试验是在设立对照组(一般为标准疗法)的情况下详细评价药物的疗效、适应证和不良反应。虽然该过程涉及不良反应评价,但由于样本人数的限制,仅能发现常见的不良反应。Ⅲ期临床试验是多中心开放的随机对照试验,在Ⅱ期的基础上进一步扩大受试者的类型和样本量。尽管如此,该过程仍不能发现偶见或罕见的不良反应。

二、上市后的药物不良反应研究

虽然新药在上市前经历了一系列较为周密的研究,但在该过程中研究者对药物不良反应的观察仍存在一定的局限性。在临床前研究阶段,新药的毒理学试验往往以实验动物为受体,实验动物无法表达自身感受,因此研究者无法得知头晕、抑郁等主观感觉的不良反应信息。在临床试验阶段,新药的疗程一般较短,试验的观察期也相应较短,故一些长期服用后的不良反应就无法发现。因此,药物上市后的不良反应研究有利于补充安全性和有效性评价的内容,对完善治疗方案也是十分必要的。

(一)药物不良反应的监测

药物的Ⅳ期临床试验是上市前Ⅰ、Ⅱ、Ⅲ期临床试验的延续和补充。在药物不良反应评价方面,Ⅳ期不仅可以验证前期的结果,还可以在某些特殊患者中观察不良反应的发生情况,甚至可以发现偶见或罕见不良反应。一般来说,Ⅳ期临床试验可以通过严密的研究方案和专门的监测体系这两个途径收集药物的不良反应信息。

Ⅳ期临床试验的研究方案一般不设立对照组,要求在多家医院进行,同时受试人群应为上市前临床试验人群的5~8倍(通常不少于2000人),并且试验期限和观察指标都应适当延长或增加。

除了研究方案外,药物不良反应有其专门的一套监测方法,包括自愿报告、处方事件监测、医院集中监测和记录联结(record linkage)等。①自愿报告是英国自1964年起实行的药物不良反应报告制度,即黄卡系统(yellow card system)。黄卡是随药附送的一种预付邮资和写明地址的明信卡。这一系统的信息来源极为广泛,可来自医生,亦可来自患者,有代表性好和耗资低的特点。该系统对深入研究和观察药物不良反应起着"信号"作用,如Ibutenac(抗炎止痛药)在投入市场后不久,英国药物安全委员会就收到40例肝损害的报告,决定立即停止销售。②处方事件监测是继"反应停事件"后提出来的概念,它要求上报的事件不局限于不良反应,应包括不良事件。不良事件指的是患者发生的所有不愉快的事件,不论这种事件是否与该药有因果关系,甚至可以是用药错误引起的。它的监测过程如下所述:假设某机构需调查某一药物的不良反应,首先需要收集各种处方,其次是从已收集的处方中找到服用过这种药物的患者,接着应与患者取得联系并调查他们服用该药物后出现不良反应的情况,最后进行资料分析、反馈调查结果。③医院集中监测是按照划区或医疗分工,与卫生院、诊所、保健站等形成监测网,省、地(市)医院内专设科室承担药物监测工作。监测内容包括药物不良反应的登记、分析和专题研究。该方法可为国家药政部门提供药物生产、使用的依据,也是我国监测药物不良反应的方法之一。④记录联结指许多国家建立的联结体系,记录了每个人从出生到死亡的重要健康和疾病问题,并贮存在计算机内,有利于研究药物、遗传及环境因素的致病作用。

通过上述监测方法,研究者们可获得丰富的药物不良反应数据,利用这些数据开展描述性研究,了解药物不良反应在时间、地点、人群等方面的流行特征,可为下一阶段药物不良反应影响因素的分析性研究提供线索。

(二)药物不良反应的分析

基于药物不良反应的描述性研究,药物不良反应的分析性研究应包括两方面的内容:一是计算药物与不良反应的关联强度,为两者的因果判定提供依据;二是寻找药物不良反应的影响因素(如年龄、性别等),为下一步预防、控制措施的制定提供导向。尽管分析的目的不同,但分析方法是基本一致的,主要包括病例-对照研究、队列研究、巢式病例对照研究和病例-交叉研究等。

1. 病例-对照研究

病例-对照研究是由果及因的研究,它通过比较出现不良反应的人群与对照人群的暴露情况,以验证药物与不良反应、其他影响因素(年龄、性别、遗传因素)与不良反应之间的联系。例如,19 世纪 60 年代,通过对美国 8 例阴道腺癌患者和对照女性的回顾性调查,发现两组间"母亲怀孕期间是否服用己烯雌酚"的暴露存在差异,由此得出结论:母亲在怀孕期间服用己烯雌酚增加了其女儿日后发生阴道腺癌的风险。

由于药物不良反应病例数较少,因此特别适合选用该类研究。但值得注意的是,病例应尽量选择新发病例,若必须选择现患病例时,也应根据客观的用药记录判断其暴露情况,避免回忆偏倚。此外,该类研究有可能出现"适应性混杂",如高危的患者更易暴露于某种药物。

2. 队列研究

队列研究是由因及果的研究,它选定暴露及未暴露于某些因素(服用药物、年龄、性别或遗传因素等)的人群,随访各自的结局(是否出现不良反应),比较两组结局的差异,从而判定因素与结局的关联。例如,左旋咪唑与"脑炎"之间的因果关系验证。该研究以浙江南部农村 10 个乡为调查现场,其中 6 个乡为肠道寄生虫病普查乡,其余 4 个乡同期不进行普查。在普查的 6 个乡中,自愿接受左旋咪唑驱虫的乡民作为暴露组,不接受药物的乡民为非暴露的第一个对照组。非同期普查的其余 4 个乡则列入非暴露的第二个对照组。随访 3 个月后,暴露组 5 人发病,非暴露的两个对照组无人发病,暴露组与非暴露组的发病率存在差异,客观地验证了左旋咪唑与"脑炎"的因果关系。

3. 巢式病例对照研究

巢式病例对照研究是将传统的病例-对照研究与队列研究相嵌套而形成的一种研究方法,它首先对已确定的队列开展随访,随访完成后将队列中出现不良反应的人群作为病例组,再根据匹配条件选择队列中未出现不良反应的人群作为对照组,最后采用传统的病例-对照方法比较某因素的暴露情况。根据上述思路,研究者们首先随访服用左甲状腺素的 70 岁以上的老年人队列,将随访期间(2002 年 4 月—2008 年 4 月)出现骨折的老人作为病例组,同时将未发生骨折的老年人与病例组 1∶5 匹配后形成对照组,比较两组间左甲状腺素的使用情况(既往使用、近来使用、当前使用等)与使用剂量。结果显示,在 70 岁老年人中,服用左甲状腺素与骨折风险呈正相关,且存在明显的剂量反应关系。

4. 病例-交叉研究

病例-交叉研究以病例自身为对照,常用来评价短期药物暴露与急性不良反应的关联性,即判断急性不良反应是不是短期服用药物引起的。在该设计中,常把"服药后药物仍有可能引起不良反应的时间"定义为药物的效应期,把"发生不良反应前的某段时间"定义为危险期(通常危险期的时间为药物效应期的时间),把同一病例危险期以外的特定时间段定义为对照期。结合危险期与对照期的时间长短,同时比较危险期与对照期药物的服用情况,判断药物暴露与不良反应的关联性。

举例来说,为了研究乙肝疫苗与多发性硬化症复发的关联,研究者收集了 643 名多发性硬化症复发的病例,并要求这些病例在此次复发前已有 12 个月无复发情况。在时间定义方面,2 个月被定义为乙肝疫苗的效应期;相应地,多发性硬化症复发前的 2 个月被定义为危险期,而复发前 3～10 个月被定义为对照期。通过危险期与对照期乙肝疫苗接种情况的比较,目前尚不能得出"近期接受乙肝疫苗和多发性硬化症复发有关"的结论。

5.病例-时间-对照研究

区别于病例-交叉研究,病例-时间-对照研究常用来评价长期药物暴露与不良反应的关联性,它在传统病例-对照研究的基础上考虑了疾病严重程度带来的偏倚。换言之,它将研究对象服药期间的效应分为药物的效应、研究对象本身的效应(疾病严重程度)、时间的效应和导致某结局发生的效应等。由于分析方法的变化,病例-时间-对照研究所得的关联强度往往比传统方法的估计值低,如研究哮喘治疗过程中吸入 β 阻滞剂与致死性或接近致死性哮喘的关系,传统病例-对照研究的 OR 值为 3.1(95% CI:1.8~5.4),而病例-时间-对照研究的 OR 值却为 2.6(95% CI:1.6~4.1)。

6.病例-队列研究

病例-队列研究是指队列研究开始时,在队列中抽取一定比例的人群作为对照组;随访结束时,将队列中所有发生结局事件的病例作为病例组;通过比较对照组与病例组暴露的差异,探讨暴露与结局事件的关联性。该方法不同于巢式病例对照研究,它的对照为随机选取的,并不与病例匹配,在病例发生前已经选定,且不同的疾病往往有不同的病例组,但对照组只有一个。该方法在药物不良反应的研究中亦应用较广,如探讨服用非甾体抗炎药后出现的过敏反应、血液透析患者注射右旋糖酐铁出现的不良反应都可以使用该研究设计。

(三)药物不良反应的干预

临床应用中,对已明确因果关系的药物不良反应的干预,可直接采取相应的措施,具体干预内容包括对药物自身因素引起的不良反应的干预、对用药者自身因素引起的药物不良反应的干预和对用药方式的干预等。

但未明确因果关系的药物不良反应的干预常采用以下两类研究,即减少用药剂量或停药后,不良反应是否减轻或消失;或者再次使用药物后是否出现同样的不良反应。如咪唑类驱虫药物引发"脑炎"的研究中,在首次驱虫药性"脑炎"治愈后,202 例病例中有 17 例再次无意识服用该类药物驱虫,再度激发"脑炎"的发生,再激发阳性率为 100%。此外,在 1982 年淘汰四咪唑后,该类脑炎在 1983—1984 年发病率显著降低;之后因左旋咪唑的上市,"脑炎"发病率又再度回升。

总而言之,依据研究目的和研究手段的不同,药物不良反应的研究方法多种多样。上市前的研究往往只能发现常见的不良反应,上市后的研究在上市前的基础上利用各类监测手段可进一步提升不良反应的发现率。对于未明确因果关系的药物不良反应,常见的研究方法可明确其关联强度。准确掌握每种方法的适用范围和设计流程,有利于在实际应用中及早发现和控制药物不良反应。

第四节　实　例

根据上述内容,本节将结合"反应停致海豹肢畸形"这一经典药物不良反应实例,帮助理解药物上市后的一系列研究。

反应停又称沙利度胺,最早于 1953 年由瑞士一家名为 Ciba 的药厂合成。因该药物没有明确的临床疗效,Ciba 药厂便停止了对它的研发。然而,联邦德国一家名为 Chemie

Gruenenthal 的公司却对该药颇有兴趣。他们发现反应停具有镇静安眠作用,对治疗孕妇妊娠反应效果极佳,且动物实验未发现明显副作用。1957 年 10 月,Chemie Gruenenthal 公司正式将反应停推入市场。该药因所谓的"低毒、无依赖性、助眠"等疗效迅速风靡欧洲、日本、南美等地。1959 年,反应停月销量达 1 吨,仅在联邦德国就有近百万人服用过此药。

1960—1961 年,西欧各国出现了许多先天性畸形的婴儿,尤其以联邦德国和英国最为严重。这些先天性畸形婴儿多表现为肢体长骨多处缺损,手或脚长在(或靠近)躯干,像海豹的阔鳍一样,因此称为海豹肢畸形儿。最先将这类畸形与反应停联系的是联邦德国汉堡大学的 Lenz 和澳大利亚妇产科医生 McBride。McBride 发现他经治的 3 名海豹肢畸形儿的母亲在孕期均服用过反应停。1961 年 11 月,这一发现在 The Lancet 上发表。同年,Lenz 也对海豹肢畸形儿病例展开调查,结果如下:病例家庭分布资料少,没有出现家族聚集性,可排除遗传因素引起畸形的可能性;时间分布方面,1959—1961 年间海豹肢畸形的病例数逐年增加,如汉堡大学医学院 3 年的病例数分别为 1、30 和 154;地区分布方面,病例数以联邦德国和英国最多,且各地病例数与当地反应停的销售量正相关;人群分布方面,海豹肢畸形儿发病率在男女性别中无差异,且双卵性双胞胎也常同时发病;病例报告显示,海豹肢畸形儿的母亲多在妊娠期有服用反应停或含反应停成分的药物。基于这些现象,Lenz 在 1961 年11 月初致电向 Chemie Gruenenthal 公司发出警告,提醒反应停有可能具有致畸作用。这一警告引起了社会各界的关注。迫于媒体、政府等各方的压力,Chemie Gruenenthal 公司于 11月底召回联邦德国市场上的所有反应停。

尽管有上述病例报告和病例调查的证据,但 Chemie Gruenenthal 公司一直不肯承认反应停的致畸性。在随后的 1962—1963 年,关于反应停与海豹肢畸形关联的分析性研究相继发表,迫使 Chemie Gruenenthal 公司承认这一事实。1962 年,Weicker 的病例对照研究显示,在 50 例海豹肢畸形儿的母亲中,34 例在妊娠期间服用过反应停,而在 90 名正常婴儿的母亲中,在妊娠期服用过该药物的仅 2 例。妊娠期服用反应停的母亲生下畸形儿的风险是未服用的 93.5 倍。McBride 则在 1963 年发表了队列研究。他将 24 名 0~8 周服用过反应停的孕妇纳入暴露组(孕妇在不知道药物有害的情况下服用的),将 21485 名妊娠早期未服用过反应停的孕妇纳入非暴露组,比较两组婴儿出现肢体畸形的情况。结果显示暴露组生下海豹肢畸形儿的风险是非暴露组的 175 倍。

除了上述的分析性研究,对反应停药物致畸作用的干预试验结果也验证了这一事实的存在。在反应停撤离市场后,海豹肢畸形儿的发生率明显下降。这一现象进一步证实了反应停的致畸作用。

虽然反应停事件最后得到了妥善的解决,但因此造成的灾害令人深思。据统计,当时 46个使用反应停的国家约有畸形儿 1 万多例,至今仍有数千例存活。由此,加强药物上市前的安全性评价工作,以及药物上市后的不良反应监测和再评价工作,是预防、控制药害事件的基础,也是人们安全合理用药的保障。

小　　结

随着越来越多的药物投入临床应用,药物的不良反应也开始引起关注。药物不良反应指合格药品在正常用法用量下出现与用药目的无关的有害反应,可根据药物不良反应产生的原因或临床表现、发生机理进行分类。尽管目前尚无国际统一的药物不良反应因果评价方法,但各种方法皆遵循因果推断的原则。我国地域辽阔,药物不良反应因时间、地域、人群的不同而分布不一,其影响因素包括药物自身因素、机体自身因素和用药方式因素等。针对上述因素,研究者可采用多种方法在药物上市前后开展不良反应的评价。上市前研究主要通过Ⅰ、Ⅱ和Ⅲ期临床试验侧重评价药物的安全性和有效性,而上市后研究主要通过Ⅳ期临床试验、分析性研究手段对药物进行再评价,该阶段对不良反应的关注度较上市前高。这些研究手段在"反应停致海豹肢畸形"事件中均被充分利用,为日后人们安全合理用药、减少药物不良反应提供了科学保障。

（丁烨、王建炳）

第十四章 疾病预后的研究

在临床诊断和治疗实践中,随时都会遇到以下有关疾病预后的各种问题,例如:疾病病情是否严重,能否治愈,疾病将会发生什么样的结局;有多大可能性发生这种结局;何时发生这样的结局;有哪些因素可能影响此种结局的发生。了解疾病的自然史,对各种疾病的预后判断很有帮助。单凭临床经验判断预后有相当大的局限性,很难推论到另一个同样疾病的个体,所以还需要有真实可靠的科学依据(证据)。疾病的临床过程是在多种因素影响下,其中主要是在治疗的干预下被认识的,因此常常偏离了疾病的真实结局。预后的指标和观察方法都需要在群体水平上,应用临床流行病学方法进行研究、分析和评价。在预后研究中可产生许多偏倚,如何防止和避免这些偏倚,也是值得临床医生关注的问题。

第一节 概 述

一、疾病预后的概念

预后(prognosis)是对疾病结局的概率预测,也就是对发病后疾病未来过程的一种预先估计。这种估计多是以较大的研究样本为观察单位,通常以概率形式表示,如治愈率、复发率和生存率等。疾病的预后不仅是简单的治愈及死亡,还包括并发症、致残、恶化、复发、缓解、迁延、存活期(如5年存活率)及生存质量等病情发生某种变化或达到新的稳定状态的情况。预后研究的主要内容包括疾病自然史和各种结局发生的概率估计及影响预后的各种因素分析。

疾病预后研究的意义在于:①了解或者明确某种疾病发生、发展的规律性以及判断各种不同结局发生的可能性,明确治疗的迫切性,从而帮助临床医师做出治疗决策,有针对性地采取适宜的治疗方案;②研究影响疾病预后的各种因素,有助于干预并改善疾病的预后,提高临床治疗水平;③可以通过疾病预后的研究来正确评价某项治疗措施的效果,从而促进治疗水平的提高。因此,疾病预后研究具有重要的临床意义。

二、疾病预后因素

(一)影响疾病预后的因素

预后因素(prognostic factor)是指那些能够影响疾病结局的因素,若患者具有某些影响因素,其病程发展中出现某种结局的概率就可能发生改变。不同患者疾病的预后是不同的,主要原因在于疾病的发生发展过程中不同患者具有的影响预后的因素不同。预后因素可以影响到疾病的全过程,所以临床医生必须对患者的全过程做细致的观察和记录,以便发现影响结局的各种因素。研究预后因素,有助于临床医生进行医学干预,包括疾病筛检、及时诊断、积极治疗和改变患者影响健康的不良行为等，以期改善患者疾病预后。

影响疾病预后的因素是复杂多样的，主要包括以下几个方面：

1. 早期诊断、早期治疗

疾病能否得到早期正确诊断及早期合理治疗，对预后的影响非常大。如各种恶性肿瘤，如能早期及时诊断，早期治疗，常能获得较好的预后。若未能早期发现，且已多处转移，失去了手术根治的机会，预后就很差。

2. 疾病特征

疾病特征主要包括疾病的性质、病期、病程、临床类型与合并症等多个方面。无论是传染病还是非传染病，疾病特征都是影响疾病预后的重要因素。例如，急性心肌梗死患者的预后与梗死部位，梗死范围，有无合并低血压、心力衰竭及室性心律失常等有关；对于艾滋病病毒感染的患者，病毒载量大、CD4 水平低，伴有并发症的患者预后就很差。

3. 患者身体素质

患者的身体素质是项综合指标，主要包括患者的年龄、性别、营养状况、体质强弱、内分泌及免疫系统状况等。同一种疾病，由于患者身体素质不同，预后差别可以很大。如癌症患者，若患者身体素质较差，营养状况不良，不能耐受强烈化疗，从而无法控制病情的发展，导致预后差，生存期短；而身体素质好的患者，经过正规强烈化疗，病情得以控制，可长期生存，甚至可以治愈。

4. 患者及医护人员的依从性

患者及医护人员的依从性是影响疾病预后的另一个重要方面。依从性是患者、医护人员对医嘱的执行程度。一个好的临床治疗方案若要达到较好的治疗效果，一定是以患者及医护人员的配合为前提的，否则一事无成。许多慢性疾病需要长期防治，须有医护人员和患者的长期合作、理解，若遵守医嘱、依从性好，则预后较好。因此，对于不同预后结局的分析，除了要考虑治疗方案外，还要考虑患者的依从性。

5. 医疗条件

不同级别医院的差别主要是医疗条件的差别，而医疗条件的优劣直接影响疾病的预后。例如败血症患者，在医疗条件差的医院可能仅凭临床经验选择抗生素，可因抗生素选择不合理导致疗效差；而在医疗条件好的医院，则可以结合细菌培养、药物敏感试验合理地选择抗生素，疗效可以提高，预后也将改善。但需要注意的是，由于不同级别医院患者的疾病严重程度不同，医疗条件好的医院某种疾病的预后不一定优于医疗条件差的医院。此外，医生的治疗水平也是影响疾病预后的重要方面。

6. 家庭、社会心理因素

主要包括家庭经济状况、家庭成员之间的关系、家庭文化教养、患者文化教养及心理因素、医疗制度、社会保障制度等，这些因素都会影响患者疾病的预后。如经济困难的患者求医时往往由于延误导致预后不良；精神心理状态对疾病的预后影响也十分突出，心理脆弱、敏感多疑的人，疾病预后较差。社会医疗体制、保障制度对疾病的预后也有明显的影响。

7. 危险因素的效应强度

对于多因素慢性疾病，危险因素的效应强度往往也影响疾病的预后。如肺癌的主要危险因素有吸烟、空气污染、职业暴露（石棉、砷及其化合物、氯甲醚等）、电离辐射等，某患者若是在多个危险因素共同作用下发生肺癌,则其预后较差。

(二)预后因素与危险因素

预后因素和危险因素两者在概念、应用和意义方面是有一定区别的。危险因素(risk factor)是指作用于健康人,能增加疾病发生概率的任何因素,即以疾病的发生作为事件;而预后因素是在已经患病的患者中研究哪些因素会影响疾病的结局,即以存活、死亡等结局的出现作为事件。因此,二者是不同的概念。虽然在某些疾病中,某些危险因素也可能同是预后因素,但多数情况下二者是不相同的。例如,从图 14-1 显示的急性心肌梗死的危险因素与预后因素可以看出,有些因素是相同的,且作用相似,如年龄,年龄越大,患病危险性越高,预后也越不好;而有些因素是相反的,如血压的高低意义正相反,即高血压可以增加罹患急性心肌梗死的机会,发生急性心梗后,血压低是一个不良的征兆,预后较差。

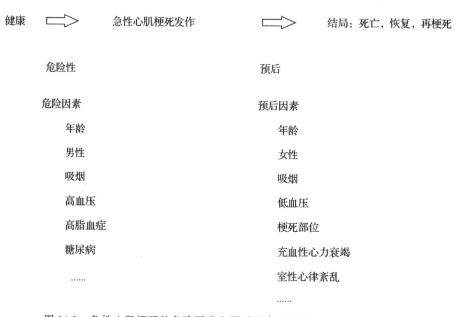

图 14-1　急性心肌梗死的危险因素和预后因素之间的差别(林果为,2000)

三、疾病自然史

讨论疾病的预后和过程应先了解疾病的自然史。疾病的自然史是指宿主、病因、环境三者之间相互作用的过程,是从生物学发病到恢复、死亡或发生生理、精神异常改变为止的过程。临床医生所熟悉的疾病过程是从症状或体征出现到发生某种结局的过程,与疾病的自然史相比,症状出现前的一段过程并未被临床医生所认识。医生所认识的是在各种因素干预影响下的疾病过程,并非真实的疾病自然史。

(一)疾病自然史的概念

疾病的自然史由于应用的目的不同而有不同的解释,现简要地讨论如下:

(1)疾病自然史指发生疾病的基本条件,即病因、宿主、环境之间相互作用的整个过程,任何一方的变化都会导致机体生理状态失衡而引起疾病的发生和数量的消长。

(2)Huchinson 提出的疾病自然史包括:①生物学起病期,即最初的病理改变,有遗传基因的病因基础,不易诊断;②早期诊断期,即尚无症状,应用筛检试验可早期诊断;③通常诊断期,即出现症状,要求医治;④结局,即恢复、残疾、死亡。

（3）从临床角度解释,疾病自然史主要指疾病发生后临床所出现的事件和可能发生的结局,这种解释未考虑到临床症状出现前的过程及其影响因素。

（4）从慢性病的角度解释,则因为慢性病病因不明,起病时间不易确定,所以只能从疾病的易感人群(高危人群)开始认识疾病自然史。例如,动脉粥样硬化的自然史是:易感期→临床前期→社会卫生期→临床期→结局。

Huchinson 所提出的疾病自然史,还不能得到全部认识,因为对于发生的细胞或分子水平上的病理起始演变,还缺乏足够的认证手段。因此,对于慢性病来说,只有在临床症状出现后用通常的诊断方法加以认证,努力的目标是在临床前期将可疑疾病筛检出来。另外,当疾病出现临床症状后,医生必然采取各种干预措施,所以疾病发生的结局并非疾病的自然结局。

上述疾病的自然史是典型的疾病发展过程,但是有些疾病并不一定经过上述每个阶段,可能缺乏临床症状期而直接发生某种结局,这也说明临床观察疾病过程的局限性。例如,脊髓灰质炎发生瘫痪型的只占所有感染者的 $0.1\% \sim 1\%$;流行性乙型脑炎出现临床症状的只是感染中的少数;流行性脑膜炎也是如此。因此,临床所见并非疾病全貌,临床流行病学研究可以弥补临床所见的不足。

(二)疾病自然史的研究

疾病在生物学起始阶段即被认证是最理想的,但是当今对许多疾病还不能做到这一步。应用临床流行病学方法阐明疾病的危险因素,可以反映疾病生物学起始阶段的各种性质。疾病的筛检可能在临床前期发现疾病,使疾病自然史的认证得到提前,也促进了疾病筛检的发展,自 1951 年美国慢性病委员会确立了筛检定义后,关于适合筛检的疾病、筛检试验的选择和经济效益的评价均有了广泛深入的研究。

第二节　疾病预后研究方法

一、疾病预后研究常用方法

疾病预后研究包括预后的评价及预后因素的研究。根据不同的研究目的及可行性原则,采用不同的研究设计方案,包括描述性研究、分析性研究(病例对照研究、队列研究)、试验性研究(随机对照试验)等。选用不同的研究设计方案,则研究结果可相差很大。例如溃疡性结肠炎癌变的机会可从 3% 至 10%,泌尿系结石的复发率可由 20% 到 100%,这是由于研究方法不当造成的偏倚所致。

疾病预后的评价,如描述疾病的生存率、治愈率、致残率、病死率等,可对研究对象进行长期随访、纵向调查,获得所需数据资料,其基本设计方案是纵向的描述性研究。如要对两种治疗方案的生存率进行比较,其基本设计方案是队列研究;若研究对象可采用随机分组方法进行分组,分别给予或不给予干预措施,然后长期随访,进行预后评价的比较,该方案是随机对照试验。在预后研究中,由于受某些条件的限制,随机对照试验并非首选方案,而是在一定条件下才可以选用。预后研究的最适用研究方案是队列研究,包括回顾性队列研究和前瞻性队列研究,以后者为佳。如果有多年定期常规资料,可进行回顾性队列研究,则可在短期内完成论证力强的队列研究成果。

疾病预后因素的研究方法和疾病危险因素的研究方法基本相同,只是两者研究对象不同,前者在已患病的人群中进行,而后者则是在健康人群中进行,因此疾病危险因素的研究方法也同样适用于疾病预后因素的研究。一般可以先从回顾性的临床资料中筛选出相关预后因素,然后通过病例对照研究及进一步前瞻性队列研究加以论证,从而确定是否为预后因素。最常用的疾病预后研究设计是病例对照研究和队列研究设计。

在进行疾病预后研究设计时应该注意以下问题:

(1)疾病预后研究的起始点。疾病预后研究的起始点又称零点,指在随访队列中的研究对象被随访的开始点。研究对象若采用不同的起始点,如起病日(出现症状的时间)、确诊日、手术日或治疗开始日,则预后研究结果就会不一致,因此,在开展一项疾病预后研究的设计时,必须明确规定起始点的标准,不能含糊不清。

(2)研究对象的来源与分组。研究对象的来源要具有代表性,能代表目标疾病的人群,同一种疾病来自不同级别医院,其预后研究结果可能不同,例如选择来自某地区各种级别医院中某疾病的病例作为预后研究对象,其代表性就比较好。研究对象的分组也必须遵循非研究因素在两组均衡可比的原则。

(3)研究对象的随访与失访。随访的持续时间和间隔时间对随访率有明显的影响,随访时间应结合疾病病程确定,尽量保证足够的随访时间。在实际研究中,应采取一定措施提高随访率,最好将队列失访率控制在 10% 以内。

二、研究疾病预后的指标

描述预后的指标是广泛的,以生物学病因为主的传染病是大多恢复和少数死亡的两种结局,而恶性肿瘤则是大多死亡和少数治愈,多数慢性病可出现治愈、缓解、复发、迁延、恶化和死亡等多种结局。神经系统疾病还可有残疾、功能丧失等。少数疾病的结局不能包括在上述情况中,如:高血钙是甲状旁腺机能亢进的重要结局;老年性痴呆可能是脑动脉粥样硬化的结局;胸廓变形可能是慢性纤维性空洞肺结核的结局;直肠狭窄可能是慢性血吸虫病的结局等。研究疾病预后的指标常用各种率,以表示发生某种结局的程度。

预后指标是用来描述、估计和比较预后的度量。选择有效而可靠的预后指标,是研究预后的前提。预后既包括生命延长的情况,也应包括生命质量改善的情况。对于病程短、可以治愈的疾病,其预后指标多用治愈率;病程长、不易治愈的疾病可用复发率、缓解率等;对于严重的疾病多用病死率(或存活率)、致残率等。

(1)病死率:一般用于在短期内可见结局的疾病。病死率是指在某时期内患有某病全部患者中因该病死亡者的比例。在比较病死率时应注意年龄、性别、病情等方面的可比性,还应注意失访偏倚。

(2)反应率:给予某种治疗后,疾病呈现某种好转证据的患者在全体接受治疗患者中所占的百分比。

(3)缓解率:进入疾病症状消失期的患者占总治疗患者的百分比。

(4)复发率:在经过一段疾病症状消失期后,又出现疾病症状的患者之百分比。

(5)生存率:从疾病的某一起点(诊断、治疗)开始,随访若干年后仍存活的患者占随访总数的百分率。肿瘤预后的统计常用 5 年生存率。可视疾病危及生命的严重程度,缩短或延长计算生存期的年数,如肝癌用 1 年生存率表示。生存率用公式表示为

$$np_0 = \frac{活过\ n\ 年的人数}{诊断或治疗后观察满\ n\ 年的患者数} \tag{14-1}$$

上式未考虑到在此期间失访或死于其他原因的患者,所以这种直接计算存在不合理现象。

平均生存期是全部患者发生死亡之前存活时间的均数。如果其中一些患者一直生存,即在观察结束时有截尾的情况下,宜用生存中期或生存百分位数表示,分别用中位数和百分位数计算。如后者,假定随访观察的 100 个患者中,有 75 个死亡,那么第 75 个患者的生存期是全部患者生存期的 75% 位数。在 100 个患者未发生全部死亡以前是不能计算平均生存期的。

相对生存率指某种疾病 n 年的生存率与同年龄一般人群 n 年生存率相比。假定 50~54 岁肺癌患者的 5 年生存率为 10%,一般人群同年龄组的 5 年生存率为 90%,则肺癌患者的相对生存率为 11%;假定一般人群该年龄组的生存率为 60%,则肺癌患者的相对生存率为 16%,从中可以看出一般人群生存率递减,肺癌的相对生存率相应增高,比较合理地反映了疾病对生存率的影响。

早期诊断和早期手术可影响生存率,能够接受手术治疗的一般是疾病早期或一般状况良好的患者,那些不能接受手术治疗的患者都归于其他治疗组,无疑手术治疗组将得到较高的生存率。一些易于发现的皮肤、乳腺、子宫肿瘤患者接受同样治疗,5 年生存率比其他脏器肿瘤患者高。

描述预后的各种率时应规定:①随访的期限以出现某种结局为限,例如,风湿性心脏病联合瓣膜症出现房颤后常在 3 年内发生死亡(除颤不奏效),随访观察不宜短于 3 年,否则会过低估计其病死率;②死于该种疾病是指没有引起死亡的其他原因;③所有率的计算,都应规定将病程的某一点作为零点,例如原发性肝癌的生存率计算,是从出现黄疸、血性腹水或腹部肿块开始,还是从 AFP(甲胎蛋白)检查阳性开始,或者 B 型超声检查出现异常开始,结果是不同的;④率的对比必须在同质的情况下,因为疾病预后受年龄、治疗、精神心理和行为的影响,必须加以具体标明。

三、生存分析

(一)生存率的计算

概率表示预后简练且有概括性,但是所表达的信息较少,如 5 年生存率不能表示 5 年中死亡发生量的特征。如图 14-2 所示,四种疾病的 5 年生存率都是 10%,但其反映不出 5 年期间各种疾病死亡的动态趋势。生存率曲线则可以表明:①单个结节性肺癌开始死亡迅速,而后几年缓慢(曲线 A);②不能切除的动脉瘤,早期病死率极高,而后并不受切除与否的影响(曲线 B);③慢性粒细胞性白血病,诊断后 5 年内患者以同样数字发生死亡(曲线 C);④100 岁老人以 5 年生存率作为基准与上述三种病相对照,可以看出 5 年生存率不能表达疾病过程中任何一个时点上发生死亡结局的特征(曲线 D)。因此,应用生存率曲线分析对比不同疾病以及同一种疾病不同亚组之间的预后,是一种比较理想的方法。

生存率曲线分析,即计算观察期间逐年(或月)的生存率,方法有二:

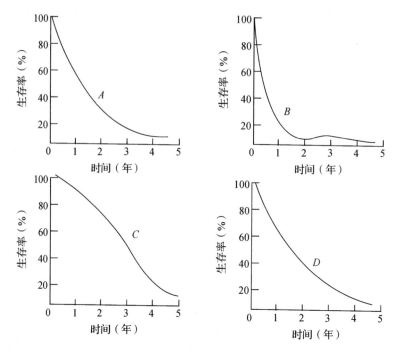

图 14-2　四种生存率曲线的比较

1.直接法

例如，一组 146 例心脏病患者的随访观察，共计观察 10 年，今将随访期间每年的死亡人数、失访人数列于表 14-1 中。

表 14-1　146 例心脏病随访观察的逐年死亡与失访情况

序号	随访时间 T_x	期间观察起始人数 l_x(人)	期间死亡人数 d_x(人)	失访人数 w_x(人)
(1)	0～1	146	27	3
(2)	1～2	116	18	10
(3)	2～3	88	21	10
(4)	3～4	57	9	3
(5)	4～5	45	1	3
(6)	5～6	41	2	11
(7)	6～7	28	3	5
(8)	7～8	20	1	8
(9)	8～9	11	2	1
(10)	＞9	8	2	6

按下式计算随访期间(T_x)的生存率 p_x

$$p_x = \frac{l_x - (d_x + w_x)}{l_x - w_x} \times 100\%$$　　　　(14-2)

根据表 14-1 中的数据代入上式，计算 p_0、p_1、p_2 结果如下：

$$p_0 = \frac{146 - (27 + 3)}{146 - 3} \times 100\% = 81.1\%$$

$$p_1 = \frac{116 - (18 + 10)}{116 - 10} \times 100\% = 83.0\%$$

$$p_2 = \frac{88 - (21 + 10)}{88 - 10} \times 100\% = 73.1\%$$

其他以此类推。

直接法计算简便，但是例数少时会出现后一年生存率比前一年高的不合理现象。另外所计算的若干年生存率只反映若干年前的情况，对截尾（观察中止）病例未能反映其信息。因此，常用下述的寿命表法。

2. 寿命表法（条件概率法）

按每段随访时间的开始存活人数、失访人数和死亡人数，可以求出该阶段内的死亡率、生存率，将其列成表格，就是寿命表。

应用寿命表做生存率分析和制订生存率曲线，有几个基本假定：①应用寿命表法时，观察的起点和终点都应明确，不同时间进入观察或遇到观察截尾的患者，应计为接受了不同时间的观察；②死亡和失访不能同时发生，死亡总是先于失访；③对截尾的都按失访处理；④失访按 1/2 人年计算。可将表 14-1 的资料列成表 14-2。

例如：

$$T_x = 0 \sim 1：\qquad q_0 = \frac{27}{146 - \frac{3}{2}} = 0.1869, \quad p_0 = 1 - q_0 = 1 - 0.1869 = 0.8131$$

$$T_x = 1 \sim 2：\qquad q_1 = \frac{18}{116 - \frac{10}{2}} = 0.1622, \quad p_1 = 1 - q_1 = 1 - 0.1622 = 0.8378$$

$$\hat{p}_1 = p_0 \times p_1 = 0.8131 \times 0.8378 = 0.6812$$

$$\hat{p}_2 = p_0 \times p_1 \times p_2 = 0.8131 \times 0.8378 \times 0.7470 = 0.5089$$

余类推。

$$Se_{(p_x)} = \hat{p}_x \sqrt{\sum \left[q_x \Big/ \left(l_x - d_x - \frac{w_x}{2} \right) \right]}$$　　　　(14-3)

$$Se_{(p_1)} = 0.6812 \times \sqrt{0.1869 \Big/ \left(146 - 27 - \frac{3}{2} \right) + 0.1622 \Big/ \left(116 - 18 - \frac{10}{2} \right)}$$

$$= 0.6812 \times \sqrt{0.001591 + 0.001744}$$

$$= 0.6812 \times \sqrt{0.003335}$$

$$= 0.0393$$

表 14-2　寿命表法计算生存率及其标准误

序号	随访时间 T_x	期间死亡概率 $q_x = \dfrac{d_x}{l_x - \dfrac{w_x}{2}}$	期间生存概率 $p_x = 1 - q_x$	生存累积概率 $\hat{p}_x$	标准误 $Se_{(p_x)}$
(1)	0~1	0.1869	0.8131	0.8131	0.0324
(2)	1~2	0.1622	0.8378	0.6812	0.0393
(3)	2~3	0.2530	0.7470	0.5089	0.0439
(4)	3~4	0.1622	0.8373	0.4263	0.0445
(5)	4~5	0.0230	0.9770	0.4165	0.0446
(6)	5~6	0.0563	0.9437	0.3931	0.0450
(7)	6~7	0.1176	0.8824	0.3468	0.0470
(8)	7~8	0.0625	0.9375	0.3252	0.0488
(9)	8~9	0.1905	0.8095	0.2632	0.0558
(10)	>9	0.4000	0.6000	0.1579	0.0667

　　如将 $\hat{p}_x$ 及其 $Se_{(p_x)}$ 视为正态分布,可求出 $\hat{p}_x$ 的可信区间和进行两组预后生存率相比较的显著性检验。

$$\hat{p}_x(\text{下限}) = \frac{n}{n + Z_\alpha^2} - \left[\hat{p}_x + \frac{Z_\alpha^2}{Z_\alpha n} - Z_\alpha \sqrt{\frac{\hat{p}_x(1 - \hat{p}_x)}{n} + \frac{Z_\alpha^2}{4n^2}} \right] \tag{14-4}$$

$$\hat{p}_x(\text{上限}) = \frac{n}{n + Z_\alpha^2} - \left[\hat{p}_x + \frac{Z_\alpha^2}{Z_\alpha n} + Z_\alpha \sqrt{\frac{\hat{p}_x(1 - \hat{p}_x)}{n} + \frac{Z_\alpha^2}{4n^2}} \right] \tag{14-5}$$

式中: Z_α 为不同水平时的正态离差,即不同可信区间正态分布面积相应值,如 95% 可信区间 ($\alpha = 0.05$), $Z_{0.05} = 1.96$,则 99% 可信区间 $Z_{0.01} = 2.58$; n 为有效样本大小,公式为

$$n = \frac{\hat{p}_x(1 - \hat{p}_x)}{\text{Var}(\hat{p}_x)} \tag{14-6}$$

式中: $\text{Var}(\hat{p}_x)$ 为 $\hat{p}_x$ 的方差。

　　寿命表分析可绘成生存率曲线,解释时应注意两点:①生存率(纵坐标)是理论队列研究而非实际队列研究的存活数。例如,一组 31 例小细胞肺癌联合化疗患者,对其全部进行了随访,活至 540 天只有 10% 的生存率,应有 3 人存活,而实际所观察到的只有 1 人存活,其他 2 人未达到所观察的这一时点上(图 14-3)。②生存率曲线每个时点上(某年、月或日数)所计算出来的生存率是队列研究生存概率的最佳估计,但这种估计的可信度将受到观察人病例数的影响。如图 14-3 所示,曲线左侧(队列研究开始阶段),因为处于该病死亡危险人数多,计算的生存率可信度高;相反,曲线右侧(队列研究的尾部),因死亡、失访等,随访的人数越来越少,影响最终计算所得的生存率,第 680 天生存率是 10%,一旦这个患者也死亡,则生存率等于零,很明显是过于绝对化了,因此曲线尾部生存率的解释必须谨慎。

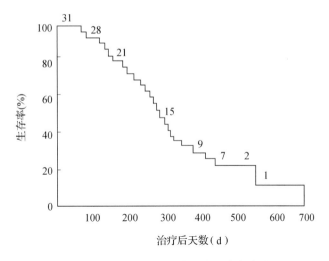

图 14-3　小细胞肺癌联合化疗生存率曲线

(二)生存率的比较

通过生存率的比较研究可以阐明不同病型、病情、干预因素对预后影响的差别,下面介绍三种方法:

1.时点生存率比较

比较两组患者在某一时点上的生存率差异,可应用 Z 检验,公式为:

$$Z=\frac{\hat{p}_x-\hat{p}'_x}{\sqrt{(Se_{(\hat{p}_x)})^2+(Se_{(\hat{p}'_x)})^2}}\qquad(14\text{-}7)$$

式中: $\hat{p}_x$、$\hat{p}'_x$ 为两组某一时点的累积生存率;$(Se_{(\hat{p}_x)})^2$、$(Se_{(\hat{p}'_x)})^2$ 分别为两组的方差。

当 $Z>1.96$ 时,$P<0.05$;当 $Z>2.58$ 时,$P<0.01$。

生存率是一个连续的动态变量,取两点比较可能选择了两组区别最大的一个时点,故不能说明整个观察期间的差别。

2.生存率曲线比较

在同一坐标图上做几条生存率曲线,曲线在上的,表示生存率较高或者生存期较长。图 14-4 是两个时期肾移植患者的生存率曲线。

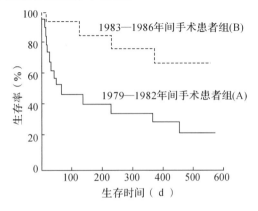

图 14-4　两个时期肾移植患者的生存率曲线

图示法主观性较大,当两条曲线在某时点发生交叉或两曲线相离不远时,难下结论,故直观比较生存率曲线只能做出初步判断。在生存分析中,还可以对总体的生存率曲线进行假设检验。

3. log-rank 检验

常用的比较生存率曲线的假设检验方法为 log-rank 检验,也称时序检验。该法属于非参数方法,因为它不指定生存时间服从特定的某种分布。它比较的是整个生存时间的分布,而不仅仅是某个时间点的生存率,运用 χ^2 检验分析实际观察值与期望值之间的差别大小。关于该方法的基本思想与步骤等内容可参考统计学相关书籍。log-rank 检验属于单因素分析方法,单因素比较需要对比组之间在临床特点和其他非处理因素方面均衡可比。实际工作中观察资料的可比性可能存在问题,或影响生存时间的因素较多时,可采用多因素分析方法。

(三)Cox 回归分析

生存分析的反应变量比较特殊,既包含事件结局和生存时间,同时也包含了截尾数据,限制了一些多因素分析方法(如多元线性回归和 Logistic 回归)的应用。由于生存时间的分布往往不满足正态分布和方差齐性的要求,所以不适合以生存时间为因变量进行多元线性回归;但若以事件结局为因变量进行 Logistic 回归,生存时间长短的信息又不能够合理利用;此外,生存分析资料还包含截尾数据,上述两种多因素分析方法均不能充分利用这种数据所提供的信息。

1972 年,英国统计学家 D. R. Cox 提出了一种能较为有效地对生存资料数据进行多因素分析的回归模型,称比例风险模型(proportional hazards regression model),简称 Cox 回归或 Cox 模型。该模型具有较直观的意义,且对生存时间的分布没有严格的要求,能有效地处理随访迟早不一、随访时间长短不一及截尾数据等临床预后研究中常遇到的问题。因此,在临床实践中具有很强的应用价值。

1. 模型结构

Cox 模型的基本形式为:

$$h(t,x) = h_0(t)\exp(\beta_1 x_1 + \beta_2 x_2 + \cdots + \beta_p x_p) \tag{14-8}$$

式中:x 表示可能影响死亡率的预后因素,也称协变量;t 表示生存时间;β_i 为总体回归系数。

在 Cox 模型中,强调某个体生存到 t 时刻的危险率函数 $h(t,x)$ 是基线危险率函数 $h_0(t)$ 与预后因素函数 $f(\beta x)$ 的乘积,此式可以转变为:

$$h(t,x)/h_0(t) = \exp(\beta_1 x_1 + \beta_2 x_2 + \cdots + \beta_p x_p) \tag{14-9}$$

式 14-9 左边的比值也就是相对危险度 RR,或称为风险比。Cox 模型中假定其大小与生存时间 t 无关,称为 PH 假设,即比例危险率假设,故该模型称为比例危险率回归模型。因此,模型回归系数的临床意义是,当其他协变量不变的情况下,预后因素 x 改变一个单位后与未改变时相比的相对危险度的自然对数。

2. Cox 模型应用中的注意事项

在应用 Cox 模型进行疾病预后研究时应该注意以下问题:①应用 Cox 模型进行分析时的样本含量不宜过少,随着协变量的增加样本量也应相应增加,样本量一般应为预后研究因素个数的 10 倍以上。②尽管 Cox 模型可以处理截尾数据,但也应尽量避免失访,因为失访过多会造成生存资料的偏倚,所以仍需强调提高随访的成功率。③Cox 模型必须满足 PH

假设,若协变量与生存时间 t 的交互作用项在模型中有统计学意义,则不能应用该模型进行分析。④应用 Cox 模型进行自变量的筛选时,应首先从专业的角度进行充分考虑,专业上很重要的自变量不能漏掉,专业上无关的自变量也不应纳入模型;一般可先进行单因素分析,选择单因素分析具有统计学意义的变量进入多因素 Cox 模型再进行逐步筛选。⑤在应用 Cox 模型进行统计分析时不要忽视多重共线性问题。

第三节　疾病预后研究的质量控制

一、预后研究中常见的偏倚

偏倚一般可以概括为选择偏倚、信息偏倚和混杂偏倚三大类,但不同的研究内容所具有的特征性偏倚又有所不同。预后研究中的常见偏倚包括以下几个方面。

(一)失访偏倚

失访偏倚(lost to follow-up bias)是无应答的一种表现形式,是选择偏倚的一种,它是疾病预后研究中常遇到的一种重要偏倚。它是指在研究过程中,因种种原因(如移居、外出、不合作、药物副作用及死于非终点事件等)而未能追踪观察随访对象,对研究结果所造成的影响。在选择观察对象时应考虑选择符合条件且依从性好的研究对象。

(二)集合偏倚

集合偏倚(assembly bias)又称分组偏倚、就诊偏倚、集中性偏倚,它也是一种选择性偏倚。由于各医院的性质和任务不同,各医院收治患者的病情、病程和临床类型可能不同,就诊患者的经济收入在不同地区也可能有所不同。在集合成队列进行随访时,随访结束时便可发现预后的差异并不是由研究因素所致,而是由上述因素造成的。

(三)存活队列偏倚

将从各医院收集的病例组成队列进行疾病预后研究,由于收集的队列不一定都是起始队列(集合时间接近疾病初发时间的队列),病例多是从该病病程中某一时点进入队列,且都是存活的病例,故称为存活队列偏倚(survival cohorts bias),而那些未入院失访病例资料的丢失,会造成预后判断的不正确。存活队列偏倚实际上也是集合偏倚的一种特殊类型。

(四)零点不当偏倚

由于随访患者进入队列的起始点不在该疾病病程的同一起始点而造成预后的结果产生偏倚,称为零点不当偏倚。住院患者由于观察的零点不同,故不能将初发者、复发者划入同一组来观察疾病预后。

(五)迁移偏倚

迁移偏倚(migration bias)指一个队列中的观察对象退出、失访或离开原有队列移到另一队列等各种变动引起的偏倚,它也是选择性偏倚的一种形式。如果发生迁移的例数过多势必影响预后结果的真实性。

(六)测量偏倚

测量偏倚(measurement bias)是指在对随访队列实施观察的过程中由于所采用的观察

方法或测量方法不一致所产生的偏倚。若某个队列里病例的结局检出机会大于另外的队列,就可能产生测量偏倚。有些疾病的结局如死亡、某些肿瘤诊断等十分明确不易遗漏,但有些结局如亚临床疾病、不良反应等就不那么容易判断,从而影响预后研究的结论。

二、临床经验判断预后的局限性

(一)病例缺乏代表性

临床报道的疾病预后存在较大的差别,例如,泌尿系统结石的复发率由 40% 到 100%,溃疡性结肠炎癌变的机会从 3% 到 10%,相差数倍,反映了预后估计的真实性很低,造成使用者的困惑,甚至导致错误的结论,之所以如此是因为观察的病例无足够的代表性。这可能有两方面的原因:

1. 病例数的有限性

只凭个人所观察到的患者,很难靠经验去推断其他同种患者的结局。若一个医生每月看到 1 个泌尿系结石的患者,则 4 年共看到 48 个患者,每个患者至少系统地随访两年,5 个患者复发,其复发率为 10%,95% 的可信区间是 1%～19%,变动范围很大。因此,一个人的临床经验常常不能做出可信的疾病预后判断,必须借助于预后判断的群体研究。

2. 病例的选择性

一个临床医生所观察到的患者只是疾病过程某个阶段的一个断面,而且毕生所见到的该种患者也只是一个样本,具有一定的抽样误差,同时受自然和社会环境的制约,系统误差(偏倚)也是不可避免的。实际上,同种患者病情不一,情况也千差万别。例如,溃疡病早期患者不一定就诊,症状反复发作,甚至出现严重威胁生命的合并症,如出血或穿孔,才去就诊;不少冠状动脉粥样硬化性心脏病患者,在发生猝死前并无典型的冠心病病史,肝硬化患者已达腹水期才去就医。由此可见,一个临床医生所见的疾病谱是极有限的,所观察到的患者并非一个无偏样本。

临床医生能够观察到的某种疾病的患者,还受多方面因素的限制。例如,患者的经济条件能否允许他进入这个医院,以及这个医院的知名度等都影响到临床医生能观察到何种患者和何种病情的患者,以致造成医生对疾病预后判断的误差。这种选择性偏倚,必然影响预后判断的真实性,甚至形成某种因素与疾病结局的间接或偶然的联系。

(二)临床观察缺乏系统性

目前,临床工作实际上还做不到对一个患者进行系统的连续观察,对预后的估计和判断多来自病史回顾,如肝炎后肝硬化,常常没有长达数十年的病史记载,主要依靠患者提供有无病毒性肝炎史,或者只能通过提供的肝炎症状而进行推断。慢性支气管炎发展到肺源性心脏病平均需 15 年以上,多数也是从患者的病史和参考胸片来推论的。当然肝炎和肝硬化、慢性支气管炎与肺源性心脏病之间的联系可以成立,但是对于一些预后结局联系不明显的疾病,如急、慢性肾小球肾炎与肾病综合征、家族性肠息肉与结肠癌等,特别是按照患者的不同特征与病变部位推断可能发生某种预后的频率,单凭回顾性调查其可靠性是有限的,必须应用其他流行病学分析方法才行。

非传染性疾病的病因是多因素的综合,多数疾病的病因还不清楚,疾病发生后推断将发生什么样的结局也十分困难。冠心病的主要危险因素有高血压、高脂血症和吸烟,但是,一个高血压患者假如没有得到充分的治疗,高血压导致冠心病的危险性如何;年龄、性别不同和有无其他危险因素,发生冠心病的可能性又如何,这些都必须经过系统的观察,应用群体研究的流行病学方法,才能得到正确的答案。

三、偏倚的控制方法

为了有效控制预后研究中常遇到的各种偏倚,首先在研究设计时要认真反复论证,保证科学性、严谨性,并充分考虑到研究各个阶段各种偏倚可能的来源,进而从源头上进行偏倚的控制。其中,限制、随机化和配比主要是在研究设计阶段进行控制,而在资料的分析阶段可采取分层分析、标准化方法以及多因素分析方法进行控制。以上主要是针对选择性偏倚和混杂偏倚所采取的措施,而对于测量偏倚的控制,主要采取的方法包括采用客观指标、明确各种标准、采用盲法收集资料等。

小　结

本章主要介绍了疾病预后的概念、影响疾病预后的因素、疾病预后的研究方法、常见偏倚及其控制等内容。通过本章的学习,临床医生要充分掌握影响疾病预后的因素,从而据此进行医学干预,包括疾病筛检、及时诊断、积极治疗和改变患者影响健康的不良行为等,以期改善患者疾病预后。在进行疾病预后研究时,根据不同的研究目的,选用不同的研究设计、评价指标及分析方法等。同时,在预后研究中可能会产生各种偏倚,如何控制和避免这些偏倚,也是预后研究值得关注的问题。

（余运贤、王兆品）

第十五章 医院感染

医院是一个特殊的公共场所,存在大量的传染源和易感人群,极易发生感染性疾病的传播。在医疗保健机构中获得的感染是住院患者死亡和病死率增高的主要原因。医院感染是全世界国家普遍存在的问题。因此,医院感染是医院管理和临床流行病学研究的重要课题。本章将从医院感染的概况、医院感染的流行病学以及医院感染的预防和控制三个方面来对医院感染进行阐述。

第一节 概 述

一、医院感染的定义

医院感染(nosocomial infection,NI),又称为医院内获得性感染(hospital acquired infection,HAI)。目前,国际医学界较为认可的是美国疾病控制中心(CDC)公共卫生部于1980年提出的定义:医院感染是指住院患者发生的感染,而在其入院时尚未发生此感染也未处于此感染的潜伏期。对潜伏期不明的感染,凡发生于入院后皆可列为医院感染。若患者入院时已发生的感染直接与上次住院有关,亦列为医院感染。

在国内,中华人民共和国卫生部根据我国医院感染国情,综合国内外医院感染的研究现状,在1994年发布的《医院感染管理规范(试行)》中对医院感染做出了明确的定义:医院感染是指住院患者在医院内获得的感染,包括在住院期间发生的感染和在医院获得出院后发生的感染;但不包括入院前已开始或入院时已处于潜伏期的感染。医院工作人员在医院获得的感染也属于医院感染。

医院内发生的感染与其他人群密集的地方如托儿所、旅馆、公共场所发生的感染不同,其具有自身的特点:①易感人群抵抗力低,病死率高;②病原体来源广泛,若外部环境污染较严重,则容易发生交叉感染;③医院中流行的菌株多为多重耐药性,治疗较难。

二、医院感染的诊断标准

中华人民共和国卫生部于2001年颁布《医院感染诊断标准(试行)》,对医院感染的具体范畴进行了限定,是当前我国医院感染诊断的重要依据。该诊断标准指出,下列情况属于医院感染:

(1)无明确潜伏期的感染,规定入院48h后发生的感染为医院感染;有明确潜伏期的感染,自入院时起超过平均潜伏期后发生的感染为医院感染。

(2)本次感染直接与上次住院有关。

(3)在原有感染基础上出现其他部位新的感染(除外脓毒血症迁徙灶),或在原感染已知病原体基础上又分离出新的病原体(排除污染和原来的混合感染)的感染。

(4)新生儿在分娩过程中和产后获得的感染。

(5)由于诊疗措施激活的潜在性感染,如疱疹病毒、结核杆菌等的感染。

(6)医务人员在医院工作期间获得的感染。

下列情况不属于医院感染:

(1)皮肤黏膜开放性伤口只有细菌定植而无炎症表现。

(2)由于创伤或非生物性因子刺激而产生的炎症表现。

(3)新生儿经胎盘获得(出生后 48h 内发病)的感染,如单纯疱疹、弓形体病、水痘等。

(4)患者原有的慢性感染在医院内急性发作。

三、医院感染的发展历史

(一)抗生素前时代

在早期的医院中,院内交叉感染十分普遍,医院感染研究起源于医院的交叉感染的研究。当时的人们对于医院感染的病因并不了解,外科手术感染率极高,其感染病死率甚至一度达到 70%。其中,产褥热是当时造成损失最大、问题最严重的一种感染性疾病。这促使医生开始探索和思考院内感染的产生原因。维也纳产科医生塞麦尔维斯经过一系列的研究和探索,发现产褥热发生的可能原因及传播方式,并提出控制产褥热传播的措施,取得了显著效果,被公认为是医院感染研究领域的先驱。其后英国外科医生李斯特首先阐明了细菌与感染之间的关系,并提出消毒的概念,对医院感染的发展做出了划时代的贡献。另外一个医院感染的重要人物是罗伯特·科赫,其先后分离出了炭疽杆菌、结核分枝杆菌以及霍乱弧菌,证实了这些病原体与疾病之间的关联。科赫法则至今仍然是感染性疾病研究的重要理论。

(二)抗生素时代

1928 年,弗莱明发现了青霉素,标志着医院感染研究进入了抗生素时代。各种抗生素的发现和使用,为治疗各种感染性疾病提供了有效的工具,一度使医院感染的问题得到了较为有效的控制。但是随着抗生素的滥用,细菌的耐药性也在不断地增加。20 世纪,耐甲氧西林金黄色葡萄球菌(MRSA)感染开始出现并迅速地蔓延至全球。20 世纪 70 年代以后,免疫抑制剂的使用使得医院感染变得复杂而难以预测。MRSA 在医院感染中所占的比例迅速上升,个别医院报道甚至达到 80%。随着信息技术的发展,西方发达国家首先开始了有组织的医院感染监测活动,这种将以往被动的小范围的观察改为主动的大规模监测及干预的方法很快被证明是行之有效的,迅速在全世界范围内推广应用。

我国医院感染工作起步较晚,但是发展迅速。我国卫生部于 1983 年颁布了《卫生部关于医疗单位加强预防工作　防止交叉感染的通知》。1986 年,卫生部成立全国医院感染监测协调小组,建立了全国性的医院感染监控系统。1994 年,卫生部组织了第一次全国医院感染管理工作抽查,并颁发了《医院感染管理规范(试行)》,这标志着我国医院感染管理工作逐步规范化。

四、医院感染的分类

医院感染根据来源不同可分为外源性医院感染和内源性医院感染;按照感染部位可分

为外科伤口感染、肺炎、败血症等;根据感染人群不同可分为患者院内获得性感染和医院工作人员职业性感染;按照病原微生物种类可分为细菌感染、病毒感染、真菌感染以及寄生虫感染等。当前国内外医学界主流的分类方式是根据感染来源来进行分类,故此处对外源性医院感染和内源性医院感染做简要介绍。

(一)外源性医院感染

外源性医院感染又称交叉感染(cross infection),其病原微生物来自患者自身以外的人或物,包括其他患者、工作人员和探视者等院内其他传染源和被污染的医疗器械、用具、药物、制剂和环境。

(二)内源性医院感染

内源性医院感染又称为自身医院感染(autogenous nosocomial infection),指病原体来自患者本身的感染。如因病长期使用抗生素、免疫抑制剂或激素等,患者全身抵抗力降低,即可引起自身感染。另外,由于长期使用抗生素造成菌群失调,一些部位的耐药菌异常增殖而成为一种新的感染。内源性感染多以散发的形式出现。由于其涉及的原因较为复杂,影响因素较多,故院内发生内源性感染的控制措施仍然有待进一步研究。

内源性、外源性两种类型感染可合并存在。近年来针对医院感染的研究显示,随着免疫抑制剂等的广泛使用,内源性医院感染尤其是肠道菌群引起的内源性感染在医院感染当中的比例正在逐渐增加。

第二节　医院感染的流行特征

一、医院感染流行现状

(一)区域流行特征

目前为止,最近的一次世界范围的医院感染数据来自 2002 年 WHO 资助的 14 个国家的 55 所医院感染率调查(分别代表欧洲、东地中海、东南亚和西太平洋),结果表明平均 8.7% 的住院患者发生了医院感染。全世界有 140 多万人获得医院感染并发症。据报道,医院感染率最高的是东地中海和东南亚区域的医院(分别为 11.8% 和 10.0%),欧洲和西太平洋区域分别为 7.7% 和 9.0%。近年来,多个研究分别报道了各个西方国家的医院感染率,不同国家和地区报道的医院感染率之间有一定的差异。据文献报道,2010 年欧洲 CDC 调查 66 家医院 19888 例住院患者,发现 HAI 的感染率为 7.1%;2011 年英国 103 所医院感染率调查显示,英国的医院感染率为 6.4%;2010 年泰国调查报道医院感染率为 7.3%;越南的报道则为 8.7%。总体而言,与 2002 年 WHO 调查的结果相比均有所下降,但东南亚地区的医院感染率仍然高于欧洲地区。我国的医院感染率低于大多数欧美发达国家,可能与监测方法不同有关。我国 2012 年的全国医院感染率调查数据显示,全国的医院感染率为 3.22%,且与前几次的感染率调查结果相比呈现逐渐下降的趋势,说明我国 HAI 管理取得了显著的成效。另外,不同级别、不同性质以及不同规模医院的感染率也并不相同。一般而言,级别越高收治的危重患者较多,危险因素较多,因而医院感染率越高;而规模越大的医院感染率也越高。2012 年的全国医院感染率调查的结果显示,不同规模的医院(床位数<300、300～599、600～899、≥900),其医院感染率随床位数增加而逐渐上升(HAI 感染率分别为2.11%、2.52%、3.49%、3.91%)。

(二)流行时间特征

总体而言,医院感染的季节流行的长期趋势主要体现在病原体的变迁和感染方式的变化上。医院感染的时间分布周期性、季节性并不明显,该方面的文献报道也较少。有研究显示秋冬季节的医院感染发生率较高,以呼吸道感染为主,而夏季的发生率较低,以手术切口部位感染为主。

(三)人群特征

1. 年龄分布

一般而言,医院感染与患者年龄呈"V"字形分布,婴儿和老年人的感染率较高,而青壮年患者感染率较低。但是近年来的文献报道显示,这种差异正在逐步缩小。据美国 CDC 在2011 年的调查结果显示,65 岁以上的老年人医院感染发生率为 4.4%,45～64 岁组的患者医院感染发生率为 4.3%,而 18～44 岁的青壮年患者医院感染发生率也达到 3.3%。

2. 性别分布

多数调查认为医院感染的发生率与性别不存在关联,但是有少数病种如尿路感染由于其生理结构的差异而存在性别的差异。

3. 基础疾病

患有不同基础疾病的患者其感染率存在差异,其中恶性肿瘤患者的医院感染率最高,其次为血液病患者,其他免疫缺陷患者也易于发生院内感染。

(四)病种特征

医院感染的发生部位较多,其中最常见的感染部位主要有下呼吸道、泌尿道以及外科伤口等部位。全美 11 个州的大规模医院感染调查显示,医院感染最常见的感染类型为肺炎(21.8%)、手术部位感染(21.8%)、胃肠道感染(17.1%)以及泌尿道感染(12.4%);而国内最新的调查结果显示下呼吸道(53.9%)是医院感染的最好发部位,其次为泌尿道(13.3%)和手术伤口部位(11.6%)。研究报道,不同科室的医院感染发生率也存在着差异。几乎在国内外所有的研究报道中,重症监护病房(ICU)的医院感染发生率均居于所有科室的首位。美国 CDC 在 2011 年开始实施的大规模医院感染调查研究结果显示,ICU 的医院感染发生数占总调查感染发生数的 34.5%。WHO 的调查也指出,医院感染发生率较高的科室主要有重症监护病房(ICU)、肿瘤科、血液科和烧伤科等。也有研究报道,ICU、急诊外科、整形外科为医院感染发生率最高的三个科室。而我国 2012 年的全国医院感染调查数据显示医院感染发生率最高的科室分别为综合 ICU(27.76%)、血液科(10.13%)、烧伤科(9.64%)、神经外科(9.00%)以及儿科(6.98%)。

二、医院感染的流行过程

(一)病原体

病原体(pathogens)指可造成人或动物感染疾病的微生物或其他媒介。能够引起医院感染的病原体有多种。国内外研究报道,引起医院感染的病原体以细菌和真菌较多,其中尤以细菌最为常见。

在抗生素广泛应用之前,医院感染的主要病原体是化脓性链球菌和肺炎链球菌等革兰阳性菌。而自各种抗生素尤其是广谱抗生素问世以来,革兰阳性菌的感染逐步得到有效的控制,而革兰阴性菌逐渐取代革兰氏阳性菌成为医院感染的主要病原体,同时还有 MRSA 感染也逐渐增多。总体来说,医院感染病原体的变迁趋势可以归纳为以下几点:①病原体的毒力逐渐降低;②药物敏感菌株逐渐转变为多重耐药菌株;③真菌感染明显增多;④不断出现新的病原体。

(二)传染源

医院感染的传染源是指有病原体存在的处所,包括生物性传染源和非生物性传染源两类。生物性传染源包括有临床症状的患者和无症状的病原携带者两大类;而非生物性传染源则包括医疗器械、医院环境中的空气、尘土等。

1.有症状的患者

医院为患者集中地,各种传染病患者是医院感染最重要的传染源。尤其是急性感染期的患者排出的脓液、分泌物中的病原体,致病力较强。若接受过抗生素治疗则病原微生物常具有耐药性,容易在另一易感者体内存留。如尿道感染的大肠杆菌,对黏膜有特殊亲和力,易在黏膜上存活。

2.无症状的病原携带者

病原携带者指携带病原体的人或动物。这里主要包括患者的家属、医院工作人员以及探视陪护人员等。由于病原携带者能够排出病原体而不表现出临床症状,常导致医院感染的集中出现甚至暴发,其作为传染源的意义往往较有症状的患者更大。自身感染也是一种带菌感染,感染的病原体早已在患者体内定植,有的是正常菌群,在肠道、上呼吸道等处寄居;有的是条件致病菌,从外环境中进入人体,可在人体寄居,一般并不引起临床症状,一旦机体抵抗力降低或由于治疗器械经过该部位,如呼吸道、尿道或静脉插管、气管切开等,可发生感染。

3.非生物性传染源

医院环境中常存在病原微生物污染,可以通过一定的方式传播给易感人群。许多革兰阴性菌,如铜绿假单胞菌等在超市的环境当中可存活较长的时间,并可进行繁殖。另外,一些具有芽孢的病原菌也可在医院环境的空气或者尘土中生存。这种非生物性的环境亦被称为环境储源。

(三)传播途径

医院感染传播途径有多种形式。

1.空气传播

以空气为媒介,一般通过飞沫、飞沫核和尘埃三种方式传播。病原体经空气传播是医院感染的主要途径之一。如流行性感冒通过空气飞沫可在全病区传播;水痘病毒通过空气飞沫可使婴儿室或儿科病房发生水痘暴发流行;绿脓杆菌和金黄色葡萄球菌可通过尘埃或空气污染伤口;金黄色葡萄球菌带菌者的皮肤鳞屑被吸入后可在鼻腔定植,如在手术室内它可直接降落于伤口表面引起感染。

2.接触传播

接触传播是人与人之间传播的常见方式之一。它可分为：①直接接触传播，是患者与其他患者或医务人员不经外界传播因素直接接触发生的。病床拥挤的室内、患者的日常生活及医疗护理中直接接触是经常发生的，病室内如有皮肤或伤口化脓感染、甲型肝炎或感染性腹泻，在患者间有时会因直接接触而引起交叉感染。母婴之间可由直接接触而传播疱疹病毒、沙眼衣原体、淋球菌或链球菌等。②间接接触传播，其常见的方式为病原体从感染源污染医护人员的手或病房内的床单、食具、便器等，再感染其他患者。

3.共同媒介物传播

医院中血液、血制品、药物及各种制剂、医疗设备、水、食物等均为患者共用，因受病原体污染，故称为共同媒介物传播。最常见的有：①经水传播。医院供水系统的水源，有可能受到粪便及污水的污染，如未经严格消毒即供饮用或用来洗涤食具等，常可引起医院感染的暴发。②经食物传播。在食物的原料、加工、储运等环节受污染所致，常见有医院内细菌性食物中毒、菌痢、沙门菌病和病毒性肝炎等的暴发。③药品及各种制剂。如血液及血液制品输注可传播乙型肝炎病毒、艾滋病病毒等，输液制品可在生产过程和使用中受到病原体污染；④各种诊疗仪器和设备。医院中有许多侵入性诊疗器械和设备，如纤维内窥镜、血液透析装置、呼吸治疗装置、麻醉机、雾化吸入器以及各种导管、插管等，若灭菌未达标常可引起较为严重的医院感染。

4.生物媒介传播

在一些虫媒传染病流行区内，医院若无灭虫、灭鼠等措施时，一些疾病也可在病房中传播，如流行性乙型脑炎、疟疾等。蝇及蟑螂在病房中可传播肠道传染病。

(四)易感人群

不同患者，医院感染的易感性不同。在住院患者中，以下类型的患者更易发生医院感染：

1.老年人及婴幼儿

老年人生理防御功能减退，而婴幼儿体内的免疫器官发育尚未完全，抗体缺乏，易于发生医院感染。

2.烧伤、外伤患者

这类患者由于其皮肤的生理屏障被破坏，为病原体的侵入提供了便利的条件。尤其是烧伤患者，皮肤表面有较多的渗出液，富含营养，为细菌的生长和繁殖提供了有利的条件，更容易引起感染。

3.机体免疫功能缺陷者

一般住院患者因疾病本身以及各种治疗措施，如长期抗生素治疗、应用皮质类固醇药物、放射治疗、抗肿瘤药物治疗等均可使免疫功能降低而导致医院感染。不同类型的免疫缺陷患者对不同病原体的敏感性也不同，体液免疫水平低的患者易感染葡萄球菌、链球菌和革兰阴性菌；细胞免疫缺陷的患者易感染放线菌、霉菌、病毒等。

4.营养不良者

营养失调可影响机体的生理屏障功能、产生抗体的能力等，使机体易于发生机会感染。

5.接受侵入性操作者

侵入性操作会损伤皮肤，使其失去屏障功能，从而利于致病菌的入侵。

第三节　医院感染的监测与预防控制

一、医院感染的监测

医院感染监测是指系统地、连续地观察医院人群中医院感染发生的频率和分布以及影响感染的有关因素,并将监测结果反馈给有关部门和科室,其目的是及时发现问题,掌握动向,以便有针对性地采取措施,降低医院感染的发病率。

(一)监测的方法

根据医院感染监测开展的范围,当前学界将医院感染的监测分为综合性监测和目标性监测两种。而根据监测的主动性,则可以分为主动监测和被动监测。

1.综合性监测

综合性监测是对全院的患者和工作人员进行医院感染及其相关因素的监测。该方法多用于监测工作开展初期,多用于建立监测的基线信息。如我国的全国医院感染监测系统在开始监测时采用的是综合性监测。这种监测方式具有以下的优点:①监测结果较为全面。能够了解全院各科室、各种疾病、各种病原体的感染情况,可以有效评估医院感染的总体情况,有利于寻找医院感染控制的重点;②能及时发现可能的医院感染暴发流行趋势;③可提供大量的资料,为深入研究和制定措施提供依据。

2.目标性监测

目标性监测多指根据综合性监测的情况针对重点目标开展针对性的监测。因此,目标性监测常建立于综合性监测的基础之上。主要包括对特殊感染部位的监测、对特殊部门的监测、轮转监测以及暴发监测等。目标性监测具有资源集中,灵活性较大,省时省力等优点,而其缺点也较为明显,不能及时发现医院感染的暴发趋势。

不同的检测方法其特点不同,临床上应根据自身的情况以及监测需求来选择监测方法。若自身资源有限,可选择目标性监测,而在监测开展初期资源较为充足,则可开展综合性监测来摸清医院感染的基础情况,再进行针对性的目标监测。

(二)监测的内容

一般而言,医院感染监测的内容主要包括病例监测、消毒灭菌效果监测和环境卫生学监测三个部分。

1.医院感染病例监测

病例监测主要是医院对于患者开展医院感染情况的监测,其主要目的是掌握医院内医院感染的发病率、多发部位、多发科室、影响因素等,以便采取针对措施控制医院感染。

2.消毒灭菌效果监测

医院应对消毒灭菌效果进行定期的监测。监测主要内容包括:对消毒剂和灭菌剂进行生物和化学监测,对压力蒸汽灭菌锅进行工艺监测、化学监测和生物监测;紫外线消毒进行日常监测、灯管照射强度监测和生物监测等,各种内镜的消毒和灭菌效果也应进行定期的监测,灭菌合格率必须达到100%,不合格物品不得进入临床使用。

3.环境卫生学监测

主要包括对医院内空气、物体表面、使用中的消毒剂和灭菌剂、医护人员的手等部位的监测。监测的重点区域主要有手术室、ICU、产房、母婴室、血液病房等。

(三)常用指标

医院感染监测的常用指标主要分为两类,一类是用于体现医院感染发生情况的指标,主要包括医院感染发生率、医院感染率(即现患率)和医院感染续发率等;而另外一类则是用于评价医院感染监测系统监测能力的指标,主要包括漏报率、灵敏度和特异度等。

1.医院感染发生率

$$医院感染发生率 = \frac{期内住院患者发生医院感染新发病例数}{同期住院患者总数} \times 100\% \qquad (15-1)$$

该指标可用于各个部门、各科室,期内可为1年或1个月。医院感染常有一个患者发生多次或多种感染,对此可用感染例次发病率来表示。计算公式如下:

$$感染例次发病率 = \frac{住院患者发生医院感染新例次数}{同期住院患者总数} \times 100\% \qquad (15-2)$$

2.医院感染率

$$医院感染率 = \frac{期内现患医院感染总病例数}{同期住院患者总数} \times 100\% \qquad (15-3)$$

该指标反映了住院患者当中医院感染现患病例所占的比例,又称现患率。现患病例包括观察期内已经患有医院感染且未痊愈的病例和新发的医院感染病例。近年来,WHO提倡用时点患病率来监测医院感染,其计算公式如下:

$$医院感染时点患病率 = \frac{调查日(24 小时)住院患者感染数}{调查日医院住院患者数} \times 100\% \qquad (15-4)$$

3.医院感染续发率

$$医院感染续发率 = \frac{续发病例数}{原发医院感染病例接触者人数} \times 100\% \qquad (15-5)$$

该指标常用于反映医院感染发生后的控制情况。续发病例是指与原发病例接触者接触后在一个最长潜伏期内发生的医院感染病例数。

4.医院感染漏报率

$$医院感染漏报率 = \frac{漏报新发感染例数}{新发感染例数} \times 100\% \qquad (15-6)$$

为了保证医院感染监测资料的准确性,应该定期或不定期地进行漏报调查。该指标反映了医院感染监测系统的有效性。漏报率调查也是评审医院感染监测结果的一种方法,漏报率不应超过20%。

二、医院感染的流行病学调查

医院感染的流行病学调查主要是针对医院感染病因的探索。其调查方法多种多样,主要包括了描述性研究、分析性研究以及干预研究三大类。通过描述性研究可以对医院感染病例的分布情况进行描述,并借此发现可能的病因线索。分析性研究可以采取病例对照研究和队列研究的方法,对于在描述性研究当中发现的可疑病因进行验证,推断两者之间的因果关联。最后可以通过对病因因素的干预来最终证实医院感染的病因,最终达到控制医院感染的目的。本小节以医院感染暴发的流行病学调查为例,来介绍医院感染的流行病学调查方法和调查的程序。

医院感染的暴发是指在较短时间内,医院的某一类人群中出现较多的同类医院感染病例,显著超过了通常的水平。医院感染的暴发在国内外医疗机构当中均时有发生。2003 年的 SARS 事件当中,多个城市的医院都曾出现 SARS 医院感染的暴发。医院感染的暴发常常提示医院内存在某些特殊的医院感染传播因素或者医院感染的防护措施存在某种缺陷,而流行病学调查的目的就是要尽快查明导致医院感染暴发的主要因素,采取针对性的措施,迅速控制医院感染的暴发,并提高医院感染控制的水平。

医院感染暴发流行病学调查的基本步骤如下:

(1)确认暴发。可以通过对可能患同类医院感染的患者进行确诊,计算现患率,与历年平均水平进行比较,若明显高于平均水平,则可确认暴发。

(2)调查准备。组织相关领域的调查人员,配备必要的检验和防护装置与设备,根据现有的发病信息制定本次医院感染暴发的诊断标准,并初步拟定现场调查的方案。

(3)现场调查。现场调查的主要工作是查找感染源和可能的感染原因。感染源的可疑对象主要包括感染者、密切接触者、医院工作人员以及其他可能的环境储源,应对这些可疑对象采集生物学标本进行病原学检查。同时,制定个案调查表,对已经发生医院感染的患者及其他可疑对象进行详细的流行病学调查。

(4)资料分析。对现场调查收集的资料,运用描述性研究方法,阐明发生医院感染疾病的流行特征。若医院感染是一个有共同来源的疾病,或者是人传人的疾病,可以绘制发病日期曲线图,以帮助找出引起医院感染暴发的传染源。分析性研究当中,较为常用的是回顾性研究方法,通过回顾性调查,分析比较各种暴露因素在发病个体和无病个体中的分布差异,从而推断可能的感染源、感染途径等,进而可以通过前瞻性的研究来验证感染原因。例如,观察输血的患者及未输血的患者,其他条件相同,经过一段时间后,发现输血的患者中发生乙型肝炎,而未输血的患者中未发生此病,可证实输血是发生乙型肝炎医院感染的原因。

(5)提出并验证病因假设。根据对现场调查资料的分析结果,提出可能的病因假设,然后通过实验室检查的结果来验证假设。

(6)采取针对性措施。在开展现场调查的同时,应该采取积极的措施,包括救治已感染者、消毒、隔离等,在通过分析推断出可能的传染源以及相应的病原体之后,应根据提出的假设采取针对性的措施,进一步控制医院内传染,并验证所提出的假设,直至暴发终止。

(7)确认暴发终止。一般而言,人与人传播的医院感染,其确认暴发终止的标准是所有病原携带者均已完全被治愈,并且经过一个最长潜伏期后无新的病例出现。

(8)总结报告。一次医院感染暴发的调查控制结束之后,应及时地将调查过程以及调查结果写成书面报告记录在案。

三、医院感染的预防控制措施

(一)建立监测体系

目前,医院感染已成为疾病控制的重要问题,可以通过报告登记等描述性流行病学方法来研究。不少国家建立了专门监测体系,成立了包括临床各科、检验科、手术室、医院管理、营养护士在内的医院内感染管理委员会。

根据卫生部文件规定,医院成立院内感染管理委员会或管理小组,委员会主任应由院长或副院长担任,副主任应由预防保健科科长、护理部主任兼任,其他委员应包括医务科长、内、外、妇、儿、传染病科医师,检验科主任,总务科主任,门诊部主任。委员会设专职人员1~3人。专职人员要求为医学院校公共卫生系毕业或临床医师经专门训练者。委员会的职责是:①制定控制医院感染规则;②医院感染发病情况的监测;③对新建设施进行卫生学标准审定;④培训医务人员;⑤向卫生主管部门报告医院感染发病情况。

(二)制定各项规章制度

为了防止医院感染的发生,应制定相应的规章制度:①医务工作人员应定期体检,特别是经常接触患者或易发生医院感染的部门,如病房、手术室、婴儿室、血库、透析室等的医务人员应定期进行细菌学和血清学监测,及时发现病原体携带者,建立专门的健康卡,对重点医务人员应有计划地实施免疫接种,发生医院内感染暴发时应进行筛检,发现患者后及时治疗或暂时更换其他工作。②严格执行探视制度和减少陪护人员,应按规定限定探视和陪护人员的活动范围,防止交叉感染,不应将霉变、腐败和污染的食物带进病房。③严格执行各种治疗、护理操作规程,严格限制不必要的治疗,减少感染机会。检查和处理患者时,必须穿着隔离衣帽和戴口罩,并按非传染和传染、清洁和污染的顺序进行。随时洗手是简便而有效的预防措施,注射室和化验室应做到一人一针一管,被服定期更换,排泄物、污水和污物消毒处理后集中排放。

(三)合理使用抗生素

滥用抗生素导致医院感染的多重耐药性细菌日益增多,医院感染的防治难度也越来越大。因此,加强临床医生对抗生素知识的学习,掌握适应证,严格执行抗生素的使用规范,是预防医院感染必不可少的措施。

(四)严格执行隔离消毒制度

传染病医院应严格执行不同病种、不同类型分别隔离和进行随时、终末消毒的制度;综合医院也不容忽视这一问题,发现传染源或可疑传染源应迅速隔离。隔离可根据情况采取四种方式:①标准隔离,适于需要隔离的大多数细菌和病毒感染者,要求有专门设备或单间,有更换隔离衣和洗手消毒的门廊;②严密隔离,限于高度传染性的患者,如广泛性皮肤化脓性感染、白喉等,除标准隔离所列条件外,应外加床罩,专门通风;③粪便排泄物隔离,适于主要经粪尿等排泄物和血液传播的传染病,如伤寒、菌痢、腹泻等;④保护性隔离,适用于自身感染和对交叉感染高度易感的患者,如烧伤、血液病等和接受化疗或放疗的肿瘤患者以及应用激素、免疫抑制药物的器官移植患者。

第四节　实　例

2009—2010年,甲型H1N1流感在全球范围内大规模流行,给人们造成了较大的损失。在此期间,由H1N1引起的医院感染事件时有发生。2009年8月,广东省广州市某医院小儿外科病区发生了国内首起甲型H1N1流感医院感染的暴发事件。事件发生后,广州市疾病预防控制中心立即对该事件开展了调查。

　　2009年8月11—17日,暴露于该科室的对象共132例,通过采集发热病例的咽拭子标本,由广州市疾病预防控制中心实验室检测甲型H1N1流感病毒、甲型和乙型季节性流感病毒核酸。调查结果显示,符合病例者35例(疑似23例,确诊12例),感染率为26.5%,远高于平时的发病率,确认暴发。随后,疾病控制人员通过面对面访谈并结合电话调查等方式,收集8月11—18日暴露于小儿外科的住院患者、陪护家属及医务人员的个案信息,并将信息填入自行设计的调查表中,内容包括:一般情况、入院日期、手术日期、发病日期、临床表现等。根据调查所得的资料,对该次医院感染的暴发进行了描述性分析,病例发病未表现出时间和地点的集中趋势。开展病例对照研究,对不同暴露因素在感染者和非感染者中的分布进行分析,结果显示灌肠室暴露、长时间暴露于病区及近距离接触患病护士为最主要的危险因素。报告医院感染暴发后,医院采取关闭病区措施,未再发生医院感染新发病例。最长潜伏期过后,疾控中心确认暴发疫情终止。

　　调查结果显示,该事件是发生在综合医院小儿外科的甲型H1N1流感局部暴发事件。暴发原因是首例在院外感染甲型H1N1流感病毒,入住小儿外科病区后,感染同室患儿、陪护及医护人员,再经患病坚持在岗的医护人员或灌肠室等共同暴露的空间将病毒传播至整个病区。

　　总结该次H1N1医院感染暴发事件,主要有以下两点:①医院未能对新进人员执行严格预检分诊制度和采取及时隔离措施,导致传染源引入病区。因此,加强院内甲型H1N1流感疫情防控,首先应对新进病区人员(包括患者、陪护、医护人员等)进行体温和呼吸道症状的筛检,防止传染源进入病区。②其次,医务人员可能成为院内甲型H1N1流感传播的主要载体之一。因此,加强控制医务人员医院感染的措施是院内甲型H1N1流感重要的防控手段,一旦发现医务人员出现流感样症状,必须要强制其休息,采取必要的医学观察或隔离治疗措施。

小　　结

　　医院感染是全世界国家普遍存在的问题,目前越来越受人们的关注。医院感染是指住院患者在医院内获得的感染,包括在住院期间发生的感染和在医院获得出院后发生的感染;但不包括入院前已开始或入院时已处于潜伏期的感染。引起医院感染的病原体以细菌最为常见。医院感染在不同人群、不同地区、不同时间的发生率差别较大。应通过建立医院感染监测系统、合理使用抗生素、制定各项规章制度、严格执行隔离消毒制度等措施控制医院感染的发生率。

（景方圆、王建炳）

参考文献

[1] 陈坤.临床流行病学[M].杭州:浙江大学出版社,2000.

[2] 詹思延.流行病学[M].北京:人民卫生出版社,2012.

[3] 黄民主.临床流行病学[M].北京:高等教育出版社,2008.

[4] 叶冬青.临床流行病学[M].合肥:安徽大学出版社,2010.

[5] 张开金.流行病学[M].南京:东南大学出版社,2003.

[6] 王素萍.流行病学[M].北京:中国协和医科大学,2009.

[7] 林果为,王小软,陈世耀.现代临床流行病学[M].上海:复旦大学出版社,2014.

[8] 郑全庆.临床流行病学[M].西安:西安交通大学出版社,2007.

[9] 王家良,王滨有.临床流行病学[M].北京:人民卫生出版社,2008.

[10] 李立明.临床流行病学[M].北京:人民卫生出版社,2011.

[11] 段广才.临床流行病学与统计学[M].郑州:郑州大学出版社,2002.

[12] 黄悦勤.临床流行病学[M].3版.北京:人民卫生出版社,2010.

[13] 栾荣生.流行病学研究原理与方法[M].成都:四川大学出版社,2005.

[14] 王蓓.临床流行病学[M].2版.南京:东南大学出版社,2011.

[15] 赵仲堂.流行病学研究方法与应用[M].2版.北京:科学出版社,2005.

[16] 姜庆五.临床流行病学[M].北京:高等教育出版社,2007.

[17] 刘爱忠,黄民主.临床流行病学[M].2版.长沙:中南大学出版社,2010.

[18] 杨泽民.药品不良反应学[M].北京:中国中医药出版社,2011.

[19] 周文.药物流行病学[M].北京:人民卫生出版社,2007.

[20] 胡天勇.序贯试验法观察间羟胺对阵发性室上性心动过速的疗效[J].中国老年保健医学,2008,6(4):42-43.

[21] 徐明,林玉娣,钱云,等.无锡市城市社区人群2型糖尿病患病现况调查[J].中国当代医药,2010,17(28):4-6.

[22] 戴海夏,松伟民,高翔,等.上海市A城区大气PM10、PM2.5污染与居民日死亡数的相关分析[J].卫生研究,2004,33(3):293-297.

[23] 鲍萍萍,陶梦华,刘大可,等.吸烟、饮酒与胃癌关系的病例对照研究[J].肿瘤,2001,21(5):334-338.

[24] 赵广香,王世浩,李彬.铁路职工脂肪肝与饮酒的相关性研究[J].预防医学论坛,2009,15(12):1180-1182.

[25] 陈坤,金明娟,范春红,等.代谢酶基因多态性与结直肠癌易感性关系的病例对照研究[J].中华流行病学杂志,2005,26(9):659-664.

[26] 周颖.反应停致短肢畸形事件[J].药物不良反应杂志,2010,12(5):335-337.

[27] 曾洁,何洁.福建省5053例药品不良反应报告分析[J].中国药物警戒,2006,3(5):

283-285.

　　[28] 黄萍,蒋春玲.安徽省 2004 年药品不良反应病例报告分析[J].中国药物警戒,2006,3(2):85-92.

　　[29] 雷淑琴,杜升东,曹睿.我国 1915—1990 年药物不良反应概况[J].皮肤病与性病,1994,16(2):65-67.

　　[30] 郑荣远,张旭,金得辛,等.浙江省温州市的"脑炎"病因探索 Ⅱ:流行病学调查[J].温州医学院学报,1994,1:21.

　　[31] 国家食品药品监督管理总局.2013 年国家药品不良反应监测年度报告.2013.

　　[32] 国家食品药品监督管理总局.2012 年国家药品不良反应监测年度报告.2012.

　　[33] 国家食品药品监督管理总局.2011 年国家药品不良反应监测年度报告.2011.

　　[34] 蔺以啟.氟喹诺酮类药物临床应用的不良反应与用药原则[J].中国医药科学,2012,2(1):102-105.

　　[35] 郭晓莺.山西省药品不良反应现状及监测的调查[D].太原:山西医科大学,2010.

　　[36] Chan K,Zhang H,Lin ZX. An overview on adverse drug reactions to traditional Chinese medicines[J]. Br J Clin Pharmacol,2015,80(4):834-843.

　　[37] Guo XJ,Ye XF,Wang XX,et al. Reporting patterns of adverse drug reactions over recent years in China:analysis from publications[J]. Expert Opin Drug Saf,2015,14(2):191-198.

　　[38] Guo Y,Fan Y,Qiu J,et al. Polymorphisms in CTLA4 influence incidence of drug-induced liver injury after renal transplantation in Chinese recipients[J]. PLoS One,2012,7(12):e51723.

　　[39] Hou Y,Ye X,Wu G,et al. A comparison of disproportionality analysis methods in national adverse drug reaction databases of China[J]. Expert Opin Drug Saf,2014,13(7):853-857.

　　[40] Jiang J,Zhang X,Huo R,et al. Association study of UGT1A9 promoter polymorphisms with DILI based on systematically regional variation screen in Chinese population[J]. Pharmacogenomics J,2015,15(4):326-331.

　　[41] Li H,Guo XJ,Ye XF,et al. Adverse drug reactions of spontaneous reports in Shanghai pediatric population[J]. PLoS One,2014,9:e89829.

　　[42] Qing-ping S,Xiao-dong J,Feng D,et al. Consequences, measurement, and evaluation of the costs associated with adverse drug reactions among hospitalized patients in China[J]. BMC Health Serv Res 2014,14:73.

　　[43] Zhang L,Wong LY,He Y,et al. Pharmacovigilance in China:current situation, successes and challenges[J]. Drug Saf,2014,37(10):765-770.

　　[44] Kobayashi D,Hosaka S,Inoue E,et al. Quantitative evaluation of initial symptoms as predictors to detect adverse drug reactions using Bayes' theory:expansion and evaluation of drug-adverse drug reaction-initial symptom combinations using adverse event reporting system database[J]. Biol Pharm Bull,2013,36(12):1891-1901.

　　[45] Suissa S. The case-time-control design[J]. Epidemiology,1995,6(3):248-253.

［46］Suissa S. The case-time-control design：further assumptions and conditions［J］. Epidemiology 1998,9(4)：441-445.

［47］McCormack M,Alfirevic A,Bourgeois S,et al. HLA-A * 3101 and carbamazepine-induced hypersensitivity reactions in Europeans［J］. N Engl J Med,2011,364(12)：1134-1143.

［48］Yuan J,Guo S,Hall D,et al. Toxicogenomics of nevirapine-associated cutaneous and hepatic adverse events among populations of African,Asian,and European descent［J］. AIDS,2011,25(10)：1271-1280.

［49］Atienza AA,King AC. Community-based health intervention trials：an overview of methodological issues［J］. Epidemiol Rev,2002,24(1)：72-79.

［50］Wittes J. Sample size calculations for randomized controlled trials［J］. Epidemiol Rev,2002,24(1)：39-53.

［51］Paul-Dauphin A, Guillemin F, Virion JM, et al. Bias and precision in visual analogue scales：a randomized controlled trial［J］. Am J Epidemiol, 1999, 150 (10)：1117-1127.

［52］Green SB. Design of randomized trials［J］. Epidemiol Rev,2002,24(1)：4-11.